Das eigene Herz ist gemeinhin ein recht kluges Organ.
Ihm auf dem Weg durchs Leben zuzuhören
lohnt sich immer, auch mit Diabetes.
(Andreas Moscho)

Andrea Mühlen
Dr. Hansjörg Mühlen

Honigsüßer Typ No. 1

mit Cartoons von Sonja Kling

KIRCHHEIM

Bibliografische Information der Deutsche Nationalbibliothek

Die Deutsche Nationalbibliothek verzeichnet diese Publikation in der Deutschen Nationalbibliografie; detaillierte bibliografische Daten sind im Internet über <https://portal.dnb.de> abrufbar.

ISBN 978-3-87409-751-2

Bildnachweis:
Cartoons & Titelillustration: Sonja Kling
Fotos Umschlagseite und Vita: Daniel Haeker, Matthias Steiner; Fotos S. 56, S.179: Klaus Baier; Foto S. 279: Gila Sonderwald. Alle nicht ausdrücklich erwähnten Fotos sind von Andrea Mühlen.

KIRCHHEIM

1. Auflage 2022

Wilhelm-Theodor-Römheld-Str. 14
55130 Mainz
www.kirchheim-shop.de

Inhaltsverzeichnis

Vorwort

Liebe Leserin, lieber Leser,

als ich 1982 mit dreizehn Jahren die Diagnose Diabetes bekam, dachte ich, es handele sich um eine Krankheit, die eigentlich nur ältere Menschen betrifft. Heute gehöre ich so langsam selbst zu den älteren Menschen und lebe immer noch mit meinem Diabetes.

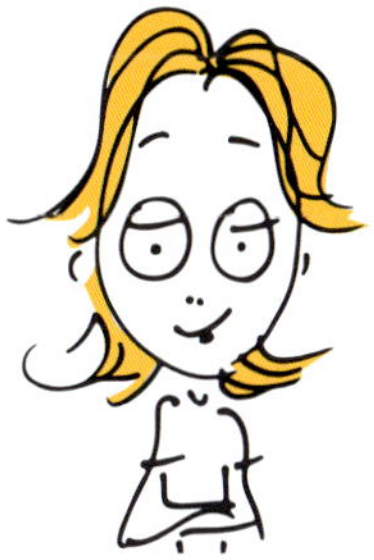

In den vergangenen vierzig Jahren bin ich mit ihm durch viele Höhen und Tiefen gegangen und möchte Sie mit diesem Buch dazu einladen, mich auf eine Reise durch mein Leben mit meinem honigsüßen Typen No. 1 zu begleiten.

Der Titel dieses Buchs „Honigsüßer Typ No. 1“ leitet sich zum einen von meinem Typ-1-Diabetes und zum anderen von der zugehörigen medizinischen Fachbezeichnung „Diabetes mellitus“ ab, was so viel wie „honigsüßer Ausfluss“ bedeutet. Aber Vorsicht, lassen Sie sich nicht von diesem klangvollen Namen täuschen. Mein Typ No. 1 ist vielleicht süß, aber das heißt nicht, dass das Leben mit ihm ein Zuckerschlecken ist.

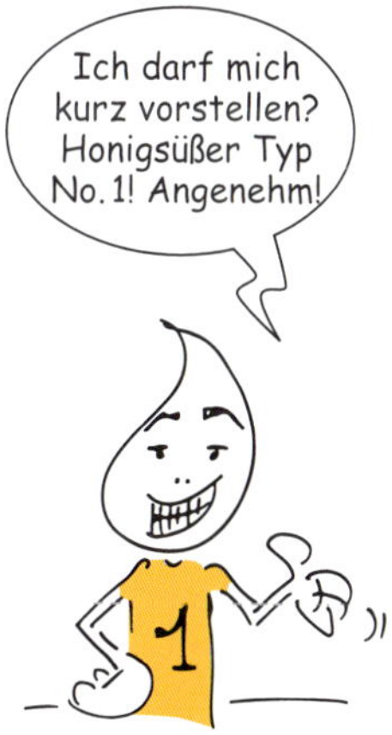

Eins ist auf jeden Fall klar, diesen Typ No. 1 wird man nicht wieder los.

Meine Hoffnung, einmal eine neue Bauchspeicheldrüse zu bekommen und mich damit von ihm verabschieden zu können, hat sich bisher noch nicht erfüllt. Zwar gab es in der Diabetesforschung und -therapie in regelmäßigen Abständen neue Errungenschaften, diese brachten allerdings für das Leben mit Diabetes ganz eigene Herausforderungen mit sich. Manchmal war die Umstellung – beispielsweise auf eine neue Technologie – unproblematisch, manchmal aber auch schier zum Verzweifeln. Dennoch hat sich gerade in den vergangenen Jahren vieles zum Positiven verändert. Insbesondere die Einführung der Closed-Loop-Systeme kommt meinem Wunsch nach einer neuen Bauchspeicheldrüse schon recht nah.

Ich möchte mit meiner Geschichte zeigen, dass man mit diesem ständigen Begleiter trotzdem ziemlich gut leben kann. Ich möchte den Menschen Mut und Hoffnung geben, die selbst die Diagnose Diabetes mellitus erhalten oder Angehörige haben, die sich mit dieser Krankheit arrangieren müssen. Vielleicht wird sich der ein oder andere Leser in meinen Erlebnissen und Gefühlen wiedererkennen. Denn der Diabetes ist, wie manch andere chronische Erkrankung, oft ein unsympathischer Begleiter, der sich einem immer wieder in den Weg stellt und versucht, Vorhaben zu durchkreuzen.

Eins ist auf jeden Fall klar, diesen Typ No. 1 wird man nicht wieder los!

Ihnen möchte ich meinen Umgang mit dem Diabetes in verschiedenen Situationen schildern und zeigen, dass man mit ihm leben kann. Und das kann man tatsächlich, sogar sehr gut und glücklich!

Wichtig auf meinem Weg waren und sind meine Familie, meine Freunde und auch mein Diabetes-Team aus Ärzten und Beratern. Denn ein solches Umfeld braucht jeder Mensch mit Diabetes, um Schritt für Schritt weiterzukommen und sich täglich mit dieser Erkrankung auseinanderzusetzen.

Ich habe viele Jahre mit meinem Diabetes im Verborgenen gelebt. Ich wollte keine Sonderrolle spielen, wollte nicht bemitleidet werden oder mich ständig erklären müssen. Mein Diabetes war mein Diabetes und ich kam mit ihm allein zurecht. Natürlich wusste mein engstes Umfeld, was wichtig für mich war und was es zu beachten galt. Natürlich war ich regelmäßig beim Diabetologen. Aber über mehr sprach ich einfach nicht. Vor einigen Jahren merkte ich allerdings, dass ich so nicht weitermachen wollte. So fasste ich den Entschluss, aus meiner Höhle herauszukommen und offen zu meiner Erkrankung zu stehen. Ich fühlte mich dadurch nach kurzer Zeit freier, erhielt von meinem Umfeld viel positives Feedback und so manche ehrlich interessierte Nachfrage. Das tat und tut gut!

Schnell wurde ich Mitglied der Deutschen Diabetes-Hilfe, einer Selbsthilfeorganisation und Interessenvertretung aller Diabetiker in Deutschland, und nahm Kontakt zu Kinderärzten auf, um bei Problemen in Schule oder Kindergarten als Vermittlerin und Patin zu helfen. Schon als Jugendliche hatte ich gerne Tagebuch geschrieben und gerade zu Beginn meiner Erkrankung viele Seiten gefüllt. So war es nur konsequent, mein Leben mit diesem honigsüßen Typen ausführlicher festzuhalten, um meine Erfahrungen mit anderen zu teilen.

Dieses Buch soll kein weiterer wissenschaftlicher Diabetesratgeber sein. Es ist zunächst einmal eine ehrliche und offene Biografie, die mich und mein Leben mit dem Diabetes beschreibt. Mein Ehemann, Arzt und Diabetologe Dr. Hansjörg Mühlen wird einzelne Stationen und Situationen aus meinem Leben als Jugendliche, Studentin, Partnerin, Mutter, Lehrerin und Freundin aus medizinischer Sicht kommentieren und erläutern.

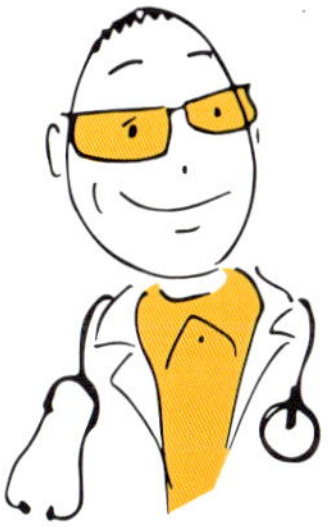

Als mir meine Frau Andrea zum ersten Mal von der Idee erzählte, ein Buch zu schreiben, war mein erster Gedanke: „50-jährige blonde Lehrerin (zum Glück ohne Doppelnamen) auf Selbsterfahrungstrip!" Jeder, der im medizinischen Bereich arbeitet, weiß, wovon ich rede. Mehr Klischee geht nicht. Aber ihre Intention war anders und

das Ergebnis ist es auch. In ihrer vierzigjährigen Diabeteskarriere hat sie wohl kein Problem mit ihrem Typ No. 1 ausgelassen. Und auch ich hatte so manches Problem mit ihm, denn oft stand ich als Ehemann in der zweiten Reihe. Ich hatte schon vor unserer Ehe im diabetologischen Bereich gearbeitet und wusste, worauf ich mich einlasse, zumindest teilweise. Aber diese „Dreiecksbeziehung" war auch ein Glücksfall für meine Patienten, da ich nun ganz anders in die Probleme von Menschen mit Diabetes involviert war und vieles besser nachvollziehen konnte als zuvor. Das Leben mit Diabetes geht weit über Wissenschaft und klinische Studien hinaus, die die Alltagsprobleme einfach nicht erfassen können.

50-jährige blonde Lehrerin (zum Glück ohne Doppelnamen) auf Selbsterfahrungstrip! Mehr Klischee geht nicht.

So entwickelten wir das Konzept dieses Buchs: Die Darstellung eines Lebens mit Diabetes, gespickt mit ein paar Kommentaren und Erklärungen eines Diabetologen. Wir haben bewusst so weit wie möglich auf eine wissenschaftliche Darstellung verzichtet, manches ist sogar eher unwissenschaftlich. Daher gibt es auch fast keine Quellenangaben. Meine wissenschaftlich orientierten Kolleginnen und Kollegen mögen es mir verzeihen.

Um Missverständnissen vorzubeugen: Klinische Studien sind wichtig, um medizinische Fragestellungen zu untersuchen, die wir mit unserer ärztlichen Erfahrung nicht beantworten können. Mein Job ist es, aus den Ergebnissen von Studien und meiner ärztlichen Erfahrung (manche nennen das auch „interne Evidenz" oder „Bauchgefühl") für den jeweiligen Patienten die jeweils beste Therapie ausfindig zu machen.

Hauptsache Sie als Leser und Betroffener verstehen, worum es geht. Die Kommentare und Erklärungen sind so, wie ich sie auch in der täglichen Sprechstunde bei meinen

Patienten verwende – „frei Schnauze", wie es im Ruhrgebiet eben üblich ist. Manchmal einfühlsam und vorsichtig, manchmal auch sehr direkt, eben die Essenz aus der dreißigjährigen Erfahrung eines Arztes.

Von ganzen Herzen möchte ich mich bei meinem lieben Mann bedanken, nicht nur für deine Kommentare und Erläuterungen, die das Buch mehr als bereichert haben und mir geholfen haben aus dem Schreibprojekt das zu machen, was es geworden ist. Ein Gemeinschaftswerk! Du betreust mich seit dreißig Jahren als Arzt, aber viel wichtiger bist du mir als treuer, verständnisvoller Partner und kritischer Berater in allen Lebenslagen.
Meine Söhne Lars und Jan haben mir ebenfalls immer Rückendeckung gegeben, mir meine „Eskapaden" nie übel genommen und die ein oder andere Geschichte zu diesem Buch beigetragen. Ich könnte mir keine besseren Söhne vorstellen und danke euch für all eure Liebe und euer Verständnis. Ohne euch drei wäre ich in meinem ganzen Leben nicht da, wo ich jetzt bin.

Neben meinem Mann und meinen Söhnen haben viele weitere Menschen zum Gelingen dieses Buchs beigetragen, denen ich im Folgenden danken möchte:
Danke an Sonja Kling, meine genial kreative Schwägerin. Du hast mit deinen unvergleichlichen Cartoons meine Geschichte aufgelockert und so manches Problem auf eine andere, nicht so ernste Ebene gehoben.
Danke auch an Daniel Haecker, den Lebenspartner meines Patenkinds Julia, für deine großartigen Fotos, und danke euch beiden für das Gefühl, das alles möglich ist.

Danke an Karina Görgemanns – du bist den Weg von Anfang an mit mir gegangen und warst mir als Erstleserin eine große Unterstützung.
Danke auch an Dr. Matthias Kaltheuner und seine Frau Dr. Ulla Schultens-Kaltheuner für die konstruktive Kritik. Ihr wisst genau, worum es hier geht, und habt mir mit eurer Unterstützung den entscheidenden Anstoß gegeben, das Buch zu veröffentlichen.
Danke aber auch an all meine Wegbegleiter für eure Erinnerungen und Berichte von Erlebnissen mit mir und meinem Typen No. 1, namentlich meine Schwester Uschi, meinen Neffen Florian, meinen Chef Rene, meine Freundinnen und Freunde Andreas, Beate, Kai, Karin, Karina, Marina und Nicole sowie Klaus für einige schon vergessene Erlebnisse, die du mit Fotos festgehalten hast.
Vielen Dank an das gesamte Team des Kirchheim Verlags, das mich von Anfang an in meiner Arbeit unterstützt und ermutigt hat. Danke für die großartige Arbeit im Lektorat, bei der Covergestaltung, dem Layout, der Herstellung, dem Vertrieb und der Öffentlichkeitsarbeit.

Was die sprachliche Umsetzung der Geschlechtergleichheit angeht, möchte ich an dieser Stelle darauf hinweisen, dass wir uns für eine leichtere Lesbarkeit dazu entschieden haben, vorwiegend die männliche Form zu nutzen. Selbstverständlich meinen wir damit aber alle Geschlechter.

Wenn Ihnen als Leser das Buch Spaß macht und Sie ab und zu denken: „Genau wie bei mir ...“, „Jetzt habe ich das verstanden!“, „Guter Tipp, das muss ich mal ausprobieren.“ oder „Wenn die das schafft, schaffe ich es auch!“, dann haben wir unser Ziel erreicht. Vielleicht hat der ein oder andere von Ihnen ähnliche Situationen auch ganz anders erlebt oder andere Lösungen gefunden. Dieses Buch erzählt natürlich unsere ganz persönliche Geschichte. Wenn wir aber zumindest einigen von Ihnen einen Tipp oder einen Gedanken mit auf den Weg geben konnten, freut es uns. Nachrichten oder Feedback nehmen wir gerne entgegen unter: typno1@ruhrpraxen.de.

Moers, Mai 2022
Andrea & Dr. Hajo Mühlen

Kap. 1 Wie alles begann

Ende der Kindheit – Beginn der Verantwortung
Aufklärung – Entwicklung – Diagnose – Symptome
Ursache Typ-1-Diabetes

„Nein, nicht noch einen Hamburger!", sagte meine Mutter zu mir, als wir dabei waren, das Fast-Food-Restaurant zu verlassen, ich aber durchaus noch Appetit auf einen zweiten Burger hatte. Solch eine Bitte wurde mir selten ausgeschlagen – und nun mit einem solch seltsamen Unterton? Ich war dreizehn Jahre jung und voll in der Pubertät. Natürlich wollte ich mich mit diesem „Nein" nicht abfinden und begann zu nörgeln: „Hey, das ist doch voll gemein! Was soll das jetzt?" Aber anstatt wie sonst die Augenbrauen hochzuziehen und mich genervt anzusehen, lag dieses Mal ein eher sorgenvoller Blick in den Augen meiner Mutter. Das irritierte mich und ich hörte mit meinem Gezeter auf, sah sie an und fragte ganz ruhig: „Was ist los?"

Meine Mutter und mein Vater sahen mich mit besorgter Miene an. Dabei wollte ich doch nur einen Hamburger!

Wir befanden uns im Osterurlaub 1982 in Trier. Den ganzen Morgen hatten wir uns schon alte Steine und Kirchen in der Stadt angesehen und nun eine Mittagspause eingelegt. Wir standen vor einer Filiale der schon damals sehr angesagten Kette McDonald's. Meine Mutter und mein Vater sahen mich mit besorgter Miene an und sagten erst einmal gar nichts. „Hallo? Ich wollte doch nur noch einen Hamburger!", dachte ich. „Was soll das hier?" Schließlich führten mich meine Eltern zu einer Bank, wo es ruhiger war. Wir setzten uns und meine Mutter begann mit ruhiger Stimme zu erklären.

„Wir waren doch vor dem Urlaub bei Dr. Bey." Ja, klar waren

wir bei unserem Hausarzt gewesen. Ich hatte in letzter Zeit häufig Wadenkrämpfe in der Nacht. So schlimm, dass ich aus dem Bett springen musste und es eine Zeit lang dauerte, bis ich wieder richtig auftreten konnte. Deshalb wurde mir beim Arzt Blut abgenommen. Er meinte, es könnte ein Eisen- oder Magnesiummangel sein. Also nichts weiter Schlimmes.
„Was hat das jetzt mit meinem Hamburger zu tun?", unterbrach ich meine Mutter. Sie atmete tief aus und erklärte weiter: „Dr. Bey hat mich am letzten Tag vor dem Urlaub angerufen und gebeten, nach den Urlaubstagen noch einmal mit dir in seine Praxis zu kommen. Er würde gerne eine Kontrolluntersuchung machen, da ein paar deiner Blutwerte nicht so gut waren. Er hat mich gebeten, vor allem beim Essen etwas darauf zu achten, dass du nicht zu viel isst."
Na großartig. Was sollte ich denn davon halten? „Wieso? Was heißt denn ‚nicht so gut', und was hat das mit meinem Essen zu tun?", fragte ich. Ich verstand das nicht. Meine Mutter erklärte mir daher weiter mit Tränen in den Augen: „Du hast wohl keinen Eisenmangel, aber einen zu hohen Blutzucker."
Mir war, als bekäme ich keine Luft mehr. Da mein Onkel zuckerkrank war, hatte ich schon einmal von dieser Erkrankung gehört. Ich wollte im Erdboden versinken, weglaufen ... Mir schwirrten wirre Gedanken durch den Kopf: „Keine Süßigkeiten mehr, keine Cola oder Limo, kein Eis mit Freunden, nie wieder ..."
Meine Mutter bemerkte meine Panik und versuchte, mich zu beruhigen: „Es ist ja noch nicht sicher. Deshalb sollen wir ja auch noch einmal zur Blutentnahme in die Praxis kommen." Aber diese Worte konnten mich nicht beruhigen. Ich spürte, dass dieser Zustand von Dauer sein würde, und mir wurde ganz schnell klar, dass ich mit dieser Krankheit wür-

de leben müssen. Woher diese innere Erkenntnis so schnell kam, weiß ich auch nicht, wobei es damit natürlich noch nicht getan war. So fragte ich mich oft: „Warum gerade ich? War das nun mein Schicksal?" Zu dieser Zeit glaubte ich nämlich sehr stark an Gott und war der Auffassung, dass er mir dieses Schicksal auferlegt hatte und es nun meine Aufgabe war, es zu meistern. Ich und kein anderer in der Familie. Da es in Trier genug Kirchen gab, gingen wir gleich in eine hinein, und ich sehe mich noch kniend in der Bank beten, dass ich wenigstens nicht würde spritzen müssen. Ich hatte vor etwas Angst, dass ich nicht kannte. Es war ein gruseliger Augenblick in dieser Kirche.
Irgendwie haben wir die Urlaubstage dann überstanden, aber es schwebte die ganze Zeit etwas über uns, das wir nicht fassen konnten. Übrigens habe ich kein einziges Foto aus diesem Urlaub und war bis heute nicht mehr in Trier. Seltsam!

Zurück aus dem Urlaub ging ich wieder zum Arzt und ließ mir Blut abnehmen – es funktionierte erst beim vierten Versuch.

Zurück aus dem Urlaub ging ich morgens nüchtern mit meiner Mutter wie gewünscht wieder zum Arzt und ließ mir Blut abnehmen. Es funktionierte beim vierten (!) Versuch an der Hand. Wie ich dieses Prozedere hasste! Und es sollten noch viele Kanülen und Spritzen folgen. Der Arzt erklärte uns, dass der Zuckerwert im Blut bei der ersten Blutentnahme erhöht gewesen sei und er dies nun noch einmal kontrollieren wolle. Das Ergebnis habe er in drei Tagen und dann würden wir weitersehen.
Zu hoher Zucker im Blut? Was bedeutete das? Ich kannte außer meinem Onkel niemanden, der so etwas hatte, und wusste nur, dass ich dann ganz viele Dinge nicht mehr würde essen und trinken dürfen.

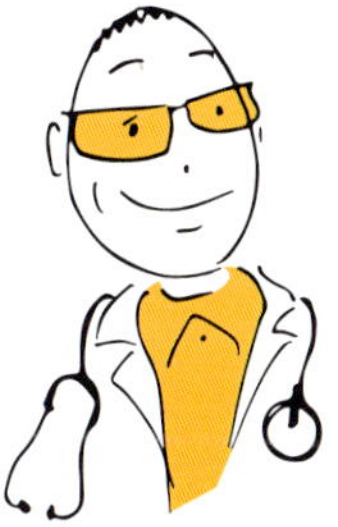

Ursache Typ-1-Diabetes

Ein Typ-1-Diabetes (oft auch jugendlicher Diabetes genannt) kann in jedem Alter auftreten, manifestiert sich aber bevorzugt in jüngeren Lebensjahren. Ursächlich ist eine Zerstörung der insulinproduzierenden Zellen (Langerhans-Inseln oder Inselzellen) in der Bauchspeicheldrüse (Pankreas) durch Antikörper, die gegen körpereigenes Gewebe gerichtet sind (sogenannte Autoantikörper). Als Folge des daraus resultierenden Insulinmangels kommt es zu einem Anstieg des Blutzuckers mit erheblicher Veränderung des Stoffwechsels, der unbehandelt zum Koma und zum Tod führt. Die einzige Therapie ist, das fehlende Insulin zu ersetzen, und zwar sofort, wenn die Diagnose bekannt wird. Daher müssen Menschen mit Typ-1-Diabetes mit Insulin behandelt werden.

Genau drei Tage später klingelte bei uns das Telefon und Dr. Bey war am Apparat. Ich sah, wie das Gesicht meiner Mutter bei diesem Gespräch immer trauriger und verzweifelter wurde. Als sie aufgelegt hatte, nahm sie mich in den Arm und meinte: „Deine Zuckerwerte waren wieder stark erhöht. Dr. Bey glaubt, dass du zuckerkrank bist. Er meint, wir sollten uns an einen Spezialisten ..." Den Rest ihrer Worte bekam ich nicht mehr mit. Ich entriss mich ihrer Umarmung, warf mich auf den Boden, trommelte mit meinen Händen auf den Teppich und schrie nur: „Nein, ich will nicht zuckerkrank sein! Nein, ich will das nicht! Warum ich? Nie mehr mit meinen Freunden Eis essen gehen? Nein, nein, nein!" Ich war verzweifelt und meine Eltern mit mir. Mit so etwas hatte keiner von uns gerechnet, und keinem von uns war bewusst, was eine solche Diagnose für mich, mein Leben und meine Familie bedeuteten würde.

Etwa eine Stunde später – mein Vater war gerade aus dem Büro vorzeitig nach Hause gekommen – klingelte das Telefon erneut. Es war wieder mein Hausarzt. Er hatte sich erkundigt, wo ich weiter behandelt werden könnte, da er sich als einfacher Hausarzt dies bei einer dreizehnjährigen Patientin nicht zutraute.

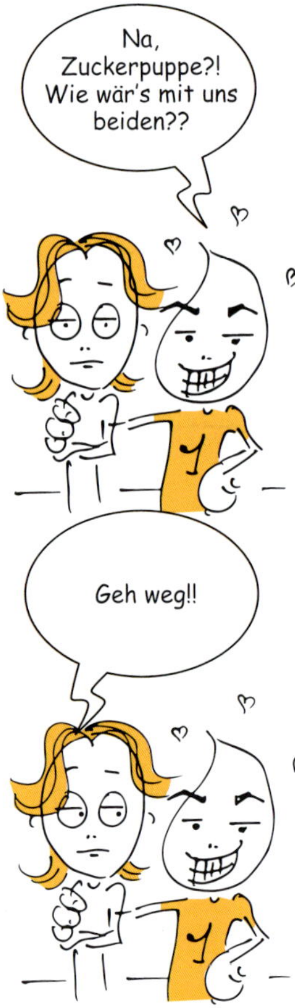

Eine weise Erkenntnis in dieser Zeit, in der es noch keine diabetologischen Schwerpunktpraxen gab und jeder Hausarzt allein herumdokterte. Er empfahl uns eine Klinik in Hösel bei Düsseldorf und schon kurze Zeit später hatten wir einen Termin für den nächsten Tag.

Die Nacht war unruhig. Ich schlief nur wenig. Ich hatte Angst vor dem, was kommen würde. Zum Glück waren noch Ferien, sodass ich mir über die Schule keine Gedanken machen musste. Außerdem hatte ich sowieso keine Vorstellung davon, wie mein Leben weiterlaufen würde. Kann ich eigentlich einfach jeden Tag weiter zur Schule gehen? Wie wird sich mein Leben verändern?

Am nächsten Tag packte meine Mutter eine Tasche mit dem Nötigsten. Denn eins war wohl klar: Ich musste erst einmal in eine Klinik. Schweigend fuhren wir nach Hösel. Die Angst überrollte mich mehrmals in Wellen. Ich merkte, dass es meinen Eltern nicht anders erging. Sie litten Höllenqualen. Acht Jahre hatten sie warten müssen, bis ich als ihre zweite Tochter auf die Welt gekommen war. Mit vierzig Jahren war meine Mutter endlich noch einmal schwanger geworden. Ihre größte Sorge war, mich groß zu bekommen – und jetzt diese Erkrankung!

Wir kamen schließlich in Hösel an und betraten mit mulmigem Gefühl ein großes altes Gebäude. Einladend wirkte es überhaupt nicht. „Warte mal ab", meinte mein Vater voller Optimismus. Nachdem mich meine Eltern angemeldet hatten, warteten wir in einem kühlen, ungemütlichen Raum. Wir sprachen kaum. Schließlich kam eine ältere Dame, nannte meinen Namen und meinte ohne irgendeine Freundlichkeit: „Dann komm du mal mit." Das tat ich dann zögerlich, was blieb mir auch anderes übrig. Ich folgte ihr in eine Art Labor. Ohne Erklärung nahm sie meinen Finger, stach mit einer komischen Nadel hinein, drückte einen Blutstropfen heraus und sagte, immer noch völlig emotionslos: „Das war das erste Mal. Und nun trink das hier." Dabei hielt sie mir einen Becher mit einer sirupähnlichen Flüssigkeit hin. Irgendwie schaffte ich es, dieses eklig-süße Zeug zu trinken, und gab ihr den Becher zurück. Ich war dreizehn Jahre alt und völlig eingeschüchtert von dieser Person, die sich Krankenschwester Irmgard nannte. Jedenfalls stand das auf ihrem Schild. Vorgestellt hatte sie sich nicht, aber ihren Namen habe ich nie vergessen. Sie nahm den Becher an und befahl: „Geh jetzt zurück ins Wartezimmer. In einer Stunde hole ich dich wieder." Es klang wie eine Drohung.

Ich ging zurück zu meinen Eltern und sagte ihnen, was los war. Mein Vater schlug vor: „Lasst uns draußen an der frischen Luft warten, bis die Stunde um ist." Eine gute Idee. Auch ihm schien die Stimmung in diesem Gebäude auf den Magen zu schlagen.

Nach einer Stunde kam eine Ärztin zu uns und meinte, dass der erste Wert gar nicht so schlecht gewesen sei und ich vielleicht erst in einem halben Jahr wiederkommen müsse. Wir bekamen etwas Hoffnung.

Nun wurde mir noch zweimal im Abstand von einer Stunde in den Finger gepikt und ein Blutstropfen abgenommen. Schließlich wurden wir von der Ärztin wieder in ihr Büro gebeten: „Ihre Tochter muss hierbleiben. Am besten gleich für vier Wochen. Sie ist definitiv zuckerkrank, die Werte sind viel zu hoch und das müssen wir hier erst einmal behandeln. Die Schwester zeigt Ihnen gleich das Zimmer." Mit diesen Worten stand sie auf, verabschiedete sich kurz und es war klar, dass wir nun zu gehen hatten.

Der Schock saß tief. Wie gelähmt standen wir auf und folgten schließlich einer Schwester in ein oberes Stockwerk. Wir sprachen kein Wort. Die Zimmer waren, wie befürchtet, äußerst ungemütlich. Es war kaum zu glauben. Hier schien die Zeit vierzig Jahre stillgestanden zu haben. Der Kloß in meinem Hals wurde immer größer.

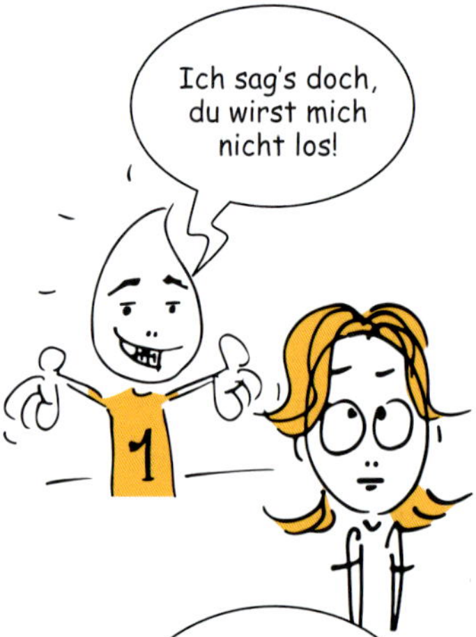

Zum Glück sprach mein Vater dann die erlösenden Worte: „Wir werden jetzt erst noch einmal nach Hause fahren, Andreas Sachen packen und dann am Montag wiederkommen." „Moment – der Koffer liegt doch schon im Auto!", dachte ich, sagte aber kein Wort und mein Vater sah mich dankbar an. Mit ausdrucksloser Miene entgegnete die Schwester nur: „Wenn Sie das für richtig halten ... dann bis Montag um acht Uhr."

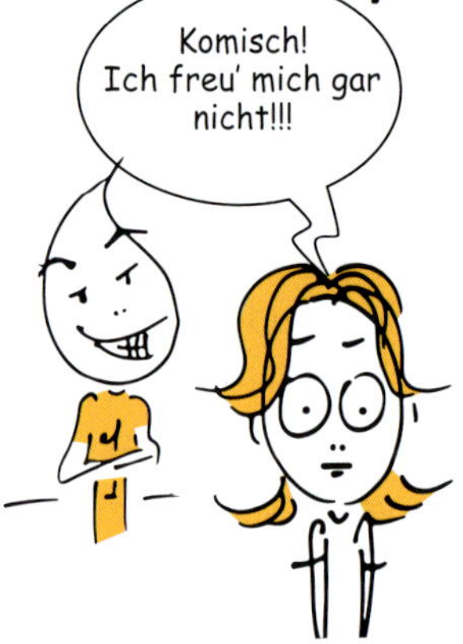

Wir verließen die Klinik, stiegen ins Auto und mein Vater fuhr so schnell wie möglich vom Parkplatz auf die nächste Autobahn Richtung Heimat. Meine Eltern sprachen immer noch kein Wort und ich starrte einfach nur aus dem Fenster. An der ersten Raststelle, die auf dem Weg lag, fuhr mein Vater raus und stellte den Wagen ab. Im Rückspiegel sah ich sein Gesicht. Er konnte seine Tränen nicht mehr unterdrücken. Ich werde diesen Moment nie vergessen, als wir drei heulend im Auto saßen und nicht wussten, was wir tun sollten. Meine Eltern so hilflos und traurig zu sehen tat mir unendlich leid. Ich glaube, sie gaben sich die

Schuld für meine Erkrankung. Ich habe allerdings nie gehört, dass sie sich gegenseitig Vorwürfe wegen falscher Ernährung gemacht hätten. Vielleicht hatten sie sich auch schon darüber informiert, dass mein Diabetes eine genetische Ursache haben könnte. Auf jeden Fall litten sie mehr als ich zu diesem Zeitpunkt.

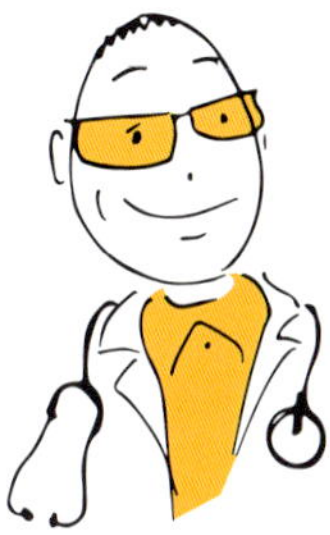

Aufklärung

Bei nahezu allen Aufklärungsgesprächen wird die Frage nach der Ursache gestellt. Oft kommen auch Kommentare wie „Ich habe dir immer gesagt, dass du nicht so viele Süßigkeiten essen sollst" oder „Hätten wir vor zwei Wochen das große Eis lieber weggelassen!". Wie bei allen Autoimmunerkrankungen liegt die Ursache in einer Störung des Immunsystems, deren Auslöser wir nicht kennen. Keiner hat Schuld am Auftreten des Diabetes, weder der Mensch, der Diabetes bekommt noch die Eltern noch die Umwelt. Das Auftreten des Diabetes muss man als schicksalhafte Änderung seines Lebens akzeptieren. Viel wichtiger als Ursachenforschung und Schuldzuweisungen ist es, den Diabetes zu akzeptieren, seine Lebensgewohnheiten anzupassen und sich kompetente Hilfe zu holen.

Nachdem wir uns etwas beruhigt hatten, rief mein Vater von einer Telefonzelle aus meine Schwester an. Die Eltern ihres Freundes waren Mediziner und über diesen Kontakt erfuhr mein Vater am Telefon von einem Diabetes-Forschungsinstitut in Düsseldorf. Vielleicht sei dies eine Alternative. „Begeben Sie sich direkt dorthin, gehen sie nicht über Los, ziehen sie ...", so jedenfalls kam es mir vor. Allerdings im Positiven, denn das „Gefängnis" hatten wir ja schon kennengelernt. Wir fuhren vom Rastplatz aus auf direktem Weg nach Düsseldorf. Dieses Gebäude war modern, freundlich und einladend gestaltet. Was für ein Gegensatz! Mein Vater meldete uns an und wir warteten erneut. Doch diesmal kam eine freundliche Ärztin, Frau Dr. Töller, auf uns zu, begrüßte zuerst mich und dann meine Eltern mit einer sehr offenen und positiven Ausstrahlung. Wir folgten ihr in ihr Sprechzimmer. Meine Eltern erzählten ihr von mir und was bisher geschehen war. Die Ärztin hörte sich meine Geschichte an und sagte dann mit einem Lächeln zu mir: „Das kriegen wir schon hin." Ich nickte nur sprachlos. Sie erklärte uns in aller Ruhe meine Erkrankung, die wohl durch eine Mittelohrentzündung ausgelöst worden war, und gab mir Hoffnung, erst einmal gar kein Insulin spritzen zu müssen. Ich sollte am kommenden Montag erst einmal zu einem Tagesprofil vorbeikommen. Dieses fiel mit Werten von 109 mg/dl (6,1 mmol/l), 168 mg/dl (9,3 mmol/l), 94 mg/dl (5,2 mmol/l) und 118 mg/dl (6,6 mmol/l) recht gut aus. Frau Dr. Töller klärte uns weiter über den Diabetes mellitus auf und erklärte auch, warum ich jetzt erst einmal nicht würde spritzen müssen.

Die Ärztin hörte sich meine Geschichte an und sagte dann mit einem Lächeln zu mir: „Das kriegen wir schon hin."

Wir hatten außerdem noch einen Termin bei einer Ernährungsberaterin, die genauso freundlich war wie die Ärztin. Sie erarbeitete mit mir und meiner Mutter einen Diätplan, an den ich mich halten sollte. Mein Essen musste ich nun in BE (Broteinheiten) berechnen. Eine Broteinheit entspricht 12 g Kohlenhydraten und ich durfte 14 BE am Tag essen, möglichst immer zur gleichen Uhrzeit.
Puh, das war jetzt nicht so einfach und nicht gerade toll, aber alles war besser als das, was wir vorher erlebt hatten.

DIABETES-FORSCHUNGSINSTITUT an der Universität Düsseldorf

Klinische Abteilung
Prof. Dr. med. F. A. Gries

Auf'm Hennekamp 65
4000 Düsseldorf 1
Telefon (02 11) 3 38 21

19.4.82

Diätplan für Diabetiker (Bitte beim Arztbesuch stets mitbringen!)

Name: Andrea Dortans

Therapie: Diät X Tabletten .... Insulin ....

	BE		Tagesbeispiel	Bemerkungen
1. Frühstück, 7.30 Uhr, 1 BE	1	**Brot**	25 g Brötchen	
		Streichfett	5 g	
		mag. Aufschnitt/mag. Käse	20 g	
		Diab.-Konfitüre		
		Magerquark		
2. Frühstück, 9.30 Uhr, 3 BE	2	**Brot**	50 g Roggenbrot	
		Streichfett	5 g	
		mag. Aufschnitt/mag. Käse	40 g	
	1	**Milch**	1/4 l Milch 1,5 % F	
		Obst		
3. Frühstück, 11.30 Uhr, 1 BE		**Brot**		
		Streichfett		
		mag. Aufschnitt/mag. Käse		
	1	**Obst**	95 g Apfel	
Mittagessen, 13.30 Uhr, 3 BE	2	**Kartoffeln**	130 g Kartoffeln	
		Gemüse/Salat (KH-arm)	bis 150 g	
		mag. Fleisch/Fisch (Rohgew.)	120 g	
		Kochfett	10 g	
	1	**Obst**	100 g Orange	
Nachmittag, 16⁻ Uhr, 2 BE	2	**Brot**	50 g Roggenbrot	
		Streichfett	10 g	
		mag. Aufschnitt/mag. Käse	40 g	
		Milch		
		Obst		
Abendessen, 19⁻ Uhr, 3 BE	3	**Brot**	75 g Roggenbrot	
		Streichfett	10 g	
		mag. Aufschnitt/mag. Käse	60 g	
		Gemüse/Salat (KH-arm)	bis 150 g	
		Milch		
		Obst		
Spätmahlzeit, 21⁻ Uhr, 1 BE		**Brot**		
		Streichfett		
		mag. Aufschnitt/mag. Käse		
	1	**Obst**	95 g Apfel oder	125 g Joghurt + 50 g Apfel
		Magerquark	60 g	

Getränke ohne Anrechnung: Kaffee, Tee (evtl. mit Süßstoff); Mineralwasser

Nährwert: Gesamt-Kohlenhydrate .... g/ 14 BE
Eiweiß .... g
Fett .... g: davon als Öl .... g (= .... g Fett)
Gesamt-Kalorien 1900 .... Margarine .... g (= .... g Fett)

Mein ganz persönlicher Diätplan aus dem Jahre 1982.

Meine Schwester Uschi: *„Von da an verlor der große Schrecken für die ganze Familie etwas von seiner Heftigkeit. Wir waren sicher, den richtigen Einstieg gefunden zu haben, und merkten, dass wir einfach würden lernen müssen, mit dieser Krankheit zu leben, und das auch schaffen würden."*

Mit einem ausführlichen Diätplan wurde ich 1982 nach Hause geschickt, ohne Aufenthalt in der Klinik.
Manchmal braucht man eben Glück im Unglück und den Mut, eine Entscheidung zu treffen, wie mein Vater in Hösel. Die Devise hieß von da an: möglichst wenig Zucker und eine gesteuerte Zufuhr von Kohlenhydraten. Ich sollte so viel Sport wie möglich machen, was mir nicht schwerfiel, denn ich war sowohl im Tennis- als auch im Handballverein. Sport senkt den Blutzucker und ist daher wichtig. Besonders wichtig war aber das Testen des Zuckers. Da es noch keine Blutzuckerselbstkontrolle gab, erhielt ich Teststreifen für den Urin. Bei erhöhten Blutzuckern über ca. 180 mg/dl (10,0 mmol/l) wird nämlich Zucker über den Urin ausgeschieden. Die Teststreifen zeigten an, wie viel Zucker sich im Urin befand. Tatsächlich wird der Urin bei Menschen mit Diabetes süßlich. Die Übersetzung von Diabetes mellitus lautet „honigsüßer Ausfluss".

Die Devise hieß: möglichst wenig Zucker, eine gesteuerte Zufuhr von Kohlenhydraten und möglichst viel Sport.

In den nächsten Monaten fuhren meine Mutter und ich regelmäßig zu Schulungen und Kontrollen nach Düsseldorf. Die Umsetzung dieses neuen Lebens war nicht immer einfach, aber irgendwie funktionierte es. Lange Zeit waren meine Blutzuckerwerte sehr zufriedenstellend und wir hatten die Hoffnung, dass sich meine Bauchspeicheldrüse wieder erholt haben könnte und es nur ein vorübergehender Diabetes war.

In den Sommerferien reisten wir nach Rom. Wir ließen nichts unversucht. Aber es half nicht – die Hoffnung währte nur ein halbes Jahr. Denn der nächste Belastungstest zeigte wieder stark erhöhte Werte. Ich musste also weiterhin meine Diät einhalten, meinen Urin testen und zu Untersuchungen in die Klinik fahren. Im April 1983 gab meine Bauchspeicheldrüse dann leider komplett auf. Sie produzierte kein Insulin mehr. Nun reichte die Diät nicht mehr aus und ich musste Insulin spritzen. Um das zu lernen, packte ich nun doch meinen Koffer und zog für eine Woche auf die Station B des Diabetes-Forschungsinstituts in Düsseldorf.

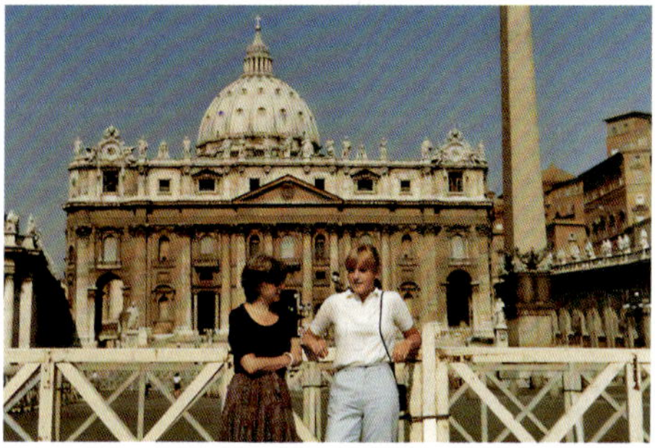

Meine Mutter und ich vor dem Petersdom in Rom 1982.

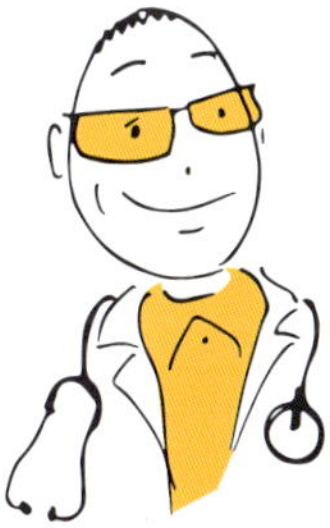

Entwicklung, Diagnose und Symptome eines Typ-1-Diabetes

Unser Körper hat für alle Funktionen große Reserven, so auch für die Insulinproduktion. Beim Typ-1-Diabetes erfolgt die Zerstörung der Inselzellen langsam über Wochen und Monate hinweg, sodass sich der Insulinmangel auch nur langsam entwickelt. Wir können auf einen erheblichen Anteil an Langerhans-Inseln verzichten, ohne dass sich die Blutzuckerwerte erhöhen, da die Restzellen ihre Produktion steigern können. Aufgrund der zunehmenden Überlastung der verbleibenden Zellen erschöpfen sich diese, wodurch es letztlich zu einem absoluten Insulinmangel und einer Entgleisung des Stoffwechsels (siehe Seite 33 „Stoffwechselentgleisung“) kommt. Neben dieser langsamen Ent-

wicklung des Diabetes kann es durch besondere Ereignisse, z. B. durch Festessen, emotionale Belastung oder einen Infekt (bei Andrea war es eine Mittelohrentzündung), zu einem akut hohen Insulinbedarf kommen, den der Körper nicht mehr decken kann, weswegen der Stoffwechsel auch entgleist.

Früher wurden Menschen mit einer Erstmanifestation des Typ-1-Diabetes häufiger mit ketoazidotischem Koma ins Krankenhaus eingeliefert. Heutzutage wird ein Diabetes viel früher entdeckt.

In früheren Zeiten wurden Menschen mit einer Erstmanifestation des Typ-1-Diabetes häufiger mit einem ketoazidotischen Koma (siehe Seite 31 „Insulinwirkung") ins Krankenhaus eingeliefert. Aufgrund der allgemein besseren Kenntnis der Diabetessymptome und der einfacheren Blutzuckermessung wird heutzutage ein Diabetes viel früher entdeckt.

Die Symptome eines beginnenden Diabetes lassen sich gut durch die physiologischen Vorgänge im Körper erklären. Bei hohem Blutzucker wird der Zucker über die Niere ausgeschieden, der allerdings Wasser an sich bindet. Daher kommt es zu häufigem Wasserlassen und durch den Wasserverlust zu Durst. Trinkmengen von fünf bis zehn Litern am Tag kommen durchaus vor. Die Umstellung des Stoffwechsels auf die Fettverbrennung hat einen Verlust an Gewicht von teilweise zehn bis fünfzehn Kilogramm zur Folge, was bei vielen häufig am Anfang willkommen ist. Die hohen Zuckerwerte und die Ketonkörper vermindern die körperliche und geistige Leistungsfähigkeit. Die Menschen sind müde, schlapp und unmotiviert.

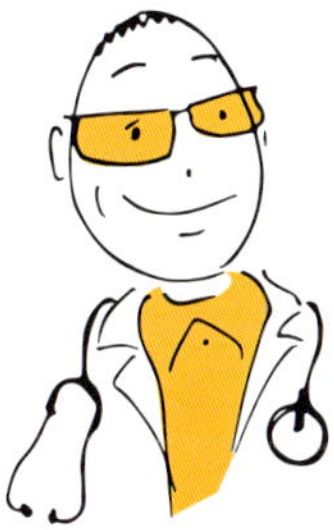

Warum wurde Andrea nicht sofort mit Insulin behandelt?

Andrea hatte Glück im Unglück. Ihr Diabetes wurde zu einem Zeitpunkt entdeckt, als noch so viel Insulin produziert wurde, dass der Körper den Insulinbedarf mit einer reduzierten Zufuhr von Kohlenhydraten decken konnte. In den 1980er-Jahren bestand die einzige Möglichkeit zur Selbstkontrolle in der Messung des Urinzuckers, sodass eine Selbstanpassung des Insulins zur Mahlzeit kaum möglich war. Die Behandlung bestand daher in einer streng reglementierten Diät mit wenig Kohlenhydraten zu festen Zeiten. Erst wenn der Urin damit nicht mehr zuckerfrei zu bekommen war, wurde Insulin eingesetzt, und dann eher nur ein Basalinsulin. Das Leben hatte sich der Therapie anzupassen.

Heute wissen wir, dass eine sofortige Insulintherapie sinnvoller ist, da die Abstoßung und die Erschöpfung der verbleibenden Insulinzellen verlangsamt wird. Die eigene Restsekretion bleibt länger erhalten, was die Insulintherapie lange vereinfacht.

Das heute gängige Therapiekonzept besteht aus einer an den Blutzucker, die Ernährung, die Bewegung und die Bedürfnisse angepassten Insulintherapie, die der Patient nach entsprechender Schulung selbstständig vornimmt (= intensivierte Insulintherapie oder Basis-Bolus-Konzept). Hierbei werden unterschiedlich wirkende Insuline oder auch programmierbare Insulinpumpen eingesetzt.

Kap. 2 Das erste Mal

Ich will nicht spritzen!
Verhältnis Kind – Eltern
Insulinwirkung und Stoffwechselentgleisung
Unterzuckerungen (Hypoglykämie kurz: Hypo)
Schulungen

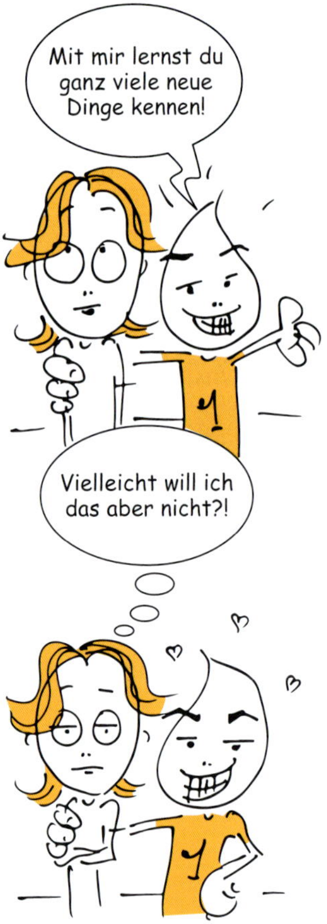

Am 2. Mai 1983, fast genau ein Jahr, nachdem ich das erste Mal im Diabetesinstitut gewesen war, kam ich morgens mit meinen Eltern in Düsseldorf an. Mein Stationsarzt war sehr nett und sympathisch, was für mich und meine Eltern wichtig war, denn ich musste ja eine Woche allein dort verbringen. Mir wurde in einem Vierbettzimmer mit älteren Frauen ein Bett zugeteilt. Zusammen mit meiner Mutter packte ich die Tasche aus und legte meine Sachen in einen Schrank. In der Cafeteria gingen wir noch etwas trinken und dann musste ich mich von meinen Eltern verabschieden. Es fiel ihnen schwer, mich dort allein zu lassen, und auch ich hatte ein paar Tränen in den Augen, wussten wir doch, was in den nächsten Tagen passieren würde. Ich sollte lernen, Insulin zu spritzen.

Nachdem meine Eltern weg waren, ging ich zunächst auf mein Zimmer. Ich legte mich aufs Bett und wartete weitere Anweisungen ab. So erfuhr ich von einer netten Krankenschwester, dass ich nicht die ganze Zeit im oder auf dem Bett liegen sollte, sondern dass ich herumspazieren durfte. Allerdings musste ich zu bestimmten Zeiten ent-

weder mit allen anderen Patienten in den Keller, damit dort im Labor der Blutzucker jedes Patienten getestet wurde oder wir gingen alle gemeinsam in einen Speisesaal, wo es auf Tabletts das jeweils abgesprochene Essen gab. Ich folgte einfach den anderen, und so fand ich mich recht schnell zurecht.
Dieser erste Tag sollte aber ein besonderer für mich sein, denn ich bekam meine erste Insulininjektion.

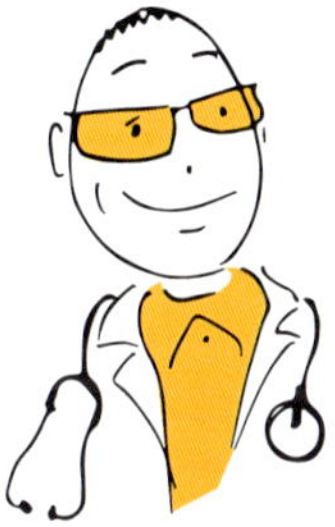

Insulinwirkung

In der Regel wird die Energie in unseren Körperzellen durch Verbrennung von Kohlenhydraten (Zucker, Mehl, Stärke und Ähnliches) gedeckt. Damit die Kohlenhydrate (egal ob diese über die Nahrung aufgenommen werden oder aus körpereigenen Speichern stammen) in die Zellen gelangen können, ist Insulin notwendig, da das Insulin die Türen zur Zelle aufmacht.
Fehlt Insulin, verbleibt der Zucker im Blut (was langfristig für die Entwicklung von Folgekomplikationen und Organschäden verantwortlich ist). Bei Insulinmangel sind die Zellen gezwungen, ihren Energiebedarf auf die Fettverbrennung umzustellen, wobei sich Abbauprodukte, sogenannte Ketonkörper, entwickeln. Die Aktivierung von Fett und die Ketonkörper haben eine Wirkverminderung des verbleibenden Insulins (Insulinresistenz) zur Folge, wodurch der Körper in eine Entgleisungsspirale eintritt, die letztlich zu einer Übersäuerung (Azidose) des Blutes und zum Koma führen kann (ketoazidotisches Koma).
Eine ketotische Entgleisung entsteht aber nicht nur zu Beginn eines Typ-1-Diabetes, sondern kann auch jederzeit bei Insulinmangel auftreten.

Sich das erste Mal eine Spritze selbst zu setzen tat zwar nicht wahnsinnig weh, aber es war für mich schon eine große Überwindung. Ich war aufgeregt, mein Herz schlug schneller und ich musste mehrmals Anlauf nehmen. Die Schwester machte mir immer wieder Mut und schließlich hatte ich es allein geschafft. Die Nadel drang tatsächlich tief genug in meine Haut ein und ich konnte das Insulin in meinen Körper spritzen.
Nun mussten wir erst einmal abwarten, wie meine Blutzuckerwerte nach dem Spritzen von Insulin reagieren würden. War es genug Insulin gewesen? Schließlich ist man am Anfang der Therapie erst einmal vorsichtig mit der Insulinmenge und tastet sich langsam heran.
Leider fielen meine Blutzuckerwerte am ersten Tag noch erschreckend hoch aus, sodass die Schwester um zweiundzwanzig Uhr noch einmal zum „Blutabzapfen" kam und mir erklärte, dass sie in der Nacht erneut kommen müsste, wenn dieser Wert wieder so hoch wäre. Tatsächlich kam sie in der Nacht, weckte mich und ich streckte ihr nur meinen Finger aus der Bettdecke entgegen, damit sie mit der Lanzette hineinpiksen konnte. Da dieser Nachtwert ebenfalls hoch war, wurde ich kurze Zeit später noch einmal geweckt und bekam auch noch eine Insulininjektion. Diese wurde dann allerdings von der Schwester gesetzt. Danach war ich todunglücklich, habe geweint und wollte nach Hause. Alles war so neu und ungewohnt. Ich fühlte mich allem so ausgeliefert. Ich hatte ja keine andere Wahl. Mein Diabetes war nun einmal entgleist und dagegen musste ich etwas tun, oder?

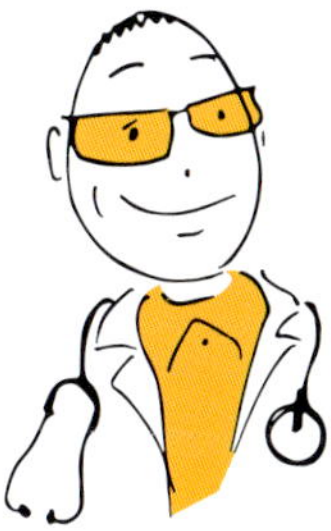

Stoffwechselentgleisung (entgleister oder dekompensierter Diabetes)

Jetzt müssen wir mal die Begriffe „entgleister Diabetes" und „dekompensierter Diabetes" klären, da sie sehr häufig in der Diabetologie verwendet werden, obwohl es keine allgemeingültige Definition gibt. Mit den beiden Begriffen werden oft die gleichen Zustände beschrieben. In der Regel sind hiermit Zustände gemeint, in denen die Zuckerwerte und das HbA_{1C} längerfristig außerhalb des Zielbereichs des jeweiligen Menschen mit Diabetes liegen (in einer Veröffentlichung heißt es „mehrfach täglich über 300 mg/dl") und daher eine Anpassung oder Änderung der Therapie notwendig ist.

Damit sind natürlich nicht nur die Medikamente oder das Insulin gemeint. Auch die Ernährung und die Bewegung sind Bestandteile der Therapie. Manchmal reicht es bei einem entgleisten Diabetes, den jeweiligen Patienten an die richtige Ernährung zu erinnern oder einzelne Schulungsinhalte zu wiederholen. Beim Typ-2-Diabetes müssen Medikamente verändert, ergänzt oder Insulin zur Therapie hinzugefügt werden oder die Insulindosis muss angepasst werden.

Nicht jeder kurzfristig erhöhte Zuckerwert ist gleich eine Entgleisung, aber häufige und zunehmend erhöhte Zuckerwerte laufen in diese Richtung.

Nicht jeder kurzfristig erhöhte Zuckerwert ist gleich eine Entgleisung, aber häufige und zunehmend erhöhte Zuckerwerte laufen in diese Richtung.

Abzugrenzen davon ist eine „Stoffwechselentgleisung" oder ein „dekompensierter Stoffwechsel".

Alle Stoffwechselvorgänge im Körper werden reguliert und laufen innerhalb bestimmter Grenzen ab. Hierfür hat der Körper für viele Stoffwechselvorgänge diverse Möglichkeiten und Alternativen, also immer einen Plan B (oder auch C) in der Tasche. Der Blutzucker soll zwischen 70 und 140 mg/dl liegen. Er wird über das Insulin gesenkt und über das Glukagon erhöht, die als Gegenspieler fungieren. Wird bei Stress oder körperlicher Anstrengung plötzlich viel und mehr Zucker benötigt, helfen Adrenalin und Cortisol, Zucker aus Speichern zu mobilisieren. Ist der Zucker dann zu hoch, wird Zucker auch über die Niere ausgeschieden. Schafft unser Körper diese Regulation, ist der Stoffwechsel ausgeglichen oder kompensiert.

Bei einem geringen Verlust von Insulin kann der Blutzucker über andere Mechanismen noch im Normbereich gehalten werden.

Bei krankhaften Zuständen kann ein wesentlicher Teil dieser Regulation ausfallen. Im Fall des Diabetes ist es zum Beispiel das Insulin. Bei einem geringen Verlust von Insulin kann der Blutzucker über andere Mechanismen noch im Normbereich gehalten werden. Fällt Insulin zum überwiegenden Teil oder ganz aus, ist der Körper nicht mehr in der Lage, aus eigener Kraft den Blutzucker innerhalb der Grenzen zu halten, der Stoffwechsel dekompensiert.

Wie oben schon beschrieben, verursacht ein anderer Regulationskreis, die Zelle mit genügend Energie zu versorgen. Da wegen des Insulinmangels nicht genügend Zucker in die Zelle gelangt, wird fehlende Energie über die Verbrennung von Fett ausgeglichen. Die dabei entstehenden Ketonkörper wirken zusätzlich noch gegen das eh schon spärliche Insulin, womit der Regulationskreislauf außerhalb der Zelle noch zusätzlich behindert wird.

Zum Glück sind wir mittlerweile in der Lage, das Problem von außen zu erkennen und dem Körper zu helfen, den Stoffwechsel wieder auf Vordermann zu bringen, sprich zu rekompensieren.

Ja, mein Stoffwechsel war dekompensiert. Meine Bauchspeicheldrüse produzierte nicht mehr genug Insulin. Mein Körper verbrannte Fett und die dabei entstehenden Ketonkörper störten meinen Stoffwechsel zusätzlich. Nichts war mehr so, wie es sein sollte.

Als meine Werte auch am zweiten Tag nicht besser wurden, musste ich mir ab sofort zwei Spritzen am Tag injizieren, eine vor dem Frühstück und eine vor dem Abendessen. Der Diätplan wurde beibehalten und ich sollte rumlaufen und nicht nur liegen, damit die Abstimmung von Insulin und Essen auch realistisch war, denn zu Hause würde ich ja auch nicht nur liegen. Bis zu fünfmal täglich wurde der Blutzucker getestet und die Insulinmenge nach und nach darauf abgestimmt. Eine typische Begleiterscheinung des Diabetes hatte ich in den ersten drei Tagen mit Spritzen aber noch nicht erfahren können.

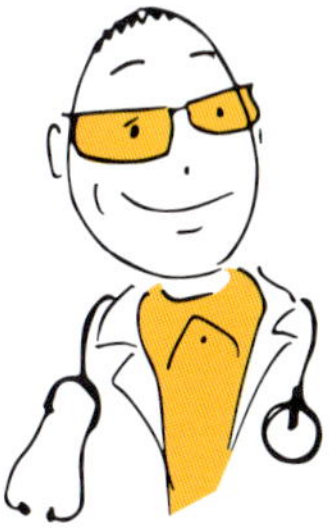

Unterzuckerungen (Hypoglykämie oder kurz: Hypo)

Unser Gehirn ist ein Organ, das seine Energie fast nur über Kohlenhydrate decken kann. Daher ist jeder Abfall des Blutzuckers unter eine individuelle Grenze für unser Gehirn eine Katastrophe, weil es meint, zu verhungern. Entsprechend heftig ist die Reaktion. Über die Ausschüttung von Stresshormonen, insbesondere Adrenalin und Cortisol, wird der Körper in einen Alarmzustand versetzt, was die typischen Stresssymptome einer Unterzuckerung hervorruft:

- *Hungergefühl*
- *Hitzegefühl*
- *Schwitzen*
- *Herzrasen*

- *Schwindel*
- *Sehstörungen*
- *Angstgefühl*

Definition einer Unterzuckerung

1. *Auftreten von Hyposymptomen, egal bei welchem gemessenen Blutzucker (BZ)*
2. *Jeder Glukosewert unter 70 mg/dl (unter 3,9 mmol/l) ist eine Hypo, wobei Glukosewerte unter 55 mg/dl (unter 3,1 mmol/l) als schwerwiegend angesehen werden.*

Auch wenn die Symptome einer Unterzuckerung von manchen Menschen als sehr schwerwiegend und angstauslösend wahrgenommen werden, ist zumindest eine einfache Unterzuckerung medizinisch als harmlos anzusehen. Wenn bei Auftreten der ersten Symptome 1 bis 2 BE oder KE (Kohlenhydrateinheiten) schnellresorbierbarer Kohlenhydrate (zum Beispiel Traubenzucker oder Saft) eingenommen werden, spürt man die Symptome noch etwa zehn Minuten, bis die Kohlenhydrate im Körper aufgenommen wurden.

Sinkt der Zucker aber weiter ab, kann sich der Patient irgendwann nicht mehr selbst helfen und er braucht Fremdhilfe (siehe Seite 38, „Schwere Unterzuckerung“).

Leider neigen einige Menschen dazu, so lange Kohlehydrate zu sich zu nehmen, bis die Hypo-Symptomatik aufhört. Jeder weiß, dass man in 10 Minuten Unmengen an KE aufnehmen kann. Diese Überkorrektur der Hypos führt leider in der Folge zu Hyperglykämien, die wieder mit (leider häufig zu viel) Insulin korrigiert werden, was zur nächsten Hypo führt. Auch wenn leichte und seltene Hypos medizinisch eher harmlos sind, entwickeln manche Menschen eine regelrechte Angststörung gegenüber den Hypos, weswegen dann die Glukosewerte hoch bis zu hoch, gehalten werden, was langfristig zu Folgeschäden führt. Bei zu häufigen und sehr tiefen Hypos verschiebt der Körper seine Wahrnehmungsschwelle für Unterzuckerungen in immer tiefere Bereiche, sodass sich eine Hypowahrnehmungsstörung (= hypoglycemia unawareness) entwickelt, mit der Gefahr von häufigeren schweren Hypos.

Eine Hypo stand mir also bevor. Ich hatte theoretisch schon davon gehört, aber nun erfuhr ich es am eigenen Körper. Deshalb bekam ich an einem Morgen wohl etwas mehr Insulin verabreicht und spürte rechtzeitig zur Visite meine erste Unterzuckerung. Ich zeigte prompt die typischen Kennzeichen. Mir war schwindelig, ich begann zu schwitzen und hatte Hunger. Schnell bekam ich ein Trinkpäckchen mit Orangensaft, da dies den Blutzucker sehr schnell wieder ansteigen lässt. Ich höre heute noch den Kommentar meines damaligen Stationsarztes: „So, jetzt weißt du auch, wie sich eine Hypo anfühlt!" Ja, jetzt wusste ich es, aber mir war noch nicht klar, wie oft ich dieses Gefühl in meinem Leben noch haben sollte. Hier erschien es mir erst einmal nicht dramatisch.

Meine Eltern besuchten mich in dieser Woche einige Mal und bei einem dieser Besuche bekamen wir ein „GlucaGen HypoKit" gezeigt. Dieses Set sollte mich viele Jahre begleiten. Es war eine Spritze mit Glukagonsalz und eine Ampulle mit Kochsalzlösung.
Das Glukagon ist ebenfalls ein Hormon. Es ist der Gegenspieler zum Insulin und lässt den Blutzucker wieder ansteigen. Dieses Hypokit lag ab da immer bei uns im Kühlschrank oder wurde mit in den Urlaub genommen. Im Falle einer

schweren Unterzuckerung, bei der ich nicht mehr in der Lage sein sollte, kontrolliert Nahrung aufzunehmen, musste mir eine Person diese Spritze beherzt in den Körper (Fettgewebe oder Muskel) „jagen“. Viele meiner Wegbegleiter bekamen es von mir erklärt und sofort erschien ein panischer Blick auf ihrem Gesicht. Verständlich! Zum Glück musste sich aber keiner aus der Familie oder aus meinem Freundeskreis jemals dazu überwinden. Daher erreichte dieses HypoKit regelmäßig unausgepackt und unbenutzt sein Verfallsdatum und musste durch ein neues Kit ersetzt werden. Im Übrigen ist seit kurzer Zeit ein neues Präparat auf dem Markt. Ein Nasenspray mit ähnlicher Wirkung und natürlich viel leichter zu verabreichen.

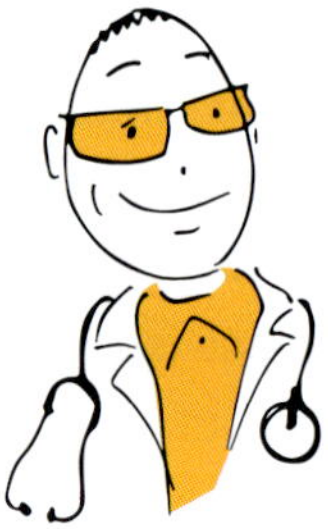

Schwere Unterzuckerung (schwere Hypo)

Der Begriff schwere Unterzuckerung hat nichts mit der empfundenen Heftigkeit der Hyposymptome zu tun, sondern ist definiert als eine Unterzuckerung, bei der sich der Patienten nicht mehr selbst durch Aufnahme von Kohlenhydraten helfen kann, sondern der Hilfe anderer Personen (Fremdhilfe) bedarf. Das kann nur das Holen von Traubenzucker oder das Öffnen einer Flasche mit Saft sein, aber auch die Injektion einer Glukagon-Spritze („GlucaGen HypoKit“) durch Angehörige und Freunde oder die venöse Injektion von Glukose durch den Notarzt.

Eine schwere Unterzuckerung ist ein medizinischer Notfall, der rasches Handeln erfordert.

Die Symptome einer schweren Hypo sind bedingt durch eine Unterversorgung des Gehirns mit Kohlenhydraten, was zu Funktionsstörungen in bestimmten Gehirnarealen führt.

Typische Symptome einer schweren Hypo:

- *Keine oder unzureichende Reaktion auf Ansprache*
- *Verwaschene Sprache*
- *Wesensveränderungen: Euphorie, Aggression, Verlangsamung*
- *Bewusstlosigkeit*

Vorsicht: Bei Bewusstlosigkeit keinesfalls dem Patienten etwas zu essen oder zu trinken geben, da der Schluckreflex nicht funktioniert und die Nahrungsmittel in die Lunge gelangen können, was Erstickung oder schwere Lungenschäden zur Folge haben kann.

Man spricht hierbei von neuroglykopenischen Symptomen (neuro = die Nerven betreffend, hier das Gehirn gemeint; glyko = den Zucker betreffend; penisch = tief).

Trotz der teilweise dramatischen Symptome sind diese innerhalb von Minuten nach einer Glukosegabe wieder verschwunden. Bleibende Schäden gibt es praktisch nicht. Die Symptome ähneln einem Schlaganfall, wobei ein Schlaganfall eine Durchblutungsstörung des Gehirns ist.

Bei einer schweren Hypo muss der Patient sehr lange sehr niedrige Blutzuckerwerte haben, um bleibende Schäden davon zu tragen.

Wenn ich auch das Kit von niemandem verabreicht bekommen habe, so gab es doch im Laufe der vielen Jahre die ein oder andere Situation, bei der ich auf Fremdhilfe angewiesen war, doch dazu später.

Zurück zu meinem Aufenthalt im DFI. Meine Mutter und ich nahmen dort außerdem an einer Diätschulung teil. Vieles, was wir dort hörten, hatten wir allerdings schon vor einem Jahr gehört und das Kochen auf diätetischer Basis war uns inzwischen vertraut. Dennoch bekamen wir dort den einen oder anderen guten Tipp. Durch die Schulungen in der Gruppe konnte vor allem meine Mutter sich gut austauschen, und sie merkte, dass sie nicht allein mit ihren Sorgen war, denn Sorgen hatte sie einige.

Meine Schwester Uschi: *„Zunächst war da eine ziemliche Überforderung unserer Mutter zu spüren, die sich (verständlicherweise, da sie keine besonderen medizinischen Kenntnisse hatte) mit vielen Sorgen und Fragen beschäftigte: Was darf ich wie kochen? Wie berechne ich die richtigen BE? Oh weh, so viel Zucker ist in Ketchup? Ob das Kind unbedingt spritzen muss?*
Bei beiden Elternteilen gab es auch große Zukunftsängste: Kann/darf eine Diabetikerin Kinder bekommen? Wie ist es mit Reisen, Klassen- oder Orchesterfahrten? Wie wird der Freundeskreis reagieren? Wird es Probleme in der Schule geben?"

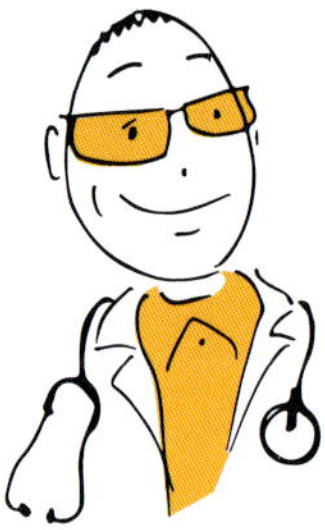

Schulungen

Schulungen haben in Deutschland in der Diabetologie eine lange Tradition. Mit Schulung ist nicht eine individuelle Beratung gemeint, sondern die Durchführung eines von Fachleuten entwickelten Schulungsprogrammes, in dem unter fachlichen, didaktischen und psychologischen Gesichtspunkten die Schulungsinhalte festgelegt und aufbereitet werden. Die positive Wirkung von Schulungsprogrammen muss in Deutschland durch Studien belegt werden, sonst werden Schulungsprogramme nicht zugelassen und die Kosten nicht von den Krankenkassen übernommen.
Die Schulungsprogramme begannen vor über dreißig Jahren mit dem Ablesen von Karteikarten. Mittlerweile sind

Diabetesberaterinnen und Diabetesberater gut ausgebildete und erfahrene Schulungskräfte, die die Schulungen an die jeweiligen Bedürfnisse ihrer Schulungsgruppe anpassen. Heute ist ein wesentliches Merkmal der Schulungen, dass es nicht mehr um eine reine Wissensvermittlung geht, sondern dass sich die Schulungsteilnehmer ihr jeweils benötigtes Wissen selbst erarbeiten, von den Erfahrungen der ande-

Dardaus (Name) B/5 (Station)

IHRE DIÄT AB : 7.5.83

2100 Kalorien 16 BE

BE - Verteilung:	Uhrzeit	Brot/Kart.	Obst	Milch	D-Konfitüre
1.Frühstück	7.30 (~~7.30~~)	2 BE (~~1 BE~~)	BE	BE	1 BE
2.Frühstück	10.15	12 BE	BE	1 BE	BE
3.Frühstück	11.20	BE	1 BE	BE	BE
Mittagessen	13.00	2 BE	1 BE	BE	BE
Vesper 1	16.00	2 BE	BE	BE	BE
Vesper 2	-------	BE	BE	BE	BE
Abendessen	19.00	3 BE	BE	BE	BE
1.Spätstück	21.30	BE	BE	1 BE	BE
2.Spätstück	-------	BE	BE	BE	BE

Ihren Diätplan für zu Hause erhalten Sie am Tag der Entlassung in der Diätsprechstunde.

Terminplaner oder: Wann muss ich was essen?

ren Teilnehmer profitieren und bestenfalls ihren Lebensstil langfristig an die Erkrankung Diabetes anpassen. Wissen zu erlangen ist relativ einfach und die Grundlage. Aber dieses Wissen auch im eigenen Leben anzuwenden und entsprechende Gewohnheiten zu ändern ist sehr schwer und fällt mit der Unterstützung einer Gruppe von Menschen, die die gleichen Probleme haben, erheblich leichter.
In diesem Zusammenhang darf man natürlich nicht die Angehörigen und den Lebenspartner vergessen. Ohne diese

ist eine entsprechende Anwendung der Schulungsinhalte im realen Leben kaum möglich. Daher werden zunehmend auch die Lebenspartner (Diabetes Typ-F = Diabetes Typ-Familie) in die Schulung einbezogen.

Es gibt mittlerweile eine erhebliche Anzahl von Schulungsprogrammen, die auf unterschiedliche Therapieformen oder Probleme abgestellt sind.

Wenn ich einmal nicht ins Labor zur Blutentnahme, zum Essen, zur Schulung oder einer Untersuchung musste, durfte ich einfach im nahe gelegenen Park spazieren gehen oder auf einer Bank etwas lesen. Das tat ich täglich und mit der Zeit kannte ich jede Ente auf dem See. Ich bekam die Zeit als junges Mädchen ohne Handy und Internet also irgendwie um.

Es gibt mittlerweile eine erhebliche Anzahl von Schulungsprogrammen, die auf unterschiedliche Therapieformen oder Probleme abgestellt sind.

Nach einer Woche durfte ich wieder nach Hause, denn ich sollte nicht zu lange in der Schule fehlen. Ich war froh und glücklich, als die eine Woche um war. Also ich freute mich auf das Nach-Hause-Kommen, auf die Schule nicht unbedingt. Außerdem bedeutete es auch, dass ich nun alles zu Hause allein managen musste. Keiner berechnete mir das Essen, keiner legte mir die Spritze bereit oder testete meinen Blutzucker. Nun musste ich mit all diesen Dingen selbstständig fertig werden. Mit meinem neuen Diätplan fuhren wir nach Hause.

Zu Hause funktionierte es recht schnell, mit allen Angaben und Vorgaben zurechtzukommen. Vielleicht lag es auch am Verhältnis von mir zu meiner Mutter. Wir kamen miteinander klar. Der Diabetes hatte mich erwachsener werden lassen. Ich nahm mein Leben in die Hand und das hat meine Eltern sicher beruhigt.

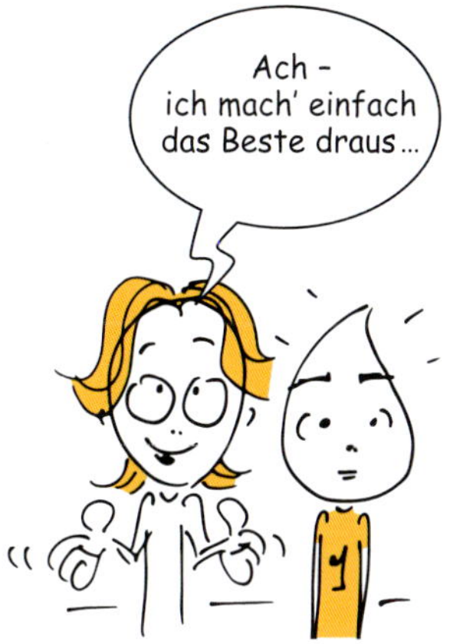

Das Verhältnis zwischen Kind und Eltern im Moment der Diagnose und danach ist enorm wichtig für das weitere Leben mit dem Diabetes. Denn die Grundlage, wie ein Kind oder Jugendlicher mit der Diagnose Diabetes zurechtkommt, liegt zunächst einmal in der Akzeptanz und im Umgang der Eltern mit dieser Diagnose.

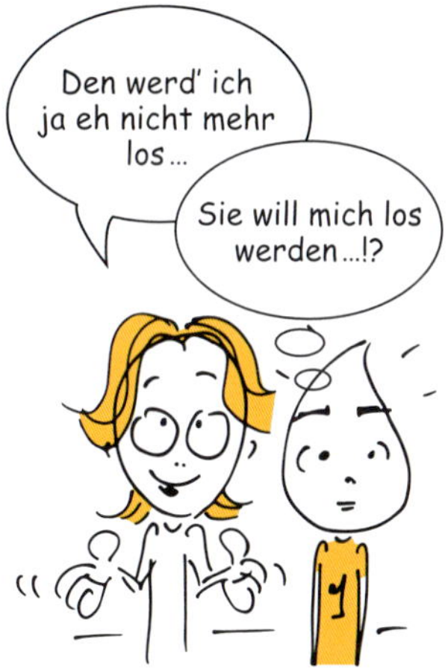

Es macht einen Unterschied, ob Eltern optimistisch und motivierend über die Krankheit sprechen oder ängstlich und verunsichert. Wichtig ist auch die nonverbale Kommunikation. Lachen ist durchaus erlaubt und man sollte nicht nur traurig durch die Wohnung laufen. Darüber hinaus ist die richtige Balance zwischen Hilfestellung und das Kind in die Eigenständigkeit führen ein entscheidender Faktor. Eine Bevormundung und eine ständige Kontrolle aller Gegebenheiten rund um den Diabetes durch die Eltern können kontraproduktiv sein. Hätten meine Eltern sich so verhalten, wäre meine Reaktion sehr wahrscheinlich auch eine andere gewesen. Aber ich kann mir durchaus vorstellen, wie schwer es ist, eine gesunde Balance zu finden. Und auch bei mir ist nicht alles perfekt verlaufen.

Kap. 3 Meine Jugend

Schule – Hobbys – Freunde – Familie
Gewichtsabnahme bei Manifestation
Historie des Insulins und der Insulintherapie
Alkohol und Diabetes

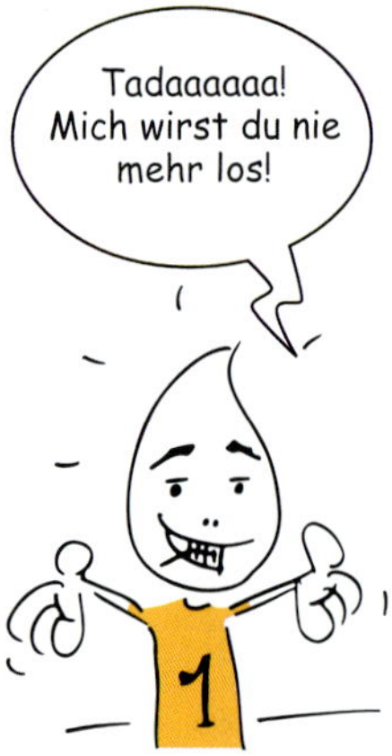

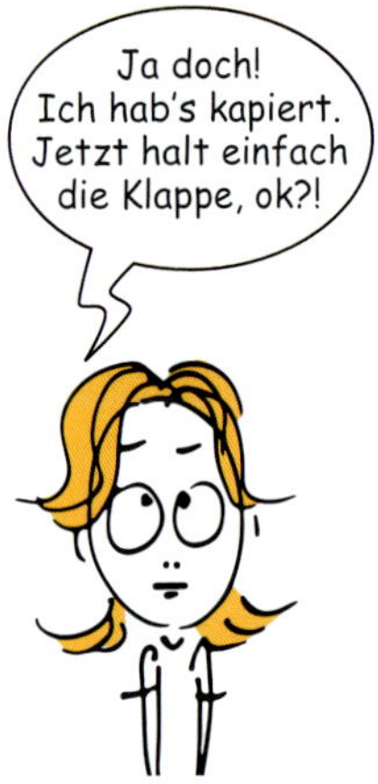

Ich war 14 Jahre alt und in den letzten Wochen und Monaten hatte ich eine Menge über mein neues Leben gelernt. Meinen Diabetes wurde ich nicht mehr los. Es hieß nun, mit ihm zu leben. Ich musste mit ihm in die Schule und meine Freizeit, meine Freundinnen und bald auch meine Freunde mit ihm teilen. Er war einfach immer da. Innerhalb der Familie war es kein großes Problem. Alle wussten über mich und meine neue unabänderliche Situation Bescheid. Ich spürte auch weiterhin die Sorge meiner Eltern, die mich gerne kontrollieren wollten. Aber andererseits spürte ich auch, dass sie mich dafür bewunderten, wie ich alles so selbstständig regelte. Ich wollte ohne sie klarkommen. Es war mein Leben, das ich in die Hand nehmen wollte und sollte. Ich wurde in dieser Zeit sehr schnell erwachsen und selbstständig. Ich hatte mein Schicksal akzeptiert und redete wenig darüber. Nach außen wirkte ich unheimlich souverän im Umgang mit der Diagnose und wenn ich gefragt wurde, wie es mir geht, antwortete ich immer nur kurz: „Es geht mir gut!" Die meisten meiner Mitmenschen waren dann zufrieden und fragten nicht detaillierter nach. Wahrscheinlich war mir gar nicht klar, wie es mir innerlich ging und dass es mir vielleicht guttun würde, über meine Gefühle und Sorgen zu sprechen. Meine Eltern sprachen tatsächlich auch nicht über ihre Gefühle und Sorgen. Es kam zwar immer wieder zu Gesprächen über meine Diabeteseinstellung, aber tie-

fer gingen die Gespräche selten. Auch mit meiner 8 Jahre älteren Schwester kam es kaum zu intensiven Gesprächen. Aufgrund des Altersunterschieds war sie oft eine Ersatzmama für mich und immer da, wenn ich sie brauchte. Aber zu diesem Zeitpunkt war sie bereits selten zu Hause und bekam die neue Situation nicht so hautnah mit.
Meine Eltern konnten sich dadurch aber auch voll auf mich und meinen Diabetes konzentrieren, ohne vielleicht ein weiteres Kind zu vernachlässigen. Ich kann daher nur erahnen, wie schwer es gerade zur damaligen Zeit gewesen sein muss, wenn man mit dieser Erkrankung mit seinen Geschwistern zusammenlebte. Hier miteinander und nebeneinander friedlich auszukommen, wenn der eine gerne süße Sachen wie Kuchen, Schokolade oder Gummibärchen essen möchte und der andere das einfach nicht darf, muss anstrengend für alle Beteiligten gewesen sein. Gezuckerte Lebensmittel waren schlichtweg verboten. Wieso sollte das gesunde Geschwisterkind auf etwas verzichten oder etwas heimlich essen, nur weil das Kind mit Diabetes es nicht darf? Wie hart ist es, auf etwas zu verzichten, während die anderen zuschlagen dürfen und man es doch selbst auch so gerne essen würde?

Meine Schwester Uschi: *„Für die ganze Familie war es ein heftiger Schlag, als bei meiner Schwester im Frühjahr 1982 Diabetes diagnostiziert wurde.*
Obwohl ich die große erwachsene Schwester war und wegen meines Musikstudiums nicht mehr ständig zu Hause war, erinnere ich mich noch sehr gut an die ersten Wochen und Monate, in denen wir alle lernen mussten, mit diesem Einschnitt zu leben.
Da wir uns damals gerade in der vorösterlichen Zeit befanden – wir hatten schon begonnen, geschenkte Süßig-

keiten bis Ostern zu sammeln und nicht gleich zu essen, es war ja Fastenzeit –, tat es mir unendlich leid, zu wissen, dass meine Schwester sie nun nicht mehr so sorglos wie bisher naschen durfte. So habe ich es in ihrer Anwesenheit auch weitestgehend vermieden.
In meiner Erinnerung ging meine Schwester von Anfang an erstaunlich selbstbewusst und eigenständig entscheidend und handelnd mit der Erkrankung um, was mir immer großen Respekt abverlangt hat.“

Meine Mutter konnte also einkaufen und kochen, wie es für mich angebracht war, sprich möglichst zuckerfrei, keine Süßigkeiten und keine gesüßten Getränke. Für Menschen mit Diabetes gab es zu diesem Zeitpunkt nur wenige fertige Nahrungsmittel, die in den Ernährungsplan gepasst hätten. In gut sortierten Supermärkten fand man ein wenig Schokolade mit Zuckeraustauschstoffen und zum Süßen die gute Flasche flüssigen Süßstoff. Damit gab es zumindest ab und zu einen selbst gemachten Pudding. Zum Backen war er leider ungeeignet, so gab es eben in der ersten Zeit meiner Erkrankung keinen Kuchen für mich. Und ich liebte Kuchen und Hefeteilchen. Aber dazu später noch mehr.

Süßstoff war nicht zum Backen geeignet, was in der ersten Zeit bedeutete: keinen Kuchen für mich!

Ich hatte meinen festen Diätplan einzuhalten, nach dem ich spritzte und aß. So war es für mich das Einfachste, wenn ich zumindest morgens und abends ungefähr das Gleiche aß. Meist ein Brötchen oder abgewogenes Brot mit Aufschnitt. Hier entdeckte ich meine Leidenschaft für Körnerbrötchen mit Schmelzkäse und Tomatenscheiben. Es war eine große Schweinerei, wenn man in das zusammengeklappte Brötchen biss und der Saft der Tomaten überall hinauslief. Ich liebte es! Mittags kochte meine Mutter meist so, wie wir es in den Schulungen gelernt hatten, und von Woche zu Woche wurde sie mutiger im Ausprobieren. So hatte ich meine Kilos, die ich durch den Ausbruch der Krankheit verloren hatte, leider schnell wieder drauf.

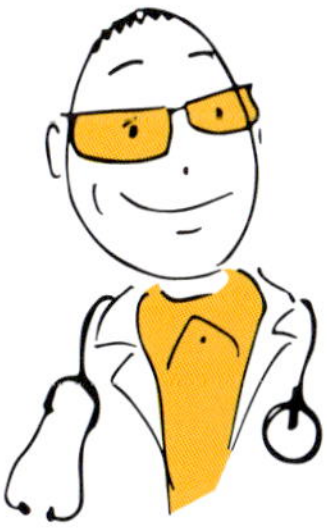

Gewichtsabnahme bei Manifestation des Diabetes

Die Gewichtsabnahme zu Beginn des Diabetes ist durch zwei Faktoren bedingt. Einerseits durch den hohen Wasserverlust, der durch zusätzliches Trinken nur unzureichend ausgeglichen werden kann. Diesen Gewichtsanteil hat man bei Normalisierung der Glukosewerte schnell wieder aufgeholt. Andererseits wird auch Fett verbrannt. Leider werden Fettzellen dabei nur kleiner und füllen sich nach Normalisierung des Stoffwechsels rasch wieder auf. Bücher über das „richtige" und nachhaltige Abnehmen gibt es zuhauf. Nach nunmehr 30-jähriger Tätigkeit in der Diabetologie und Adipositastherapie ist meine Formel für eine erfolgreiche Gewichtsreduktion ganz einfach:

- *weniger Essen,*
- *weniger Kohlenhydrate,*
- *mehr Bewegung,*
- *und das dauerhaft, immer und ohne Ausnahme.*

Jeder weiß, wie schwer die Umsetzung dieser Formel im täglichen Leben ist.

Das Spritzen des Insulins am Morgen und am Abend funktionierte gut, auch wenn es natürlich immer Überwindung kostete. Das regelmäßige Überprüfen meines Urins mit Teststreifen war lästig, aber eben notwendig, um überhaupt eine Ahnung zu haben, in welchem Bereich sich der Zuckerwert befand. Nicht immer blieb die Skala gelb. Es erschienen im Laufe der Zeit alle möglichen grünen bis blauen Verfärbungen. Ich glaube, jeder der eine Zeit lang mit diesen Teststreifen hantierte hat, hat diese Skala im Kopf. Man sitzt auf dem Klo und hält seinen noch feuchten Teststreifen an die Skala auf der Verpackung und wartet ab. Hellgrün, Dunkelgrün ... welche Nuance von Grün ist es diesmal?

In der ersten Zeit malte ich noch brav und strebsam in einem Tagebuch mit den entsprechenden Buntstiften die Felder aus. So hatte ich selbst einen ungefähren Überblick über meine Urinzuckerwerte. Heute im Zeitalter der CGM-Systeme ist diese Unwissenheit über die aktuellen Blutzuckerwerte einfach unvorstellbar. Wenn meine Werte allzu schlecht waren, aß ich etwas weniger oder bewegte mich mehr und wartete ab, dass sich der Farbton wieder dem gelben Bereich näherte. Einfach zwischendurch etwas Insulin zusätzlich zu spritzen war für mich damals in den 1980er-Jahren undenkbar.

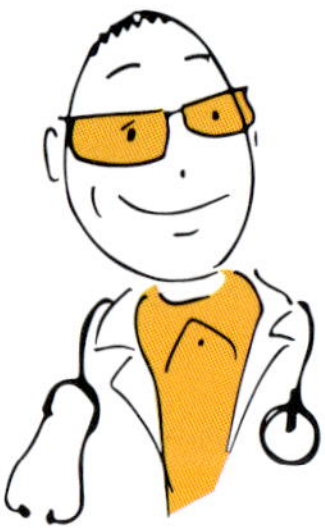

Historie des Insulins und der Insulintherapie

Die Entdeckung des Insulins ist gerade erst hundert Jahre her. Vor hundert Jahren lag die durchschnittliche Überlebensdauer von Typ-1-Diabetikern bei gerade einmal sechs Monaten! Typ-1-Diabetes bedeutete ein innerliches Verhungern. Mit der Entdeckung des Insulins als entscheidender Faktor und der Isolierung von Insulin aus Bauchspeicheldrüsen von Schweinen wurde einer der größten Fortschritte der Medizin gemacht. Frederick Banting und Charles Best entdeckten das Insulin und haben es damit für die Medizin nutzbar gemacht, was zu Recht mit dem Nobelpreis belohnt wurde.

Dabei hat die Insulintherapie selbst in den letzten hundert Jahren erhebliche Fortschritte gemacht und sich im Laufe der Zeit auch verändert. Der Start war Schweineinsulin, später auch Rinderinsulin, das aus den Bauchspeicheldrüsen von Schlachttieren isoliert wurde. Diese Insuline wurden über Zink stabilisiert und waren sehr lange wirksam, weswegen sie auch nur einmal am Tag gegeben wurden. Schweine- und Rinderinsulin unterscheiden sich nur in wenigen Aminosäuren von menschlichem (humanem) Insulin, hatten aber häufiger allergische Reaktionen zur Folge, weswegen die entsprechenden Aminosäuren ausgetauscht wurden, um humanes Insulin zu erhalten. Damit war das kurzwirksame humane Insulin geboren, das heute immer noch „Alt-Insulin" genannt wird, da es das älteste humane Insulin ist. Durch Zusatz von neutralem Protamin Hagedorn (NPH) wurde ein Insulin mit einer Wirkdauer von rund zwölf Stunden entwickelt (humanes Basalinsulin oder NPH-Insulin). Diese beiden Insulinarten waren für viele Jahre die Grundlage der Basis-Bolus-Therapie, auch intensivierte konventionelle Therapie (ICT) genannt, insbesondere für Typ-1-Diabetiker.

Da aber der weltweite Bedarf an Insulin auf diese Weise nicht langfristig gedeckt werden konnte, wurden andere Herstellungsmethoden gesucht. Die Herstellung eines Proteins ist nicht so einfach, da ein Protein ein kompliziertes dreidimensionales Molekül ist. Die dreidimensionale Struktur wird aber mit durch den Herstellungsprozess bestimmt. Nur bei der richtigen Form kann es seine Funktion wahrnehmen. Zudem kann man nicht einfach ein paar Aminosäuren in ein Reagenzglas geben, dreimal schütteln und heraus kommt Insulin. Stattdessen muss durch einen lebenden Organismus ein Protein synthetisiert werden. Die großen Insulinhersteller haben in langen Verhandlun-

gen Bakterien bzw. Pilze dazu überredet, in großen Inkubatoren Insulin zu produzieren. Dabei hat sicher auch geholfen, dass das Erbgut entsprechend verändert wurde. Die Insulinproduktion gleicht also eher dem Brauprozess als den Prozessen einer chemischen Fabrik.

Aber humanes Kurzinsulin hatte durch die Injektion ins Fettgewebe einen erheblichen Nachteil: Es wirkte zu spät (Wirkeintritt nach dreißig Minuten) und zu lang (fünf bis sechs Stunden). So mussten die Patienten vor der Mahlzeit einen Abstand zwischen Insulininjektion und Mahlzeit von fünfzehn bis dreißig Minuten (Spritz-Ess-Abstand = SEA) einhalten, und nach der Mahlzeit bestand die erhebliche Gefahr einer Unterzuckerung, weshalb viele Menschen auch eine Zwischenmahlzeit einnehmen mussten. Eine Empfehlung, die sich leider bis heute gehalten hat. Um diesen Nachteil auszugleichen, wurden erneut Teile des Insulins verändert und ausgetauscht, womit die Analoginsuline geboren waren. Die verschiedenen Hersteller beschritten dabei unterschiedliche Wege, wobei das Ergebnis ähnlich war. Die kurzwirksamen Analoginsuline wirkten schneller und kürzer als Humaninsulin. Der SEA konnte in den meisten Fällen erheblich verkürzt werden und teilweise sogar ganz entfallen. Anfangs wurde von den Herstellern noch propagiert, dass die Analoginsuline so schnell seien, dass ganz auf den SEA verzichtet oder das Insulin erst nach der Mahlzeit gespritzt werden könne. Das hat sich mittlerweile aber als falsch herausgestellt.

Humanes Kurzinsulin hatte durch die Injektion ins Fettgewebe einen erheblichen Nachteil: Es wirkt zu spät und zu lang.

Wenn das kurzwirksame Insulin verändert wurde, sollte das langwirksame dem in nichts nachstehen. Die NPH-Insuline wirkten nur bis zu zwölf Stunden, mussten also zur kompletten Abdeckung des Basalbedarfs zweimal

täglich gespritzt werden. Zudem hatten sie nach etwa vier bis sechs Stunden einen Wirkungsgipfel, was insbesondere nachts die Gefahr von Unterzuckerungen erhöhte, und wirkten von Tag zu Tag unterschiedlich. Auch hier mussten eine Alternative und Verbesserungen her. Also fingen die Hersteller wieder an, an den Insulinen zu schrauben, Teile auszutauschen oder anzukleben, und hatten zum Schluss langwirksame Analoginsuline. Diese wirken länger und flacher als die NPH-Insuline, je nach Hersteller unterschiedlich ausgeprägt.
Mittlerweile ist die Nutzung von Analoginsulinen weltweiter Standard. Nur in Ausnahmen profitiert ein Patient noch von der Nutzung von Humaninsulin.
Über diese unterschiedlichen Insuline sind wir als Diabetologen in der Lage, das für den jeweiligen Patienten beste Wirkprofil zu nutzen.

Das Leben außerhalb des Hauses war ein ganz anderes. Ich war ein Teenie und saß nicht nur zu Hause rum. Ich spielte Handball und Tennis, außerdem hatte ich Querflöten- und Klavierunterricht und spielte im Schulorchester. An Kontakten und Freunden fehlte es mir nicht.
Nun war es natürlich wichtig, dass alle Trainer und Lehrer und zumindest einzelne Personen aus dem jeweiligen Umfeld von meinem veränderten Leben erfuhren. Aber auch nicht unbedingt mehr. Ich wollte mit meiner Situation nicht im Mittelpunkt stehen, wollte keine übertriebene Aufmerksamkeit und möglichst wenig darüber reden. Ich wollte ein ganz normales Leben führen – so wie bisher.
Natürlich war es wichtig, dass vor allem meine Lehrer in der Schule informiert wurden. Im normalen Alltag fiel ich auch kaum auf. Ich spritzte morgens zu Hause nach Plan

und aß in der Pause mein abgewogenes Brot oder einen Apfel. Süßes von Klassenkameraden war eben nicht erlaubt, aber damit konnte ich meist recht gut leben. Aufgrund dieser Umstände waren Unterzuckerungen recht selten. Sie traten höchsten nach den Sportstunden auf. Für diese Fälle hatte ich stets Traubenzucker dabei und sowohl meine Lehrer als auch meine Freundinnen wussten, dass ich ihn jederzeit essen durfte. Aber trotzdem tat ich das eher heimlich, weil ich ja nicht auffallen wollte. Ich weiß nicht, ob ich deshalb nie komische Kommentare zu meiner Erkrankung erhalten haben. Ich lese heute in vielen Foren und Berichten, dass Jugendliche und Erwachsene mit blöden und zum Teil dummen Kommentaren konfrontiert werden. An Sprüche wie „Da hast du wohl zu viel Süßes gegessen!" oder „Da musst du mehr Sport machen!" oder „Wann geht das wieder weg?" kann ich mich nicht erinnern. Deshalb war ich, was das angeht, nie frustriert oder deprimiert. Ich wusste, dass es nicht meine Schuld war, an Diabetes erkrankt zu sein. Ich hatte gelernt, dass Diabetes eine Autoimmunerkrankung ist und meine Bauchspeicheldrüse kein Insulin mehr produziert, das den Zucker im Blut abbaut, und deshalb musste ich nun Insulin spritzen und genau darauf achten, was ich esse. Ungefähr so erklärte ich es denen, die sich ernsthaft danach erkundigten. Den meisten reichte das als Erklärung und sie fragten nicht weiter nach.

Ich hatte stets Traubenzucker dabei und meine Lehrer und Freundinnen wussten, dass ich ihn jederzeit essen durfte.

Die Jahre in der Schule liefen ohne große Probleme ab. Ich hatte zwar meinen Diabetes, aber eigentlich kümmerte es keinen groß, weil man mir nichts anmerkte.

Immer wieder wird vermutet, dass man den Diabetes prima als Ausrede nutzen kann. Ja, das kann man. Aber ich glaube, dass das sehr viel seltener gemacht wird, als Kopfschmerzen oder Migräne vorzutäuschen. Tatsächlich habe ich es in der Schule ein einziges Mal ausgenutzt, und ich hoffe, es ist verjährt und man kann mir nicht nachträglich das große Latinum aberkennen. Es fehlten bis zum Latinum noch zwei Klausuren. Die erste davon hatte ich verhauen – mangelhaft! Warum setzte mich mein Lehrer auch bei dieser Klausur von meiner Freundin und Nachhilfelehrerin Karina weg? Mein Lateinlehrer war auch beim Auftreten meines Diabetes mein Klassenlehrer und so wusste er über meine Erkrankung noch am besten von all meinen Lehrern Bescheid. Bei der Rückgabe der Arbeit sollte ich zu ihm kommen und er fragte mich: „Was war denn da los? Ging's dir nicht gut?" Da hörte ich mich tatsächlich sagen: „Mein Zucker war nicht so gut, und ich konnte mich kaum konzentrieren." Er sagte nur: „Ah, okay!", und bevor ich rot werden konnte, was ich zu diesem Zeitpunkt sehr schnell wurde, drehte ich mich auch schon um und verließ den Klassenraum. Es folgten schlaflose Nächte. Was, wenn ich die nächste Klausur auch verhauen würde? Sie musste mindestens befriedigend werden. Ob es Absicht war oder nicht, jedenfalls durfte ich bei der zweiten Klausur neben meiner Lateinexpertin sitzen bleiben und schaffte – welch Wunder – dank ihrer Hilfe auch das Latinum. Ich habe das Latinum nie gebraucht. Warum eigentlich der Stress?

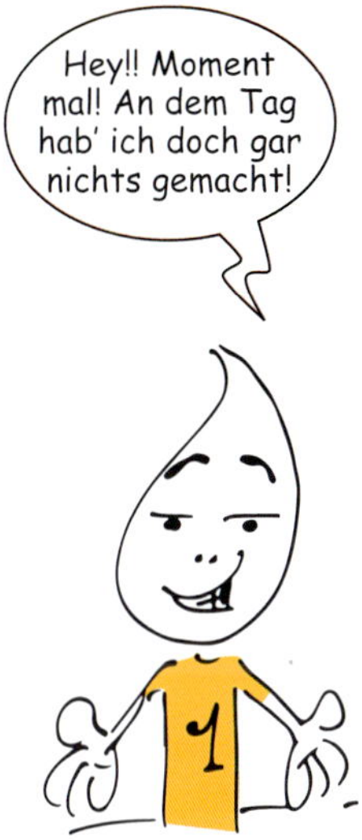

Während der Schulzeit fuhr ich mehrmals auf Klassenfahrt. Das wurde weder von meinen Eltern noch von den Lehrern infrage gestellt. Ich hatte mein Insulin, meine Spritzen, meine Urinteststreifen und meinen Traubenzucker dabei und los ging's. Meine beste Freundin Karina wusste über meine Erkrankung sehr gut Bescheid und hätte immer gewusst,

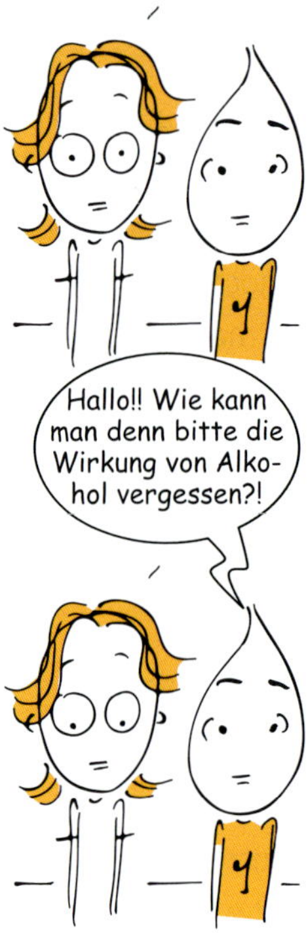

was zu tun war. Aber auf all den Reisen ist nie etwas Schlimmes passiert. Ich war zwar ein sehr vernünftiger Mensch, aber auch ich schlug schon mal über die Stränge, und ich werde nie vergessen, wie wir in Berlin auf Abschlussfahrt in der zehnten Klasse waren und in einer Kneipe einen Stiefel mit Bier rundgehen ließen. Ich war noch keine 16 Jahre alt und hätte eigentlich nicht davon trinken dürfen. Aber der Lehrer (guter Mann!) sah weg, und ich machte nichts Besseres, als mir das Bier über die Kleidung zu gießen. Es war extrem peinlich und vielleicht bin ich deshalb bis heute kein Bier-Fan.

Ich merkte den Alkohol, den ich danach noch aus den Gläsern meiner Freunde trank, leider tatsächlich in der Nacht und musste mit etwas Traubenzucker nachbessern. Das hat aber keiner gemerkt. Ich habe den Zucker tief unter der Bettdecke aus seiner fummeligen Plastikverpackung herausgepult und leise zerkaut, damit keiner im Zimmer geweckt wurde.

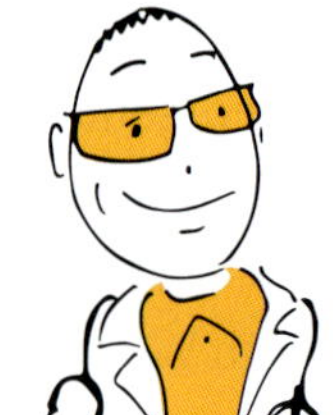

Alkohol und Diabetes

Darf man mit Diabetes Alkohol trinken? Fast täglich werden wir mit dieser Frage konfrontiert. Hierzu einige Informationen.

1. *Alkohol ist ein Zellgift und schädigt vor allem die Leber und das Gehirn.*
2. *Alkohol ist sehr energiereich und kann zu Gewichtszunahme führen.*
3. *Für Alkohol gibt es im Körper keinen Speicher, sodass sich der Alkohol im Stoffwechsel immer vordrängelt. Es wird immer zuerst der Alkohol abgebaut. Er behindert bzw. unterbindet die Gewichtsabnahme.*

Alkohol behindert die Neubildung von Zucker und auch die Freisetzung von Zucker aus den Speichern. Die Ge-

genregulationen des Körpers bei drohenden Unterzuckerungen werden unterlaufen. Somit steigt die Gefahr von Unterzuckerungen, und vor allem von schweren Unterzuckerungen, insbesondere da unter Alkoholeinfluss die Symptome von Unterzuckerungen nicht oder nur sehr verzögert wahrgenommen werden. Alkohol hat keine eigene blutzuckersenkende Wirkung, behindert aber eine Erhöhung des Blutzuckers bei drohender Hypo. Die Ausrede, Alkohol würde dabei helfen, den Blutzucker zu verbessern (höre ich leider immer wieder), ist also grundsätzlich falsch.

Die häufige Ausrede, Alkohol würde dabei helfen, den Blutzucker zu verbessern, ist grundsätzlich falsch.

Unser Körper hat für alle Schäden auch Reparaturmechanismen, die aber bei verschiedenen Menschen unterschiedlich gut funktionieren können. Wir können auch nicht messen, wie gut unser Körper Schäden durch Alkohol wieder reparieren kann. Bei dem einen führen zwei Gläser Wein pro Woche zur Leberzirrhose, der andere kann eine Flasche pro Tag trinken und wird steinalt.

Bei Menschen mit Diabetes kommt noch hinzu, dass auch hohe Zuckerwerte das Risiko für Schäden an unterschiedlichen Organen erhöhen. Das würde sich zur Gefahr des Alkohols addieren.

Aber was gibt es Schöneres, als im Winter abends am Kamin einen Rotwein zu trinken oder im Sommer auf der Terrasse ein kühles Bier (und zwar mit dem Lebenspartner – Anmerkung des Ehemannes)?

Wie so häufig macht es die Menge aus. Gegen einen mäßigen Alkoholgenuss von ein bis zwei Gläsern Wein – pro Woche (!), nicht pro Tag –, ab und zu ein Glas Bier – Glas (!), nicht Krug oder Stiefel – oder einen Sekt zum Anstoßen ist sicher nichts einzuwenden und erhöht auch nicht das Hyporisiko.

Aber exzessiver Alkoholgenuss, hochprozentiger Alkohol oder Besäufnisse sind, nicht nur für Diabetiker, abzulehnen und schädlich.

Oft hatte ich meinen Diabetes tatsächlich einfach vergessen. Das Spritzen morgens und abends war, wie das Zähneputzen, zur Routine geworden, und wie viel ich essen durfte, hatte ich ebenfalls verinnerlicht. Ich kann mich an keine gravierenden Unter- oder Überzuckerungen erinnern, an keine Situation, aus der ich nicht allein herausgekommen wäre. Sicher war ich nicht immer mit besten Zuckerwerten unterwegs, aber ich wusste sie auch nicht. Eine Situation, die heute für mich nicht mehr denkbar wäre.
Mit Auftreten des Diabetes hörte ich mit dem Klavierunterricht auf, um mehr Zeit für den Sport zu haben. Aber das Querflötenspiel, auch in den Orchestern, behielt ich bei und somit erlebte ich auch großartige Orchesterfahrten nach Süddeutschland, Langeoog oder Rom.
Diese Fahrten waren eine weitere Freiheit für mich, denn hier gab es weniger Aufsicht von Lehrern. Wir wohnten in Gastfamilien oder Jugendherbergen. Ich fuhr einfach mit, darüber gab es ebenfalls keine Diskussion zu Hause. Jetzt

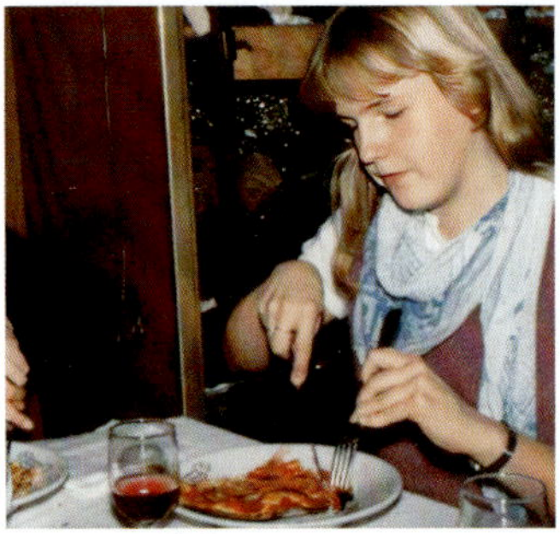

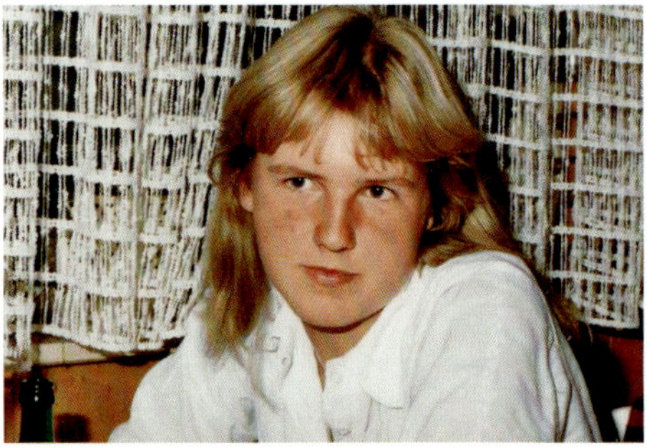

Essen beim Italiener auf einer Orchesterfahrt 1984 nach Rom.

im Nachhinein, bei aller Diskussion über Aufklärung und Begleitung auf Schulfahrten, umso bemerkenswerter, dass meine Eltern mich einfach losfahren ließen. Meine Schwester erinnert sich sogar an eine Situation, in der meine Mutter darauf drängte, dass ich mitfahren durfte, da der neue Dirigent Sorge hatte, dass etwas passieren könnte und er überfordert wäre. Ich fuhr dann auch mit und es passierte nichts. Ob das großzügig oder nachlässig war, lasse ich mal offen. Für mich war es fantastisch und ich wusste, dass meine Eltern mir vertrauten.

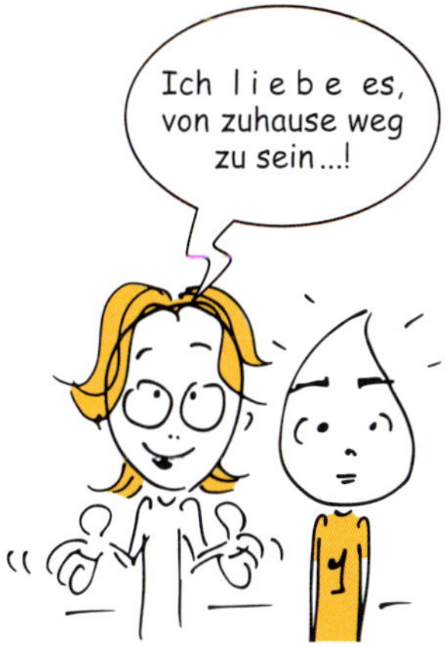

Natürlich dachte ich ab und zu auch an meinen Begleiter Nummer eins, und es gab auch hier bei den Fahrten immer eine verlässliche Person, die mit meiner Situation vertraut war und mir hätte helfen können. Notwendig war auch hier die Hilfe nie. Ich hielt mich an meine Vorgaben und irgendwie funktionierte es. Der Langzeitwert HbA_1 (damals noch ohne c) war nicht immer top, aber auch nicht immer im zweistelligen Bereich.

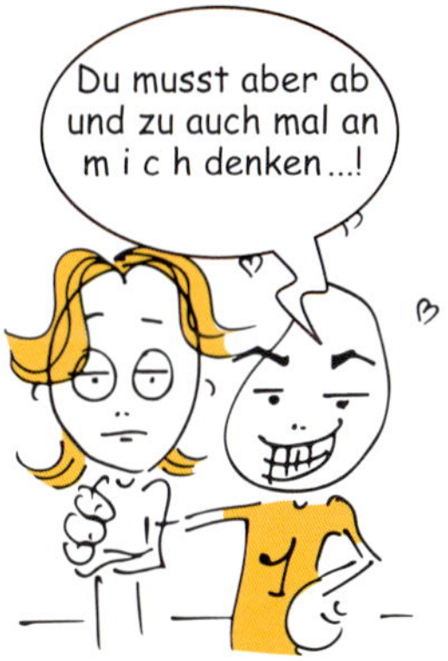

In meiner Freizeit traf ich mich, so wie alle anderen Jugendlichen, mit meinen Freunden. Wir gingen in die Stadt, trafen uns zu Hause zum Kochen und Quatschen oder gingen Eis essen, ohne dass ich ein Eis aß. Ich musste oft auf etwas verzichten, dafür konnte ich aber mein sonstiges Leben mit meinem Diabetes recht frei und stresslos genießen.

Mein Freund Klaus: *„Ich glaube, dass keiner von uns ein Problem mit deinem Diabetes hatte, auch nicht, wenn du zwischendurch mal spritzen musstest. Du bist damit sehr natürlich umgegangen und daher war es für uns völlig normal.*

Ich kann mich gar nicht an so viel erinnern, aber das vor allem deshalb, weil dein Diabetes nicht alles bestimmend war oder du ihn vielleicht nicht hast alles bestimmen lassen. Eventuell haben auch die mittlerweile doch mehr als dreißig Jahre die ein oder andere negative Erinnerung verblassen lassen. Das wäre aber bestimmt nicht passiert, wenn es extrem gewesen wäre."

Um Blutzuckermessgerät, Pen und Insulinpumpe musste ich mich nicht kümmern und vor allem hatte ich keine Kontrolle mithilfe eines CGM-Systems. An mir klebten keine Katheter oder Transmitter und ich musste auch nicht im Restaurant meine Nadel herausholen und meinen Bauch freilegen. Die Umwelt bekam nichts mit von meinem Diabetes. Ich selbst hatte keinen Stress durch unzufriedenstellende Blutzuckerwerte, die dann überkorrigiert wurden und ein Auf und Ab des Blutzuckers zur Folge gehabt hätten. Ich weiß, wovon ich rede, denn auch ich trage heute ein CGM-System und weiß von daher sehr genau, dass diese Therapie – zumindest in meinen Augen – ein Segen, aber auch ein Fluch ist. Aber dazu später mehr. Rückblickend bin ich eher froh, dass es diese Therapie in meiner Jugend noch nicht gab. Ob die Langzeitwerte bei Jugendlichen heute durch das CGM-System unbedingt besser sind als bei Jugendlichen vor vierzig Jahren, bleibt zu hinterfragen. Ich hatte auf jeden Fall eine sehr normale und unabhängige Zeit als Jugendliche.

Heute bin ich eher froh, dass es die CGM-Therapie damals noch nicht gab. Für mich ist sie Fluch und Segen zugleich.

Kap. 4 Meine Krankenhausaufenthalte

Wichtig – lästig – lehrreich
Diabetologische Schwerpunktpraxen
Folgeschaden Neuropathie
Intensivierte konventionelle Insulintherapie (ICT) oder auch Basis-Bolus-Konzept

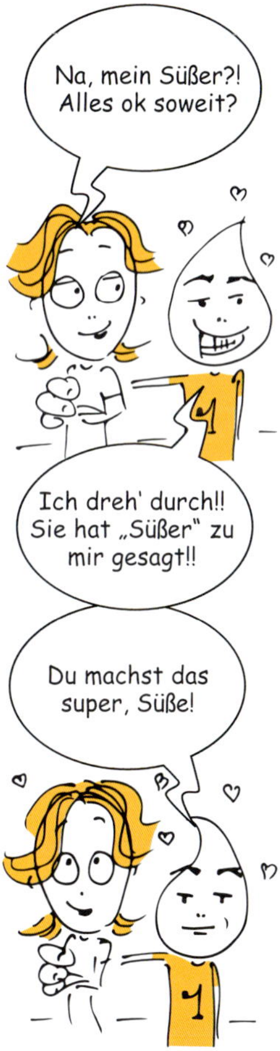

Nach der ersten Diabeteseinstellung 1983 lebte ich in den folgenden Jahren mit meinem Diabetes mehr oder weniger gut.
In regelmäßigen Abständen war ich bei meinem Hausarzt vorstellig und ließ meine Blutzuckerwerte kontrollieren. Außerdem war ich damals mindestens einmal im Jahr für einen Tag im Diabetes-Forschungsinstitut, um dort mit Experten besprechen zu können, was bei meiner Einstellung gut läuft und was nicht.
Mein Diabetestagebuch, damals wie erwähnt noch mit gelben und vielen verschiedenen grünen Farben ausgemalt, wurde immer kontrolliert und auch der Langzeitwert wurde überprüft. Gerade das Tagebuch spielte eine wichtige Rolle, dabei ist es so leicht zu manipulieren, wenn man meint, seinen Arzt belügen zu müssen. Auch ich habe nicht immer exakt die richtigen Werte dokumentiert, aber letztendlich belügt man sich selbst. Warum machte ich es dann? Vielleicht weil viele Ärzte immer nur auf die extremen Werte ihren Fokus legten und nachbohrten. Darauf hatte ich keine

Lust, dazu wollte ich mich nicht rechtfertigen müssen. Für mich war damals schon das Gesamtbild wichtig. Der Langzeitwert HbA_1 wurde natürlich auch jedes Mal besprochen und es wurde mir oft nahegelegt, etwas besser auf meine Ernährung zu achten, damit die Zuckerwerte besser ausfielen. Aber alles hielt sich im Rahmen für eine Jugendliche.

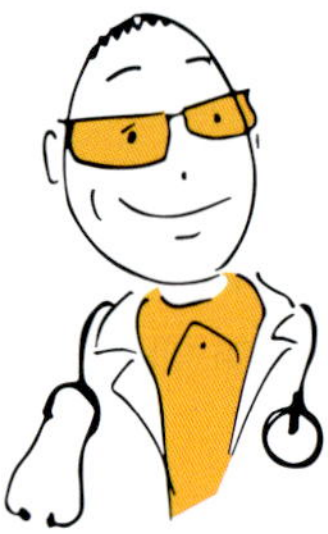

Diabetologische Schwerpunktpraxen

Die ersten diabetologischen Schwerpunktpraxen (DSP) entstanden 1998 in Nordrhein im Rahmen eines Strukturvertrages. Solange die Diabeteseinstellung eher darauf abzielte, dass sich der Mensch mit Diabetes mit seinen beruflichen und privaten Lebensroutinen nach der Therapie zu richten hatte, konnte die Einstellung und Schulung in einer Klinik stattfinden.

Eine Diabetesklinik war immer eine Insel und die Bedingungen der Insel wurden auf den häuslichen Bereich übertragen. Es gab ein starres Schema und der Patient hielt sich daran oder auch nicht. Die Mehrzahl der Patienten folgte aber weniger dem besprochenen Schema, sodass die Stoffwechseleinstellung im Schnitt eher schlechter war. Dies machte natürliche eine regelmäßige Beratung und Behandlung der Patienten notwendig, die die bisherigen Krankenhausambulanzen nicht mehr leisten konnten, sodass die diabetologischen Schwerpunktpraxen entstanden.

Eine Diabetesklinik war immer eine Insel und die Bedingungen der Insel wurden auf den häuslichen Bereich übertragen.

Dieses Konzept der dreistufigen Betreuung von Menschen mit Diabetes (Hausarzt – DSP – Klinik) wurde seit 2003 im Rahmen der Disease-Management-Programme (DMP) bundesweit ausgebaut.

Schließlich machte ich 1987 mein Abitur ohne weitere Lügengeschichten bezüglich Unterzuckerungen und hatte vor, Musik auf Lehramt zu studieren. Da sich bei diesem Berufsbild die Frage nach einer möglichen Verbeamtung auftat, wurde mir dazu geraten, regelmäßig eine Neueinstellung des Zuckers vorweisen zu können. Also folgten regelmäßige Aufenthalte im Abstand von etwa zwei Jahren im Diabetes-Forschungsinstitut in Düsseldorf, um meinen Diabetes neu einzustellen.

Außerdem wurden während dieser Aufenthalte viele Tests durchgeführt und ich fühlte mich manchmal wie ein Versuchskaninchen.

Im Rahmen der Einstellungen wurde aus der Kohlenhydratverteilung und der Insulindosis immer wieder ein neuer individueller Diät- und Ernährungsplan erstellt, der auf mich und meine Lebensführung abgestimmt war. Mit solch einem Plan wurde ich dann entlassen. Außerdem wurden während dieser Aufenthalte viele Tests durchgeführt und ich fühlte mich manchmal wie ein Versuchskaninchen. Aber das Haus hieß ja auch „Forschungsinstitut". Dennoch habe mich dort immer wohlgefühlt und die Ärzte und Schwestern waren nett.

Einzig 1986 fühlte ich mich an einem Morgen richtig mies. Ich saß bei der Blutabnahme. Meine Venen sind nicht einfach zu treffen, das wusste ich seit der Diagnose Diabetes. So benötigte man auch an diesem Morgen mehrere Versuche, um an mein Blut zu gelangen. Als der Zugang an der Hand dann endlich gelang, sollten so viele Röhrchen gefüllt werden, dass ich schlichtweg umkippte. Da entfernte man endlich den Zugang. So konnte eben nicht alles an mir erforscht werden. Es wird schon noch andere Diabetiker mit besseren Venen gegeben haben, die zu Studienzwecken ihr Blut zur Verfügung gestellt haben. Mich überfällt aber seitdem immer eine leichte Panik, wenn ich zur Ader gelassen werde, es sei denn, mein Mann über-

nimmt das. Er kennt meine Venen so gut, dass keine von ihnen wegrollen kann.
Neben der Blutentnahme war auch das Messen des Blutzuckers immer noch nicht angenehm. Dazu musste ich auch immer noch, wie schon drei Jahre zuvor, zu einer bestimmten Zeit runter in den Keller ins Labor. Dort standen dann wieder alle stationären Patienten vor dem Frühstück, Mittagessen und Abendessen brav in einer Reihe. Zur Messung wurde die Fingerspitze desinfiziert und die Laborassistentin hielt mit einer Hand den bevorzugten Finger fest, man könnte ihn ja zurückziehen, was sicher viele getan hätten, und rammte mit der anderen Hand eine Lanzette in den Finger. Es tat jedes Mal ordentlich weh. Der ausgedrückte Blutstropfen kam dann in ein kleines Glasröhrchen und ich bekam einen Tupfer auf die Fingerkuppe. „Der Nächste bitte!" Wenig später hingen dann auf den Stationen die Blutzuckerwerte aus und man konnte seinen Wert ablesen. Datenschutz? Was ist das? Allerdings konnten wir so wenigstens sehen, wer auf der Station noch schlechtere Werte hatte oder ob man heute zum Spitzenteam gehörte. So blieb man im Gespräch. Heute würde man dazu „Challenge" sagen.
In der Zeit meiner Aufenthalte hatte ich Gespräche mit Ärzten und Ernährungsberaterinnen, musste meist in die Uniklinik zum Check der Augen und nahm an Gruppenschulungen zu bestimmten Themen teil. In der freien Zeit dazwischen kam Besuch und ich konnte im nahe gelegenen Park spazieren gehen und die Enten besuchen. Eigentlich war es für mich die einzige Möglichkeit, mich mit anderen Menschen mit Diabetes auszutauschen. Wirklich intensiv waren diese Gespräche nicht, aber vielleicht lag es auch wieder an mir, dass ich nicht mehr oder längerfristigen Kontakt wollte.

Einmal lernte ich einen netten jungen Mann kennen und wir trafen uns öfter während unseres Aufenthaltes in der Cafeteria oder gingen zusammen spazieren. Er wohnte zudem in der Nähe meines Elternhauses und wir überlegten, uns nach dem Klinikaufenthalt mal zu treffen. Ich habe mich nie mehr bei ihm gemeldet. Die Vorstellung, mit einem Menschen zusammen zu sein, der ebenfalls mit Diabetes lebt, war für mich nicht vorstellbar. Ich hatte Angst, dass sich dann alles nur noch um den Diabetes dreht und jeder den anderen kontrolliert. Sorry, Ingo!

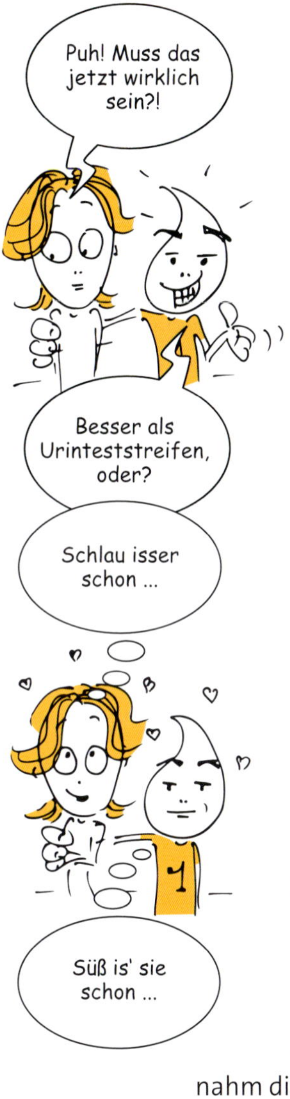

Mein Aufenthalt 1989 war während meiner Semesterferien. Ich studierte inzwischen in Münster Musik, Deutsch und Mathe auf Lehramt. Während dieses Aufenthaltes wurde ich also erneut eingestellt, mein bisheriger Therapieplan wurde sozusagen überarbeitet. Alles so, wie ich es schon kannte. Aber bei diesem Aufenthalt erhielt ich mein erstes Blutzuckertestgerät und lernte, damit umzugehen. Ich hatte mir bis dato noch nie selbst in den Finger gestochen und auch hier bedurfte es wieder einer Überwindung. Zu den Teststreifen und dem Messgerät gehörten auch kleine einzeln verpackte Desinfektionstücher und ebenso einzeln steril verpackte Lanzetten. Dann ging es los: Erst das Testgerät anstellen und den Teststreifen vorbereiten. Dann die Lanzette bereitlegen und mit dem Desinfektionstuch die ausgewählte Fingerkuppe desinfizieren. So weit, so gut. Nun kam der schwierigere Teil. Ich nahm die Lanzette in die rechte Hand und hielt die Spitze an meine Fingerkuppe. Schön an der Seite und nicht direkt vorne, so wie ich es gelernt hatte. Jetzt nur noch zustechen – aber das war das Problem. Ich durfte nämlich nicht zimperlich sein, die Lanzette war ganz schön dick und musste wirklich mit Druck in den Finger gestochen werden. Ich brauchte mehrere Anläufe, aber schließlich kam der erste Blutstropfen heraus, der aber erst einmal abgewischt werden musste.

Nach nochmaligem Drücken der Haut kam der nächste dicke Blutstropfen und der musste nun auf dem Testfeld platziert werden. Genau zwei Minuten musste ich warten. Dann wurde der Blutstropfen abgewischt und das Testfeld in das Messgerät eingeführt. Kurze Zeit später hatte ich zum ersten Mal meinen Blutzucker eigenhändig, im wahrsten Sinne des Wortes, gemessen. Bei den nun folgenden Messungen war ich noch öfter zu vorsichtig und es wollte trotz festen Quetschens der Haut kein Blutstropfen aus meiner Fingerkuppe herauskommen. Also musste ich häufig ein zweites oder sogar drittes Mal mit diesen Lanzen – ja so kamen sie mir vor – zustechen. Dieser Vorgang sollte mich nun ebenfalls ein Leben lang begleiten und ich war sehr froh, als es einige Jahre später die ersten Stechhilfen gab und ich diese schrecklichen Lanzetten nicht mehr benötigte. Mir war nun auch klar, warum die Laborassistentinnen im Keller jedes Mal so beherzt zugelangt haben. Mit Vorsicht kam man nicht ans Blut!

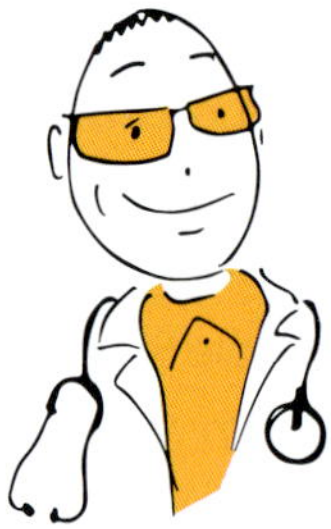

Lanzetten

Aus heutiger Sicht grenzten die damals verwendeten Lanzetten an Körperverletzung. Aber die damaligen Geräte (wie auch die ersten Geräte zur Blutzuckerselbstbestimmung) benötigten zur Messung eine Blutmenge, die mit Blutstropfen stark untertrieben beschrieben wird. Die heutigen Geräte begnügen sich mit 3 bis 5 µl Blut, sodass auch die Lanzetten deutlich kleiner und sanfter werden konnten. Zusammen mit den modernen Stechhilfen ist die Selbstbestimmung des Blutzuckers nun problemloser möglich.

Da die damaligen Messgeräte eine hohe Fehlerquote hatten, gab es eine zusätzliche Farbskala, mit der ich den Blutzucker schätzen konnte. Ich erhielt eine Tabelle, in der ich meine gemessenen und geschätzten Blutzuckerwerte eintragen sollte. Dieses Ergebnis wurde dann mit dem im Labor exakt gemessenen Wert verglichen. Das Zeitalter der Urinteststreifen war beendet. Gott sei Dank!

Neben diesem Messgerät erhielt ich außerdem meinen ersten Insulinpen. Das Spritzen mit dem Pen war im Gegensatz zum Blutzuckermessen eine Leichtigkeit. Die benötigte Insulinmenge musste ich einstellen und die Nadel des Pens wurde, wie alle anderen Nadeln bisher auch, in eine Bauchfalte gestochen. Dann musste nur noch das Insulin per Druck abgerufen werden und fertig. Das war eine echte Erleichterung und völlig unkompliziert, nachdem ich jahrelang das Insulin immer selbst in einer Einwegspritze aufziehen musste. Der Pen ist einfach mitzunehmen und es lässt sich noch unauffälliger das Insulin spritzen. Das gefiel mir.

Das Zeitalter der Urinteststreifen war beendet. Gott sei Dank!

Zudem sollte noch etwas anderes bei meinem Aufenthalt 1989 in Erinnerung bleiben. Ich wurde zu einer Untersuchung der Nervenleitgeschwindigkeit geschickt. Also begab ich mich zur gewünschten Zeit auf den gewünschten Flur vor das gewünschte Zimmer, setzte mich auf einen Stuhl und wartete. Es gab tatsächlich solche Laufzettel, auf denen genau stand, wann man wo zu sein hatte. Kurze Zeit später lag ich in diesem Zimmer auf einer Liege und ein netter junger Arzt im weißen Kittel schloss unzählige

Elektroden an mich an. Mithilfe dieser verschiedenen Kabel wurde bei mir gemessen, wie lange bestimmte Reize, zum Beispiel vom Knie bis zu den Zehen, benötigen. Diese Nervenleitgeschwindigkeit ist ein wichtiger Indikator für eine Schädigung der Nerven, eine sehr bekannte Folgeerkrankung bei Menschen mit Diabetes.

Der Arzt erklärte mir genau, was er vorhatte und warum er was tat. Diese Untersuchung war also zur Abwechslung mal eine ohne Schmerzen, unblutig und insgesamt sehr angenehme. Eigentlich ein netter Zeitvertreib für mich. Wie ich später erfuhr, auch dies zu Forschungszwecken und für eine erfolgreiche Doktorarbeit. Ein sympathischer Mensch, dieser Herr Mühlen. So verging die Untersuchung wie im Flug und am Ende erfuhr ich, dass meine Ergebnisse sehr gut und meine Nerven noch völlig intakt seien. Das hört man gerne, denn über uns Menschen mit Diabetes schwirrt doch immer die Angst vor Spätschäden.

Da ihm die Stadt Münster sehr vertraut war, verabschiedeten wir uns mit den Worten: „Vielleicht treffen wir uns ja zufällig mal in einer Studentenkneipe." Dort trafen wir uns nicht, aber später woanders.

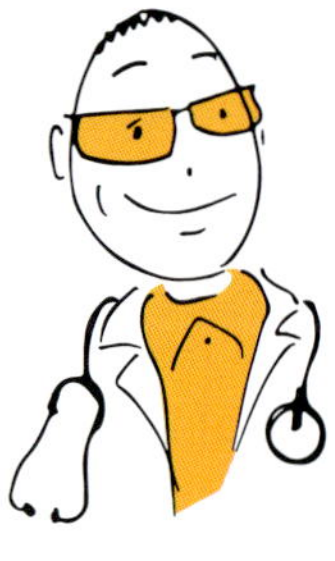

Wenn der Diabetes auf die Nerven geht – Neuropathie

Die diabetische Neuropathie oder auch Polyneuropathie (Poly = viele; Neuros = der Nerv; Pathie = krankhafte Störung) ist die häufigste Folgeerkrankung des Diabetes. Die Ursache ist immer noch nicht endgültig geklärt. Wahrscheinlich ist es eine Kombination aus einer Stoffwechsel- und Durchblutungsstörung der Nerven. Nahezu immer sind die längsten und dicksten Nerven, also die Nerven am Bein, zuerst betroffen.

Anzeichen einer Neuropathie sind: Taubheitsgefühl, Kribbeln, Missempfindungen, Verlust der Schweißsekretion mit trockener und schuppiger Haut, aber auch Brennen und Schmerzen in Ruhe.

Auch bei Diabetikern sind diese oder ähnliche Beschwerden nicht immer durch den Diabetes bedingt. Schmerzen in den Beinen beim Laufen weisen eher auf Durchblutungsstörungen hin und Kribbeln sowie ein Taubheitsgefühl können auch bei Rücken- oder Bandscheibenproblemen auftreten.

Die Therapie der Neuropathie füllt ganze Bücher, daher hier nur ein kleiner Abriss.

Als Therapie steht immer eine optimale Diabeteseinstellung an oberster Stelle, da zumindest zu Beginn der Neuropathie nur eine Funktionsbeeinträchtigung vorliegt, die komplett behoben werden kann. Erst im Laufe der Zeit kommt es auch zu einer Strukturschädigung der Nerven, die dann nicht mehr behebbar ist.

Viele werden es nicht hören wollen, aber auch Nikotin und Alkohol schädigen die Nerven, weswegen bei neuropathischen Beschwerden eine strikte Nikotin- und Alkoholkarenz notwendig ist, und das dauerhaft.

Bei Schmerzen kommen dann spezielle Medikamente zum Einsatz, die die Verarbeitung der Nervenimpulse beeinflussen. Die Therapie der Neuropathie füllt ganze Bücher, daher hier nur ein kleiner Abriss.

Auch nach dieser Woche erhielt ich bei der Entlassung wieder einen neuen Diätplan und meinen Ernährungsplan mit Insulininjektionen und Kohlenhydratverteilung. Außerdem sollte ich abnehmen und so wurden einige Kalorien und Broteinheiten gestrichen.

Anmerkungen zu Ihrem Diätplan:

Dieser Ernährungsplan enthält die Menge an Kalorien (100 Kalorien entsprechen etwa 400 Joule) und die Nährstoffverteilung (Kohlenhydrate, Eiweiß und Fett), die Ihr Arzt Ihnen verordnet hat. Die Angaben gelten für einen regelmäßigen Tagesablauf. Eine Änderung der Nahrungsaufnahme erfordert in der Regel eine Anpassung der Insulindosis.

Die Kohlenhydrate (berechnet als BE) sind mit Ihren Insulininjektionen abgestimmt (Art, Menge und Uhrzeit).

Als Kohlenhydrate (BE) berechnet werden Getreideerzeugnisse (Brot, Reis, auch Nudeln, Haferflocken, Grieß usw.), Kartoffeln, kohlenhydratreiche Gemüse, Milch, Obst und die Zuckeraustauschstoffe. (Siehe BE-Austauschtabelle für Diabetiker, Verlag Kirchheim). Nahrungsmittel mit einem hohen Ballaststoffgehalt sollten bevorzugt werden. Dies sind z. B. Gemüse, grobe Brotsorten, Frischobst.

Eiweiß und Fett sind neben den Kohlenhydraten in der Regel ebenfalls Bestandteil der Mahlzeit. Der Anteil an Eiweiß und besonders an Fett soll knapp bemessen sein. Eiweiß und Fett sind in Fleisch, Aufschnitt, Fisch, Ei, Milch, Käse und Quark enthalten. Sie sollten möglichst magere Sorten wählen. Bei Verzehr von fettem Brotbelag – fetter Wurst und fettem Käse – kann das Streichfett entfallen.

Als Süßungsmittel bei Diabetes eignen sich Süßstoffe (ohne BE-Berechnung und ohne Kalorien) und Zuckeraustauschstoffe (davon entsprechen 12 g 1 BE).

Getränke ohne Anrechnung sind: Kaffee, Tee, Mineralwasser und Süßstofflimonaden.

Besprechen Sie mit Ihrem Arzt bzw. der Diätassistentin, ob Sie alkoholische Getränke trinken können und was dabei zu beachten ist.

1300 Kalorien, 70 g Eiweiß, 50 g Fett
10 1/2 BE, 145 g Kohlenhydrate (siehe Beispiele für Mahlzeiten)

8 Uhr	2 BE Brot	___ BE Milch	
2 1/2 BE	___ BE Obst	1/2 BE D.-Konfitüre	
10.30 Uhr	1 BE Brot	___ BE Milch	
2 BE	1 BE Obst	___ BE D.-Konfitüre	
13 Uhr	1 BE Brot	___ BE Milch	
2 BE	1 BE Obst	___ BE D.-Konfitüre	
15.30 Uhr	1 BE Brot	___ BE Milch	
1 BE	___ BE Obst	___ BE D.-Konfitüre	
18 Uhr	2 BE Brot	___ BE Milch	
2 BE	___ BE Obst	___ BE D.-Konfitüre	
21 Uhr	___ BE Brot	1 BE Milch	
1 BE	___ BE Obst	___ BE D.-Konfitüre	
___ Uhr	___ BE Brot	___ BE Milch	
___ BE	___ BE Obst	___ BE D.-Konfitüre	
___ Uhr	___ BE Brot	___ BE Milch	
___ BE	___ BE Obst	___ BE D.-Konfitüre	

DIABETES-FORSCHUNGSINSTITUT an der Universität Düsseldorf
Klinische Abteilung A
Direktor Prof. Dr. F. A. Gries
4000 Düsseldorf 1, Auf'm Hennekamp 65
Telefon (02 11) 33 82 1

– Schulungszentrum für Diabetiker –

Kopie für den Hausarzt

Ernährungsplan
(Insulininjektionen und Kohlenhydratverteilung)

Fr. Andrea Dortans
(Name)

16.9.88
(Datum)

7.15 Uhr } Velasulin
17.30 Uhr } Insulatard
___ Uhr ___
___ Uhr ___

Detaillierter Ernährungsplan von 1988.

Beispiele für Mahlzeiten

Mahlzeit	Uhr	BE				
1. Frühstück	8	2 1/2	60 g Brot	1/2 BE Diab.-Konfitüre	l Milch	BE Obst
			5 g Streichfett	g mag. Aufschnitt / Käse	60 g Quark	
2. Frühstück	10.30	2	30 g Brot	BE Diab.-Konfitüre	l Milch	1 BE Obst
			5 g Streichfett	20 g mag. Aufschnitt / Käse	g Gemüse / Salat (KH-arm)	
3. Frühstück			g Brot	l Milch	BE Obst	
			g Streichfett	g mag. Aufschnitt / Käse		
Mittagessen	13	2	80 g Kartoffeln	l Milch	1 BE Obst / Nachspeise	
			100 g mag. Fleisch (Rohgewicht)	250 g Gemüse / Salat (KH-arm)	10 g Kochfett	
1. Vesper	15.30	1	30 g Brot	BE Diab.-Konfitüre	l Milch	BE Obst
			5 g Streichfett	20 g mag. Aufschnitt / Käse		
2. Vesper			g Brot	l Milch	BE Obst	
			g Streichfett	g mag. Aufschnitt / Käse		
Abendessen	18	2	60 g Brot	l Milch	BE Obst	
			20 g mag. Aufschnitt / Käse	250 g Gemüse / Salat (KH-arm)	5 g Streichfett	
1. Spätmahlzeit	21	1	g Brot	1/4 l Milch	BE Obst	
			g Streichfett	g mag. Aufschnitt / Käse	g Quark	g Gemüse / Salat (KH-arm)
2. Spätmahlzeit			g Brot	l Milch	BE Obst	
			g Streichfett	g mag. Aufschnitt / Käse		

Austauschmöglichkeiten BERECHNET NACH DER

Ergänzungen zum Ernährungsplan mit Vorschlägen zu den Mahlzeiten.

Man sieht, dass ich 1300 kcal verteilt auf 10,5 BE zu mir nehmen sollte, und das verteilt auf sechs Mahlzeiten. Es gab sogar noch Vorschläge für diese Mahlzeiten. Diese wurden meist in einer Diätsprechstunde, so nannte man das Gespräch mit der Ernährungsberaterin, individuell auf die persönlichen Bedürfnisse bezogen abgesprochen und waren selbstverständlich bedingt austauschbar.
Natürlich sollte ich mich an meinen Ernährungsplan halten, jedoch durfte ich nun bei Bedarf auch zwischendurch meinen Blutzucker testen und konnte die Insulindosis in gewissem Rahmen anpassen.
Bei der Entlassung erhielt ich einen ärztlichen Bericht mit den Worten: „Schulung, HZ- + BZ-Selbstkontrolle, Therapieselbstanpassung, regelmäßige ambulante Kontrolle."

Außerdem sollte ich morgens vierundzwanzig Einheiten Insulatard (Basalinsulin) plus vier Einheiten Velasulin (Bolusinsulin) und abends zweiundzwanzig Einheiten Insulatard spritzen. So sah mein damals geführtes Tagebuch aus (siehe Seite 71).

Och, wird sicher nicht schlimm die Woche, der Arzt am Telefon klang auch recht nett.

Zweieinhalb Jahre später hatte ich mein Studium in Münster erfolgreich beendet, war wieder nach Hause gezogen und wartete auf meinen Platz für das Referendariat. Da ich zum einen Zeit hatte und es zum anderen immer noch allgemein empfohlen war, für eine Verbeamtung, die ich ja anstrebte, regelmäßige Neueinstellungen des Zuckers in einer Klinik vorweisen zu können, rief ich wieder mal im DFI an und vereinbarte einen Termin. Noch heute höre ich mich zu meiner Mutter sagen: „Och, wird sicher nicht schlimm die Woche, der Arzt am Telefon klang auch recht nett."
Als ich zum vereinbarten Termin in Düsseldorf ankam, bekam ich mein Zimmer zugewiesen und hatte eine nette

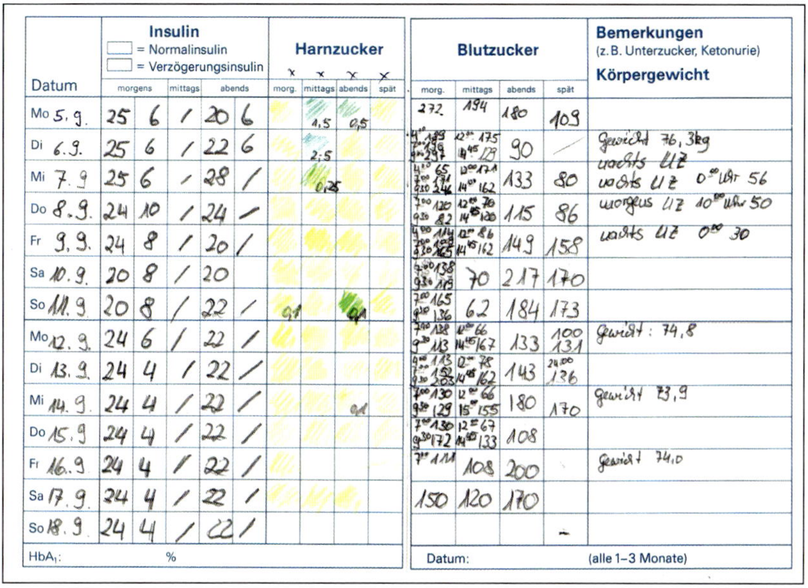

Datum	Insulin ☐ = Normalinsulin ☐ = Verzögerungsinsulin morgens		mittags	abends		Harnzucker morg.	mittags	abends	spät	Blutzucker morg.	mittags	abends	spät	Bemerkungen (z. B. Unterzucker, Ketonurie) Körpergewicht
Mo 5.9.	25	6	/	20	6		1,5	0,5		272	194	180	109	
Di 6.9.	25	6	/	22	6		2,5			4^{00} 183 7^{00} 136 9^{00} 297	12^{00} 175 14^{45} 128	90	/	Gewicht 76,3 kg nachts UZ
Mi 7.9	25	6	/	28	/		0,25			4^{00} 65 7^{00} 171 9^{30} 246	12^{00} 171 14^{00} 162	133	80	nachts UZ 0^{00} Uhr 56
Do 8.9.	24	10	/	24	–					7^{00} 120 9^{30} 82	12^{00} 70 14^{45} 120	115	86	morgens UZ 10^{00} Uhr 50
Fr 9.9.	24	8	/	20	/					4^{00} 114 7^{00} 109 9^{30} 165	12^{00} 86 14^{45} 162	149	158	nachts UZ 0^{00} 30
Sa 10.9.	20	8	/	20						7^{00} 138 9^{30} 113	70	217	170	
So 11.9	20	8	/	22	/	0,1		0,1		7^{00} 165 9^{30} 136	62	184	173	
Mo 12.9.	24	6	/	22	/					7^{00} 138 9^{30} 113	12^{00} 66 14^{45} 167	133	100 131	Gewicht: 74,8
Di 13.9.	24	4	/	22	/					4^{00} 113 7^{00} 152 9^{30} 203	12^{00} 78 14^{45} 162	143	24^{00} 136	
Mi 14.9.	24	4	/	22	/			0,1		7^{00} 130 9^{30} 129	12^{00} 66 15^{00} 155	180	170	Gewicht 73,9
Do 15.9	24	4	/	22	/					7^{00} 130 9^{30} 172	12^{00} 67 14^{45} 133	108		
Fr 16.9	24	4	/	22	/					7^{00} 111	108	200		Gewicht 74,0
Sa 17.9.	24	4	/	22	/					150	120	170		
So 18.9	24	4	/	22	/								–	
HbA_1: %										Datum:				(alle 1–3 Monate)

Auszug aus meinem geführten Diabetestagebuch.

Zimmerkollegin, die ebenfalls noch recht jung war. In den folgenden Tagen passierte dann einiges, was mich nicht fröhlich stimmte. Der freundliche Arzt vom Telefon war nicht mein Stationsarzt und der jetzige Arzt verordnete mir ohne große Erklärungen einige Neuerungen in meiner Diabetestherapie, von denen ich mich erst einmal überrumpelt fühlte. Klar, in zwei Jahren tut sich im medizinischen Bereich eine ganze Menge. Neue Forschungen mussten ausprobiert und an die Patienten gebracht werden. Wenn nicht am Diabetes-Forschungsinstitut, wo dann? Ich verstand auch, dass Neuerungen wichtig und sinnvoll sind. Aber ich fühlte mich übergangen.

Zunächst einmal bekam ich ein neues Insulin, auf das ich mit Hautirritationen reagierte. Hatte ich bisher Schweineinsulin gespritzt, bekam ich nun plötzlich Humaninsulin. Warum auch immer, mir wurde es zum damaligen Zeitpunkt nicht erläutert. Zum Glück stellte sich mein Körper

schnell auf das neue Insulin ein und der Juckreiz an Armen und Beinen verschwand wieder. Außerdem sollte ich mehrmals testen und freier mit der Insulindosis umgehen. Das, was heute völlig normal klingt und das Selbstverständlichste im Diabetesmanagement ist, war für mich zunächst der totale Horror. Mir wurde der Boden unter den Füßen weggerissen. Ich wusste mit dieser Freiheit nichts anzufangen, empfand sie nicht als Freiheit, sondern als nicht zu schaffende Herausforderung.
Nach der Manifestation Typ-1-Diabetes im Jahr 1982 begann nun 1991 für mich die Manifestation 2.0, eine völlig neue Lebens- und Überlebensstrategie. Es brauchte ein paar Tage und Gespräche, bis ich mich so allmählich mit der Situation arrangiert hatte.
Natürlich spielten meine Zuckerwerte auch nicht gleich so gut mit und alles musste sich neu einspielen. Aber ich lernte in den Tagen, dass ab jetzt alle Lebensmittel erlaubt waren. In den Schulungen erfuhr ich, wie viele BEs in meinen Lieblingsessen steckten, und ich bekam einen Faktor mitgeteilt, mit dem ich das entsprechende Insulin abrufen sollte. Und das durfte ich nun wann und wo ich wollte. Kein Diätplan und kein Ernährungsplan mit festen Uhrzeiten und BE-Angaben, nicht mehr nur morgens und abends spritzen, sondern immer dann, wenn ich etwas essen wollte.

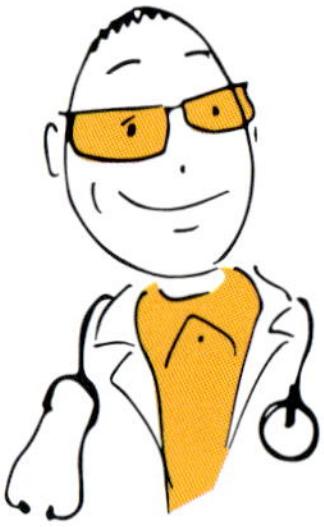

Intensivierte konventionelle Insulintherapie (ICT) oder auch Basis-Bolus-Konzept

Erst die Entwicklung von Insulinen mit unterschiedlichen Wirkprofilen und die Möglichkeit der Blutzuckermessung öffnete den Weg zur heutigen ICT, was im Wesentlichen bedeutet, dass der Patient selbst zu jeder Mahlzeit und zu jeder besonderen Gelegenheit die Insulindosis nach dem

Blutzucker, den Broteinheiten und der Bewegung anpasst. Diese Form der Diabetestherapie mit einem großen Maß an Individualisierung brachte eine erhebliche Freiheit, aber auch eine große Verantwortung mit sich. Auf die Frage, ob die ICT Fluch oder Segen ist, gibt die DCCT-Studie (Diabetes Control and Complications Trial) aus dem Jahr 1993 Antwort. Hier wurde bei Menschen mit Typ-1-Diabetes die frühere konventionelle Insulintherapie mit der ICT verglichen und gezeigt, dass die ICT eindeutig eine Verbesserung des Stoffwechsels und damit eine Reduktion von Folgekomplikationen bringt.

1991 begann für mich also die Zeit der Basal- und der Bolus-Injektionen. In meinem Entlassungsbericht stand am Ende: Diätplan 1100 kcal bei 9,5 BE.
Dies sollte aber nur ein Anhaltspunkt für mich sein, um nicht weiter an Gewicht zuzunehmen. Also durfte ich essen und spritzen, wie ich wollte, aber bitte nicht mehr als 10 BE.
Es sei noch erwähnt, dass bei diesem Aufenthalt auch alle Organe untersucht wurden, die in engem Zusammenhang mit der Diabeteserkrankung stehen. Neben der Augenkontrolle gab es eine Überprüfung der Nerven, der Nierenfunktion und ein EKG. Selbstverständlich wurde auch mein Blut auf alles untersucht, was man untersuchen konnte, und man fand nichts Ungewöhnliches. Ein Screening sämtlicher innerer Organe blieb ebenfalls unauffällig. Im Abschlussbericht stand nur Folgendes zu einer meiner Nieren:
„Im Bereich der rechten Niere fällt eine Einsenkung an der Nierenoberfläche auf, dies entspricht wegen der dort unauffälligen Parenchymstruktur jedoch eher keiner narbigen, sondern einer Formvariante der Niere." Schön, wenn nicht alles normal ist. Außerdem stand im Abschlussbericht:

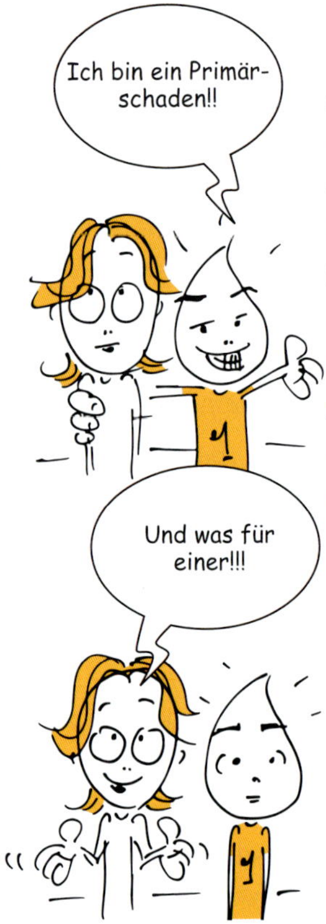

„In den Untersuchungen zeigten sich keine Hinweise für bereits bestehende diabetische Sekundärschäden." Ich hatte also lediglich einen Primärschaden!
Dies sollte mein letzter Aufenthalt in einem Krankenhaus zwecks Diabeteseinstellung gewesen sein. Ich war nun zunächst wieder auf mich allein gestellt. Ich musste lernen, mit den neuen Möglichkeiten umzugehen. In den folgenden Jahren wurden meine Langzeitwerte und die notwendigen Untersuchungen der Augen und Nieren von meinem Diabetologen und weiteren Fachärzten kontrolliert.

Kap. 5 Mein Studium

Freiheit – Eigenverantwortlichkeit – Selbstliebe
Gefahr der Gewichtsabnahme durch Insulinmangel
Diabetes und Lebensroutinen

Für diese Station aus meinem Leben muss ich noch einmal fünf Jahre zurückgehen.
Nach einer erfolgreichen Aufnahmeprüfung im Fach Musik für das Lehramtsstudium (Primarstufe) begann mein Studium im Herbst 1987 an der Westfälischen Wilhelms-Universität Münster. Was bedeutete das für mein Leben mit Diabetes?
Zunächst einmal war ich, mit gerade mal achtzehn Jahren, von nun an auf mich allein gestellt, denn der Studienort Münster bedeutete für mich auch einen Auszug aus dem Elternhaus und einen Einzug in ein Studentenwohnheim. Kein gefüllter Kühlschrank mit Lebensmitteln, die ich essen durfte, und kein diabeteskonformes Mittagessen, das täglich gekocht wurde, sondern ein leerer Kühlschrank in einem Sechzehn-Quadratmeter-Zimmer mit einer Kaffeemaschine und einer elektrischen Herdplatte. Ich musste also für mich selbst sorgen. Das funktionierte zunächst einmal ganz gut, denn, zur Erinnerung: Ich spritzte morgens und abends noch eine feste Insulindosis, und außerplanmäßige Mahlzeiten mit angepassten Insulinabgaben waren noch nicht vorgesehen. So musste ich also lediglich dafür sorgen, dass ich das, was erlaubt war, auch in meiner neuen Bleibe hatte. Das Essen in der Mensa wurde meist so ausgewählt, dass es schon irgendwie passte.

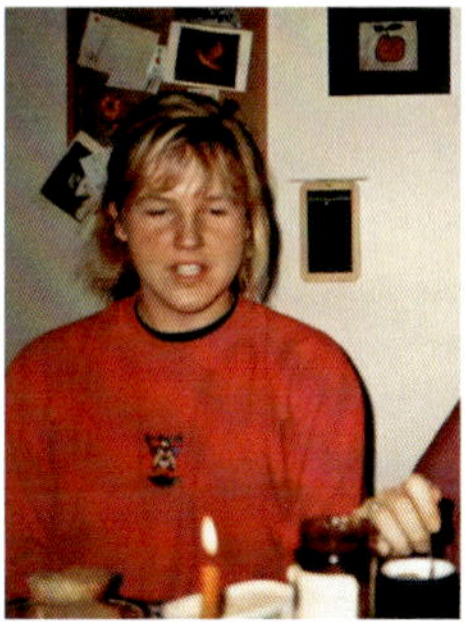

Frühstück in meiner Studenten-WG 1987 in Münster.

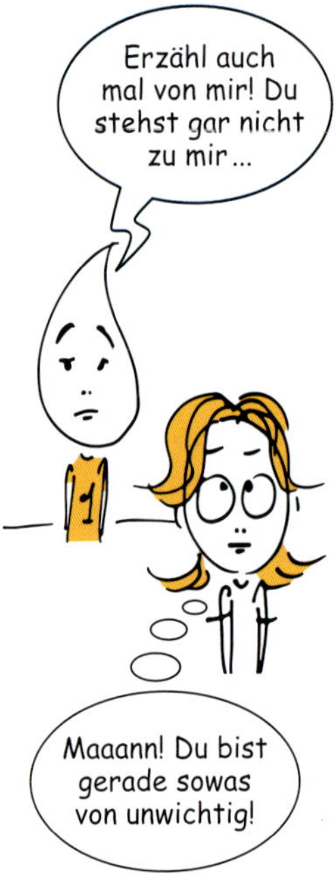

Nach den ersten Kennenlernphasen trafen wir uns auch untereinander bei den Kommilitoninnen, vorzugsweise bei denen, die in einer WG oder größeren Wohnung wohnten. Dort konnten wir zusammen kochen, essen, quatschen und manchmal auch lernen.

Um meinen Diabetes machte ich auch hier kein großes Tamtam. Natürlich musste ich meine Erkrankung erwähnen, denn es fiel auf, dass ich keine Cola oder andere gesüßten Getränke trank und auch nicht jede Süßspeise oder Kuchen aß. Ich kann mich nicht mehr daran erinnern, wann ich die erste Cola light getrunken habe, die schon 1983 auf den deutschen Markt kam. Vielleicht gab es die sogar schon ab und zu. Meine neuen Freundinnen und Freunde verstanden jedenfalls meine Einschränkungen und bereiteten mir mit dem ein oder anderen ungezuckerten Nachtisch eine Freude. Ansonsten machten sie kein großes Aufheben darum. Es war eigentlich so wie in der Schule, viele wussten Bescheid, andere merkten es überhaupt nicht. Ich hielt mich, so gut es ging, an die Regeln, mit denen ich schon seit nunmehr fünf Jahren lebte. Aber in einem Punkt konnte man mir, konnte ich mir nicht mehr so ganz vertrauen. Ich begann, wahrscheinlich durch das neue Leben als Studentin, vielleicht auch, weil ich mich jetzt schließlich erwachsen fühlte, auszubrechen und ein klein wenig gegen meinen Diabetes zu rebellieren.
Ich ignorierte zum Beispiel das Testen. Meine Dose mit Urinteststreifen wurde nicht leerer. Ich hatte einfach keine Lust mehr auf diese Kontrolle, wusste ich doch, dass der Streifen ganz bestimmt nicht gelb, sondern eher dunkelgrün bis hin zu türkis leuchten würde. Mein Tagebuch für meine Werte blieb über Monate weiß und leer. Es ging mir in dieser Zeit nie richtig schlecht. Ich landete in keiner schweren

Hypoglykämie. Natürlich merkte ich hin und wieder tiefe Zuckerwerte, schließlich war ich auch viel mit dem Fahrrad unterwegs, aber hier halfen immer ein paar Traubenzuckerplättchen und weiter ging es. Auch kann ich mich an keine schwere Hyperglykämie erinnern, bei der ich auf fremde Hilfe angewiesen gewesen wäre. Sicher war ich hin und wieder mal müde, schlapp und mir war sogar übel, aber das legte sich stets wieder, wenn ich viel Wasser trank und einige BEs wegließ. Ehrlich gesagt weiß ich nicht mehr, wie ich das alles immer hinbekam, aber ich habe es tatsächlich ohne Hilfe geschafft. Ganz bestimmt hatte ich zu dieser Zeit einen extrem schlecht eingestellten Diabetes, aber ich war zum ersten Mal in meinem Leben frei und versuchte, das Beste daraus zu machen, ohne völlig über die Stränge zu schlagen, ohne mein Leben wirklich zu gefährden.

Ehrlich gesagt weiß ich nicht mehr, wie ich das alles immer hinbekam, aber ich habe es tatsächlich ohne Hilfe geschafft.

Während meines Studiums erfolgte die Umstellung auf die intensivierte Insulintherapie mit Blutzuckerteststreifen und Pen. Ich konnte nach Bedarf Insulin spritzen. Also eine weitere Freiheit, an die ich mich nach anfänglicher Überforderung doch schnell gewöhnte. Nun fiel das Mensaessen schon einmal etwas großzügiger aus und auch der Nachtisch wurde nicht verschenkt, sondern selbst gegessen. Oft gab ich mir bewusst zu viel Insulin, damit ich bei der aufkommenden Hypo zur Bäckerei fahren konnte. Jetzt musste ich etwas Süßes essen, meine geliebten Hefeteilchen, auf die ich fast zehn Jahre verzichtet hatte. Ich hatte tatsächlich eine Hypo und da musste man doch etwas Süßes essen.

Hierbei fällt mir das von Tobias Sessler umgeschriebene Märchen „Rotkäppchen und der diabetische Wolf" ein, in dem der Wolf den Traubenzucker vom Rotkäppchen wegwirft und stattdessen lieber den Kuchen aus dem Korb

frisst. Bei einer Hypo kann auch ich zum Wolf werden und auch mir reichte dann nicht ein Teilchen, es waren immer mindestens drei. Durfte ich in einem solchen Zustand auch noch mit dem Fahrrad durch die halbe Münsteraner Innenstadt fahren? Sicher nicht, aber darüber habe ich mir keine Gedanken gemacht. Keiner passte auf mich auf, ich tat, wozu ich Lust hatte. Natürlich hätte ich vom Fahrrad fallen, mich und andere gefährden können, aber darüber dachte ich nicht nach. Es war für mein weiteres Leben sicher wichtig, diese Phase durchlebt zu haben. Natürlich hätte es schlimm enden können, aber so weit ließ ich es eben doch nicht kommen.
Ich wäre auch nie auf den Gedanken gekommen, bewusst Insulin wegzulassen, um durch die hohen Blutzuckerwerte meine Kilos zu verlieren. Das hätte mir gutgetan, aber davor schreckte ich immer zurück. So weit habe ich es nie kommen lassen, und das kann ich auch nur jedem raten, da es sehr gefährlich ist.

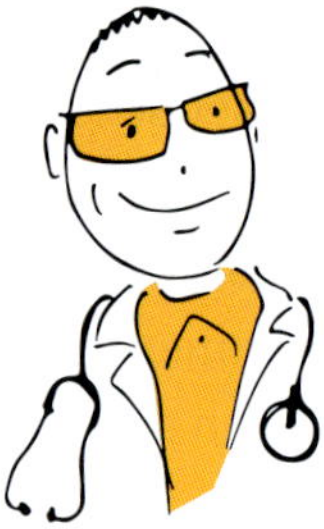

Kann man durch Weglassen von Insulin abnehmen?

Wie schon im ersten Kapitel erwähnt, brauchen die Zellen Insulin, um den Zucker aus dem Blut (richtiger wäre „aus der Gewebeflüssigkeit") aufzunehmen. Fehlt Insulin, steigen die Blutzuckerwerte, der Körper verliert Wasser (durch Ausscheidung von Zucker über den Urin) und die Zellen verbrennen Fett zur Energiegewinnung. Das klingt im ersten Moment nach der Lösung für jeden übergewichtigen Typ-1-Diabetiker (bei Typ-2-Diabetes funktioniert das Ganze in der Regel nicht). Aber das ist falsch gedacht. Am Anfang ist der meiste Gewichtsverlust nur Wasser, das rasch wieder aufgefüllt wird.

Es wird nicht nur Fett abgebaut, sondern auch Eiweiß, überwiegend aus der Muskulatur. So fehlen nach der „Diät" wichtige Energieverbraucher, sodass der Jo-Jo-Effekt umso stärker ausfällt. Aber so weit kommt es meist gar nicht. Es kommt stattdessen zu einer Stoffwechselentgleisung und zu einer Übersäuerung des Bluts, was im Endstadium zum Koma und zum Tod führen kann. Man könnte so viel Insulin spritzen, dass Koma und Tod gerade so verhindert werden. Trotzdem bleiben die schädlichen Ketonkörper (unser Körper weiß schon, warum er sie schnell loswerden will) sowie die Übersäuerung des Bluts und die sehr hohen Blutzuckerwerte, die langfristig zu den Folgekomplikationen des Diabetes führen.

Seit hundert Jahren versuchen wir, die Schäden durch den Diabetes zu minimieren bzw. zu verhindern und hier werden diese Schäden bewusst provoziert, nur um ein paar Kilo Gewicht zu verlieren.

Wir können unseren Körper und unseren Stoffwechsel nicht überlisten und austricksen. Wir müssen für alles bezahlen.

Gewichtsreduktion bei Menschen mit Typ-1-Diabetes funktioniert nur durch eine konsequente und dauerhafte (!) Umstellung der Ernährung mit Reduktion der Kohlenhydrate (wie bei allen anderen Menschen auch) sowie eine Anpassung der Insulindosis unterstützt durch Bewegung.

Es ist völlig normal, dass man als junger Mensch experimentieren und ausprobieren will. Man möchte sich und seinen Körper austesten, selbst erfahren, was geht und was nicht, und verschiedene Alternativen und deren Konsequenzen im Leben kennenlernen. Aber man darf seine Gesundheit und seinen Diabetes nicht aus den Augen verlieren. Man hat nur dieses eine Leben und muss alle Konsequenzen des eigenen Verhaltens selbst tragen. Man kann und muss mit sich ins Reine kommen und sich selbst lieben. Und man darf nie so weit gehen, dass man seinem Körper Schaden zufügt oder sich in Gefahr bringt. Ich habe mich in dieser Zeit sicher nicht nur geliebt. Vielleicht hätte ich auch ohne meinen Diabetes mehr experimentiert und mich ausprobiert. Aber ich hatte meinen Diabetes als Teil meines Lebens akzeptiert und vielleicht fielen daher meine „Ausrutscher" nicht so schwer aus.

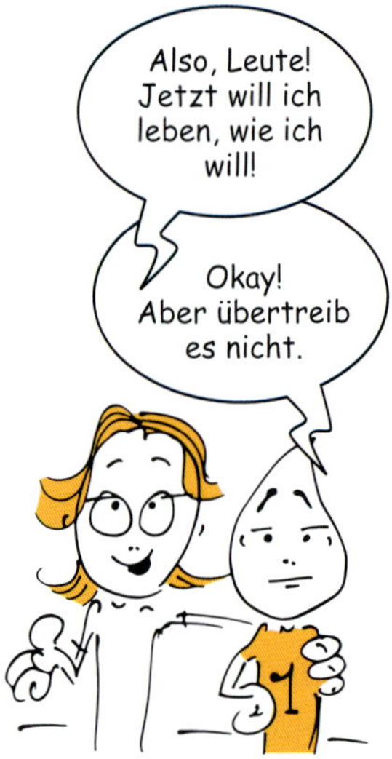

War es durch meine damals eher eingeschränkte Kontrolle vielleicht leichter als heute, den Diabetes zu vernachlässigen?

Ja, ich denke schon. Hätte ich damals schon mit Pumpe und CGM meinen Diabetes therapiert, wäre es mir schwerer gefallen, da die Blutzuckerwerte präsenter gewesen wären. Aber auch hier wäre es möglich gewesen und ist es auch heute noch möglich, den Sensor eine Zeit lang gar nicht anzulegen und so keine Werte zu erhalten. Wer will, kann das also auch heute ausprobieren und mit seinem Körper experimentieren. Gleichzeitig weiß ich aber auch, wie schwer es ist, auf seine Blutzuckerwerte zu verzichten, wenn man sich einmal an die ständige „Überwachung" gewöhnt hat.

Ich hatte zum Glück gelernt, dass ich für mich wichtig bin, allerdings hatte ich auch immer Menschen um mich herum, mit denen ich reden konnte. Ich brauchte nie nach Aufmerksamkeit zu schreien. Ja, ich war immer und überall die Kleine. In der Großfamilie war ich ein Nachzügler, meine Schwester ist, wie erwähnt, acht Jahre älter und meine Cousins und Cousinen sind ebenfalls sechs bis zehn Jahre älter als ich. Eingeschult wurde ich mit fünf Jahren, also war ich meine ganze Schulzeit lang die Jüngste in der Klasse und die Zweitjüngste in der Stufe. Da ich nach dem Abitur sofort mit dem Studium begann, zählte ich dort ebenfalls zunächst zu den Jüngsten. Ich kann mich noch gut an den Satz „Haben wir von Kuchen geredet, weil sich der Krümel meldet?" erinnern. Ich hielt dann erst einmal wieder den Mund, aber es war tatsächlich so, dass ich immer schon gerne mitredete. Meine Freunde waren immer ein paar Jahre älter als ich und ich wurde doch meistens akzeptiert. Ich hatte also Aufmerksamkeit. Vielleicht brauchte ich da keine Eskapaden innerhalb meines Diabetes, um Aufmerksamkeit zu bekommen. Hätte ich es so weit getrieben, dass ich mit einer Hypo- oder Hyperglykämie ins Krankenhaus gemusst hätte, hätte ich ja darüber reden und mich vielleicht rechtfertigen müssen. Das passte ja nicht zu meinem Umgang mit dem Diabetes, also ließ ich es wohl nie so weit kommen.

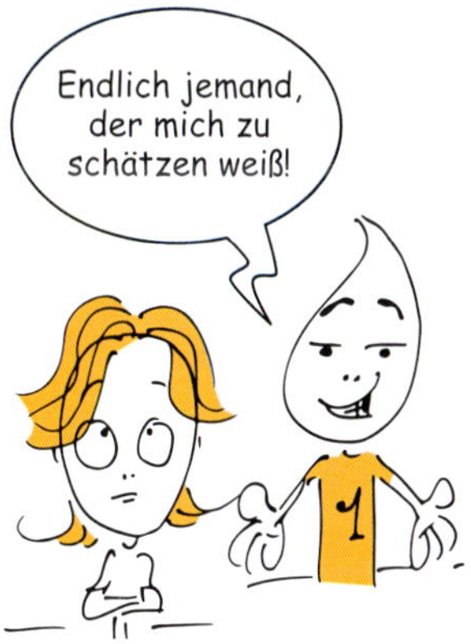

Zum Ende des Studiums und dank einer Freundin wurde ich wieder in die richtigen Bahnen gelenkt. Ich lernte im Studentenorchester eine nette Studentin kennen. Wir freundeten uns an und unternahmen viel miteinander. Vor meinem Examen planten wir dann einen gemeinsamen Urlaub auf Mallorca. Ich freute mich sehr darauf, ahnte ich da doch noch nicht, dass sie als Medizinstudentin unmittelbar vorher ein Praktikum auf einer internistischen Station mit Diabetespatienten absolvierte.

So starteten wir damals die Reise mit diesen Worten von ihr: „Und in den zwei Wochen testest du täglich mehrmals deinen Blutzucker und achtest genau darauf, was du isst."
„Echt jetzt? Das ist nicht dein Ernst. Ich fahre in Urlaub und nicht ins Krankenhaus!", warf ich dagegen ein. Aber ich hat-

te keine Chance. Sie achtete tatsächlich täglich auf mein Testen und Spritzen. So anstrengend und ätzend ich das in den ersten Tagen fand, so gut tat es mir und es wurde tatsächlich ein wunderschöner Urlaub. Wir redeten öfter über meine Erkrankung und sie erzählte mir viel von ihren Patienten und machte mir wieder die Gefahren und Folgeschäden bei nicht gut eingestelltem Diabetes deutlich. Ich setzte mich dadurch wieder bewusster mit meinem Diabetes auseinander und merkte, wie nachlässig ich in den letzten Monaten mit ihm und so auch mit meinem Körper umgegangen war.

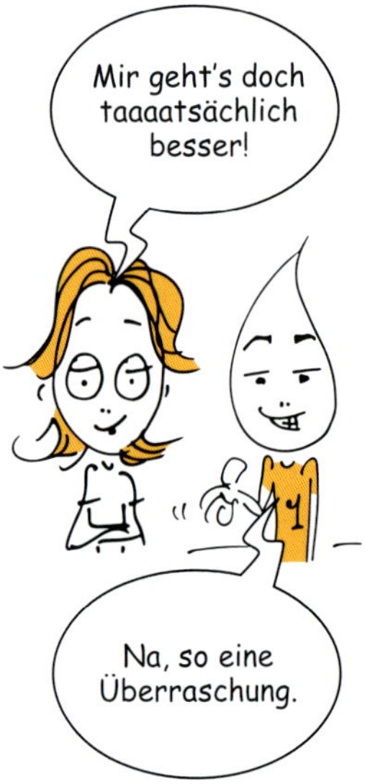

Ich konnte den Diabetes nicht ignorieren. Er war da und ging nicht wieder weg, und ich musste mich ab sofort wieder mit ihm arrangieren. Genau das tat ich nach diesem Urlaub dann auch. Irgendwie brachte Ute mich wieder auf den rechten Weg, machte mir deutlich, wie wichtig es ist, meinen Diabetes wieder aufmerksamer in mein Leben einzubinden. Danke dir!

Meine Eltern, die mir meinen nachlässigen Umgang schon viele Male vorgehalten hatten, waren zunächst eher sauer, dass es da jemand anderen gab, auf den ich mehr hörte. Aber, und das ist der Grund, warum ich es hier so ausführlich erzähle, es ist wichtig, dass Eltern solch eine Situation akzeptieren und sie als Chance für ihr Kind sehen. Kinder, auch erwachsene Kinder, brauchen vielleicht zu bestimmten Zeiten einen Mentor, einen Freund, der sie auf den rechten Weg zurückbringt. Da können Eltern das Gleiche schon oft gesagt haben, es kommt nicht an, weil es eben die Eltern sind, die es sagen.

Für mich war dieser Urlaub jedenfalls ein Schlüsselerlebnis, da er mich in meiner Einstellung zu meinem Diabetes grundsätzlich wieder zu einem achtsameren Umgang brachte.

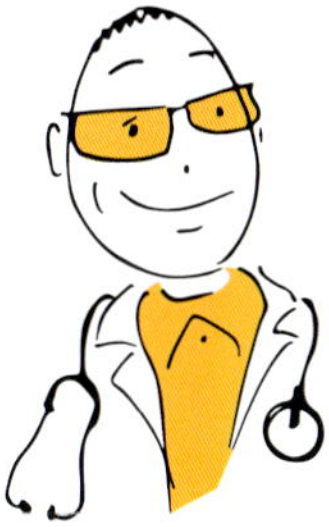

Diabetes und Lebensroutinen

Diabetes ist leider eine chronische Störung im Stoffwechsel, die wie kaum eine andere Erkrankung das Leben eines Menschen vierundzwanzig Stunden am Tag sieben Tage die Woche beeinflusst. Auch bei den heutigen Möglichkeiten der modernen Insulintherapie mit CGM und Insulinpumpen mit automatischer Anpassung der Dosis (AiD) müssen doch viele Lebensroutinen umgestellt und umtrainiert werden. Und gerade bei der Umstellung von bekannten Lebensroutinen sind unser Gehirn und unser Körper extrem träge (was jeder, der schon einmal seine Ernährung umstellen wollte, zur Genüge kennt).

Gerade Mahlzeiten haben eine immense Bedeutung für die zwischenmenschlichen Beziehungen und plötzlich ändert jemand seine bekannten Gewohnheiten. Ein Mensch, der schon genug damit zu tun hat, mit dieser Erkrankung und den vielen Neuerungen zurechtzukommen, muss dann auch noch gegen seine Umwelt kämpfen und ständig erklären, dass er keinen Kuchen mehr isst und auch keinen zweiten Teller Nudeln haben möchte und lieber Vollkornbrot isst, als – wie sonst – seine Brötchen. Wohl dem, der in einer intakten verständnisvollen Gemeinschaft lebt. Hier hilft nur Offenheit und Aufklärung über die Erkrankung.

Ein Beispiel mag eine zwölfjährige Patientin von mir sein, die wegen ihrer Not-BE während des Unterrichts und der Blutzuckermessung, die sie irgendwann nicht mehr auf der Toilette machen wollte, in der Klasse gehänselt und teilweise gemobbt wurde. In einer Sprechstunde berichtete sie, dass sie sich vor die Klasse gestellt und alles über ihren Diabetes erzählt habe, bei Mitschülern auch Blutzuckermessungen gemacht und alle um Hilfe gebeten habe. Nun habe sie fünfundzwanzig Mitschüler, die auf sie aufpassen wie Wachhunde. Wehe, wenn ein Mitschüler aus einer anderen Klasse etwas gegen sie zu sagen wagt. Allerdings habe sie eine „Freundin" verloren, die Angst hatte, dass sie sich am Diabetes „anstecken" könnte. So gibt es immer Licht und Schatten.

Dieses Happy End ist sicher nicht überall möglich, zeigt aber, dass Offenheit und Aufklärung manchmal Früchte tragen.

Kap. 6 Meine Partnerschaft

Verständnis – Kontrolle – Sorgen – Kommunikation – Vertrauen

Verhalten des Partners bei Hypo- oder Hyperglykämie

In meiner Jugend gab es eine Clique von etwa zehn Leuten. Die meisten spielten wie ich im Schulorchester, was uns stark verband. Aber auch darüber hinaus unternahmen wir viel gemeinsam. So blieb es nicht aus, dass sich engere Freundschaften und auch Pärchen bildeten. Mein Freund zu dieser Zeit wusste natürlich auch über meinen Diabetes Bescheid, aber das Thema stand nicht im Vordergrund. Mir sind immer noch die Bemühungen seiner Familie im Gedächtnis, unbedingt auf meine zuckerfreie Ernährung zu achten. Das fand ich immer lieb, aber diese Aufmerksamkeit war mir immer auch unangenehm. Ansonsten waren wir so zusammen wie alle anderen Pärchen auch.

Mit Anfang zwanzig war ich mit einem zehn Jahre älteren guten Freund ein Wochenende an der Nordsee.

Mit Anfang zwanzig war ich mit einem zehn Jahre älteren guten Freund ein Wochenende an der Nordsee. Da ich mich schon immer gut mit etwas älteren Freunden verstand, war dieser Kontakt nicht weiter verwunderlich. Auch meine sonst sehr konservativen Eltern fanden es nicht schlimm, dass wir gemeinsam in ein Hotelzimmer fuhren. Es hat mich damals sehr gewundert, da sie ansonsten meine Freunde immer sehr genau unter die Lupe nahmen. Bei Winnie war es kein Problem. Sie kannten ihn flüchtig und schienen sogar glücklich, dass wir uns angefreundet hatten. Der wahre Grund, weshalb sie keine Sorgen um ihre Tochter hatten, war der, dass Winnie Arzt war. Meine Eltern waren einfach vorausschauend. Er kannte sich mit meiner Erkrankung wenigstens etwas aus und konnte auf mich aufpassen. Etwas Besseres als einen Arzt konnten sie sich für ihre Tochter nicht wünschen. Natürlich war mir das egal. Ich war nicht vorausschauend und dachte zu der Zeit noch nicht darüber nach, was der Diabetes für einen Partner bedeuten kann. Bei Winnie und mir blieb es aber bei einer guten Freundschaft. Wir trafen uns noch viele Jahre und später auch öfter mit unseren jeweils eigenen Familien, bis sich die Wege trennten. Meine Mutter aber war damals richtig enttäuscht, dass nicht mehr daraus wurde.

Bei meinem nächsten Aufenthalt im DFI 1991 hatte ich, wie schon in Kapitel 4 erwähnt, große Probleme mit der Umstellung meines Therapieplans auf eine intensivierte konventionelle Insulintherapie. Ich war zu dem Zeitpunkt dreiundzwanzig Jahre alt und fühlte mich überfordert und hilflos. Und so saß ich frustriert vor einem dieser vielen Untersuchungszimmer und wartete mal wieder auf eine Untersuchung. Plötzlich kam der Mensch um die Ecke, mit dem ich mich seit zwei Jahren in Münster treffen wollte. Ich erkannte ihn sofort. Deshalb sprang ich auf, ging auf ihn zu, vergaß all meine sonstige Schüchternheit und hörte mich doch tatsächlich fragen: „Kennen Sie mich noch?“

Nun kann man über diese Kontaktaufnahme denken, was man will, aber sie hat funktioniert. Er stutzte einen Moment, sagte: „Ja“, und fragte sofort nach, wie es mir ginge. In dem Moment brach aller Frust aus mir heraus. Wir setzten uns auf die Stühle vor dem Behandlungszimmer und ich schilderte ihm alles, was mit mir in diesem „Laden“ angestellt wurde. Er hörte mir zu, beruhigte mich etwas und wir verabredeten uns für den kommenden Tag, den 3. Oktober, einen Feiertag, auf einen Kaffee. Er hatte frei und ich keine Untersuchungen, das sollte passen.

Natürlich war ich aufgeregt, erzählte nur meiner Zimmernachbarin, wohin ich gehen würde, man kann ja nie wissen. Psychisch ging es mir besser, da meine Gedanken gerade nicht um den Diabetes kreisten. Am nächsten Tag waren im Krankenhaus außer den Blutzuckerwerten im Labor keine weiteren Untersuchungen. So konnte ich mich auf meine Verabredung konzentrieren. Warum lud er mich einfach und so spontan ein? War er wirklich an meinen Problemen interessiert? Was erwartete mich? Gegen Nachmittag machte ich mich auf den Weg. Herzrasen! Wir trafen uns in einem Café im Volksgarten. Nach einer herzlichen Begrüßung setzten wir uns, bestellten jeder einen Kaffee und ich konnte all meine Fragen zu den neuen Diabeteseinstellungen loswerden.

Als ich am nächsten Tag aus dem DFI entlassen wurde und mit meiner gepackten Tasche zu meinem Auto kam, steckte eine Rose an meiner Windschutzscheibe.

Da er schon seit einigen Jahren am DFI war, konnte er meine Fragen recht gut beantworten und mir einige Sorgen nehmen. Wir waren schnell beim „du“ und ich fühlte mich wohl in seiner Umgebung. Nachdem meine Therapie besprochen war, machten wir noch einen Spaziergang durch den Park und lernten uns kennen. Irgendwie passte alles, wir verstanden uns auf Anhieb. Als ich am nächsten Tag aus dem DFI entlassen wurde und mit meiner gepackten Tasche zu meinem Auto kam, steckte eine Rose an meiner Windschutzscheibe.

Wir trafen uns in der nächsten Zeit öfter und lernten uns immer besser kennen. Dann zog ich von zu Hause nach Solingen, um dort mein Referendariat zu beginnen. Ich fühlte mich in meiner Neubauwohnung nicht wirklich wohl, aber nach dem Studium wollte ich einen Neuanfang, auch wenn solch ein netter Arzt so unerwartet kurz zuvor dazwischengekommen war. In dieser Zeit war ich sehr unschlüssig, wo

ich hin wollte, und dann passierte etwas, das mein Leben und meine Entscheidung stark beeinflussen sollte.
Ich hatte nach langer Zeit mal wieder ein Wochenende bei meinen Eltern verbracht und ging am Nachmittag mit meiner Mutter spazieren. Während des Spaziergangs erzählte ich vor allem von meinem neuen Freund, und dass ich das Gefühl habe, das könnte eine dauerhafte Beziehung werden. Meine Mutter schien sehr froh darüber, denn ihre größte Sorge war es wohl, dass ich keinen Partner finde, der Verständnis für meinen Diabetes hat. Diese Sorge war mit einem Arzt, der sich zudem mit Diabetes auskennt, genommen. Nun wurde mir klar, warum sie schon einige Jahre zuvor die Hoffnung hatte, dass aus mir und Winnie etwas werden könnte. Ich selbst hatte damals nie darüber nachgedacht, wie wichtig es ist, dass auch der Partner mit dem Diabetes klarkommt. Mir ging es gut, ich hatte alles einigermaßen im Griff und keiner brauchte sich um mich zu kümmern!
Aus heutiger Sicht sehe ich das erheblich anders und weiß, wie wichtig es ist, dass auch der Partner Verständnis für den Diabetes hat und Unterstützung geben kann. Bei den meisten Problemen habe ich auch nicht den Arzt, sondern einen solchen Partner gebraucht. Natürlich ist es ein Glücksfall für mich, dass mein Partner auch Arzt und Diabetologe ist.
Ich war damals froh, meiner Mutter die Sorge um mich mit meinem Diabetes nehmen zu können. Sie hatte mich 1968 im damals recht hohen Alter von 40 Jahren zur Welt gebracht und war aufgrund ihrer Lungenerkrankung immer in Sorge, ob sie noch erlebt, dass ich erwachsen werde. Auf ihre Frage „Und, ist er es, ist er der Richtige?“ antwortete ich auf unserem damaligen gemeinsamen Spaziergang: „Ja, ich glaube schon!“

In der folgenden Nacht erlitt sie eine schwere Gehirnblutung. Sie blieb nach langen Krankenhausaufenthalten für die verbleibenden Jahre rechtsseitig gelähmt und konnte kaum mehr sprechen. Ich empfinde heute noch, dass meine Mutter mich losgelassen und an jemand anderen übergeben hat.
Mein neuer Freund Hajo kam noch in der Nacht, unterstützte uns und war einfach in seiner ruhigen und konstruktiven Art für mich und meinen Vater da. Danke!
Von diesem Moment an war mir klar, dass er jemand ist, auf den man sich verlassen kann. Die folgenden Wochen und Monaten half er uns mit all seinem medizinischen Wissen, konnte Gespräche mit Ärzten führen und stand uns zur Seite.

Von diesem Moment an war mir klar, dass er jemand ist, auf den man sich verlassen kann.

In meiner eigenen kleinen Wohnung in Solingen fühlte ich mich nicht wohl, sie war kein Rückzugsort für mich. Das Haus meiner Eltern war es nun auch nicht mehr. Ich wollte nicht mehr abends allein hocken und zog bei Hajo in Düsseldorf ein.
Ich spielte auch eine Zeit lang mit dem Gedanken, das Referendariat abzubrechen oder zumindest zu unterbrechen. Nach vielen und teils langen Gesprächen, auch mit meiner damaligen lieben Mentorin Brunhilde, entschied ich mich aber dazu, irgendwie weiterzumachen. Somit begann eine anstrengende Zeit. Zum einen wohnte ich von heute auf morgen in Düsseldorf mit einem Partner zusammen, den ich eigentlich erst drei Monate kannte, zum anderen pendelte ich jetzt nicht nur täglich mehrmals zwischen Düsseldorf und Solingen hin und her, sondern musste mich gemeinsam mit meiner Schwester um meinen Vater kümmern und meine Mutter in verschiedenen Krankenstationen im Aachener Universitätsklinikum und in Rehakliniken besuchen.

Ehrlich gesagt, weiß ich heute nicht mehr, wie ich die Unterrichtsvorbereitungen für das Referendariat schaffte und wie in dieser Zeit meine Zuckerwerte aussahen. Aufzeichnungen fehlen mir aus dieser Zeit total.
Dazu war keine Zeit oder besser kein Platz mehr in meinem Kopf. Jeder Mensch hat nur begrenzte Kapazitäten. Meine waren zu diesem Zeitpunkt ausgeschöpft von allen anderen Dingen, um die es sich zu kümmern galt. Natürlich testete ich hin und wieder meine Blutzuckerwerte und spritzte mit dem Pen für mein Essen. Aber es lief wie das Zähneputzen am Morgen und am Abend automatisiert ab. Zum Glück funktionierte es irgendwie, denn ich kann mich auch aus dieser Zeit weder an starke Hyperglykämien mit Ketoazidosen noch an schwere Hypoglykämien erinnern.

Der Diabetes darf mal eine Zeit lang eine Nebenrolle spielen. Natürlich sollte man ihn auf keinen Fall ganz ignorieren oder vergessen.

Jeder Mensch mit Diabetes kann in solch stressige Lebensphasen kommen, die einen selbst und damit auch den Diabetes mal mehr oder mal weniger aus dem Gleichgewicht bringen. Es ist wichtig, dass sowohl man selbst als auch der Partner und die Familie es dann akzeptieren. Der Diabetes darf mal eine Zeit lang eine Nebenrolle spielen. Natürlich sollte man ihn auf keinen Fall ganz ignorieren oder vergessen. Kein Insulin zu spritzen ist lebensgefährlich und darf auf keinen Fall passieren. Aber ein paar Tage oder ein bis zwei Wochen mal höhere Werte zu haben, weil die Abstimmung von Blutzucker, Insulinabgabe und Kohlenhydrateinnahme nicht ausgewogen ist, verursacht nicht unweigerlich Schäden am Körper. Für Partner und Familie ist es sicher schwer zuzusehen und man macht sich schnell Sorgen. Aber in so einem Moment auch noch Druck hinsichtlich des Diabetesmanagements zu machen ist kontraproduktiv. Das Gehirn ist ausgelastet

mit allen anderen aktuell dringenderen Problemen. Beobachten, aufpassen und Ruhe bewahren, sind hier die wesentlich wichtigeren Unterstützungsmöglichkeiten. Meist besinnt man sich auch wieder auf seine Gesundheit und andere Probleme relativen sich.
Für mich war in dieser Zeit meines Lebens wichtig, einen Partner zu haben, der das genau so sah und lebte. Wenn ich Rat brauchte, gab er ihn mir und ansonsten ließ er mich mit meinem Diabetesmanagement in Ruhe. Sicherlich hatte er mich in diabetischer Hinsicht immer heimlich im Visier, er war sozusagen der Bodyguard für meinen Diabetes.
Dies ist sicherlich nicht in jeder Beziehung so möglich. Ich und hoffentlich fast alle Menschen mit Diabetes können nachvollziehen, welche Sorgen und Ängste ein Partner oder ein Angehöriger haben kann.

Befürchtungen sind zum Beispiel:
- Kann ich sie/ihn jetzt allein lassen?
- Darf ich sie/ihn allein mit dem Auto fahren lassen?
- Was ist mit unseren Kindern, könnte ihnen etwas passieren?

Aber es gibt auch Sorgen in Bezug auf die Zukunft:
- Entstehen schlimme Spätschäden, wenn der Blutzucker für einen längeren Zeitraum höher ist?
- Was passiert im Gehirn auf lange Sicht, wenn es zu viele Unterzuckerungen gibt?
- Welchen Einfluss haben die ungünstigen Werte auf eine Schwangerschaft oder auf bestehende Krankheiten?

Viele dieser Fragen kann man oft gar nicht beantworten, denn jeder Mensch, auch mit Diabetes, ist ein Individuum und bei jedem kann sich eine andere Entwicklung ergeben.

Natürlich sind solche Fragen und Sorgen erlaubt und berechtigt. Und man muss darüber sprechen. Aber nicht in der Situation, in der ein Mensch eh am Rande seiner Belastbarkeit lebt. Geduldig sein und den passenden Moment finden ist hier entscheidend und sicherlich oft sehr schwer. Natürlich sollte der Betroffene am besten selbst darüber sprechen und erklären, dass es gerade unmöglich erscheint, sich auch noch um seinen Diabetes in aller Gänze zu kümmern. Aber das wäre ein Traumzustand. Denn der gestresste Mensch ist selten in der Lage, sich und sein Verhalten so zu überblicken.

Mein Ehemann Hajo: *„Den Ausführungen von Andrea ist kaum etwas hinzuzufügen. Schön zu sehen, dass sie mir doch manchmal zugehört hat. Aber in dem Kapitel Partnerschaft sollte auch der Ehepartner zu Wort kommen. Unser Familien- und Eheleben wird zum überwiegenden Anteil durch die gleichen Alltagsprobleme bestimmt wie in jeder anderen Familie auch. Auch Andrea ist trotz der Ehe mit einem Diabetologen mit ihrem Diabetes zu 99 % allein, wie die meisten Menschen mit Diabetes. Dass sie dies hervorragend managt, zeigt der HbA_{1c}-Wert von 6,3 % nach über vierzig Jahren Diabetesdauer. Und das ist allein ihr Verdienst. Nichts hätte schneller zu einer Scheidung geführt als ein hyperprotektiver Ehemann, der täglich seine Frau und ihre Blutzuckerwerte kontrolliert. Das will ich nicht und das will auch Andrea nicht. Der Vorteil unserer Konstellation ist sicher, dass die kleinen Alltagsprobleme des Diabetes ‚auf dem kleinen Dienstweg' geregelt werden können und mein Job hat uns schon den ein oder anderen Notarzteinsatz erspart.*

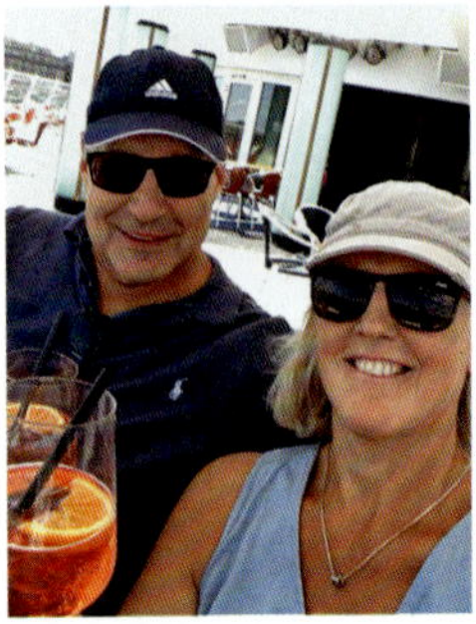

Mein Mann und ich auf Kreuzfahrt 2018, …

Auch Ehefrauen von Diabetologen sind nicht vor schweren Hypos geschützt.
Aber unsere Beziehung bietet nicht nur für Andrea Vorteile im diabetologischen Bereich. Auch ich profitiere beruflich aus der langjährigen Beziehung. Ich erlebe viele Probleme meiner Patienten selbst in meinem Privatleben und kann sie daher viel besser verstehen und nachvollziehen. Dies hat mich sicher zu einem besseren Arzt und Diabetologen gemacht.

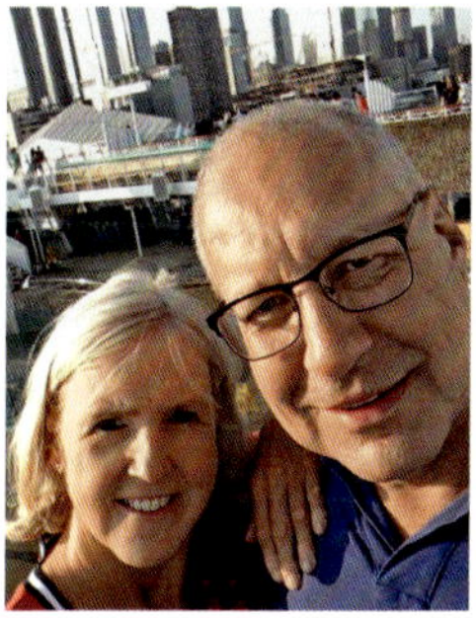

... in New York 2019 ...

Wenn Andrea Probleme hat, soll sie mich fragen und das geht meist ohne Terminvereinbarung. Wenn ich allerdings eine Häufung von Problemen sehe, die sie nicht wahrnimmt, nicht wahrnehmen will oder nicht anspricht, spreche ich sie nach einiger Zeit darauf an, allerdings ganz vorsichtig. Denn auch ich bin nicht vor bösen, sarkastischen oder beleidigten Kommentaren geschützt und habe hier, wie in allen anderen normalen Partnerschaften, nur den Status des Partners und nie den des behandelnden Arztes.
Der ‚honigsüße Typ No. 1' ist aber immer und überall dabei und ist gerade dann präsent, wenn man ihn gar nicht braucht. Mal ist es die Hypo, die natürlich immer unpassend auftritt und zum Beispiel die Abfahrt oder den Spaziergang verzögert oder zu unvorhersehbaren psychischen Reaktionen führt (Wut, Aggression, Phlegma, Reaktionslosigkeit). Da solche Reaktionen je nach Stimmungslage auch bei normalen Glukosewerten auftreten können, muss man als Partner erst darauf kommen, dass im jeweiligen Fall eine Hypo vorliegt. Mal ist der Zucker zu hoch, was den gemeinsamen Beginn der Mahlzeit verzögert oder auch zu seltsamen Reaktionen führen kann,

mal ist es der Katheterverschluss (Zitat Andrea: ‚Ich muss noch mal eben den Katheter wechseln.'), mal der Alarm vom CGM-System, was vor allem nachts sehr penetrant sein kann.

Manche Probleme sind hausgemacht. Zum Beispiel, wenn meine Frau Gewicht abnehmen möchte (obwohl ich jedes Gramm an ihr liebe), ihre Kohlenhydratzufuhr drastisch reduziert, aber die Basalrate der Insulinpumpe nicht rechtzeitig anpasst. Dann ist es nicht verwunderlich, wenn nach zwei Tagen vermehrt Hypos auftreten.

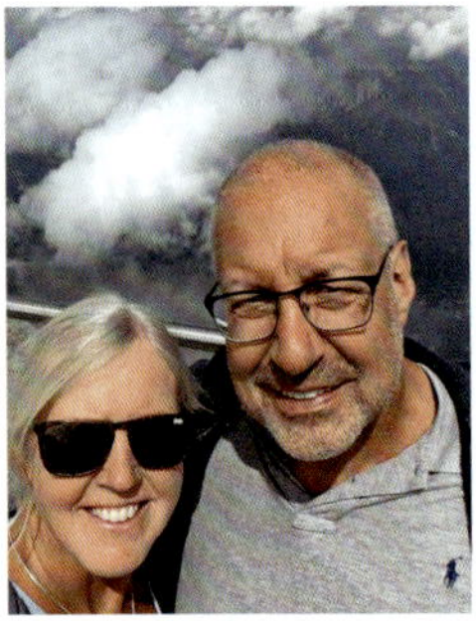

... und auf der Zugspitze 2021.

Die meisten Herausforderungen im Leben eines Menschen mit Diabetes sind aber unvermeidbar. Nicht alles beim Diabetes ist plan- oder berechenbar. Andrea hat sich den Diabetes nicht ausgesucht, aber ich mir Andrea. Also nimmt man den Typ No. 1 mit viel Geduld so hin, wie er ist. Grundsätzlich führen wir eine ganz normale und glückliche Ehe, in der es nur ein klitzekleines Konfliktpotenzial mehr gibt, im Vergleich zu anderen Ehen."

In diesem Zusammenhang darf auch nicht vergessen werden, dass ein zu hoher Blutzucker bei vielen Menschen auch zu einem gesteigerten Stressverhalten und zu Wutausbrüchen führen kann. Sie wirken auf den Partner vielleicht völlig unbegründet gereizt und gestresst, was aber an einem erhöhten Blutzuckerwert liegen kann, der durch Aufregung noch weiter anzusteigen droht. In solchen Situationen als Partner immer ruhig zu bleiben, ist mit Sicherheit schwer. Wenn man diese Reaktion des Körpers eines Menschen mit Diabetes aber versteht, kann man anders damit umgehen und ein Gespräch auf einen späteren Zeitpunkt verlegen.

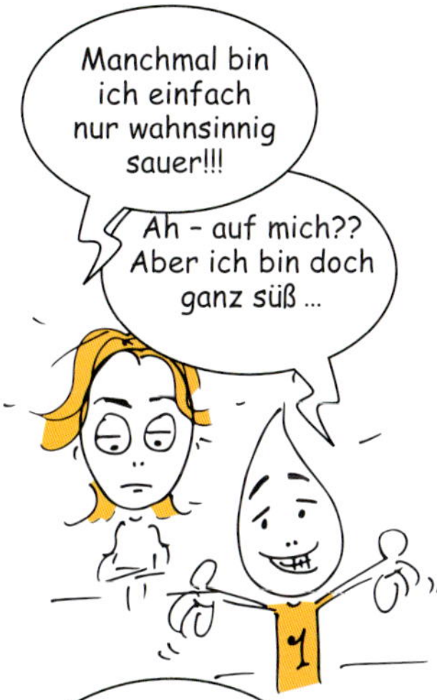

Ähnliche Reaktionen des Körpers kennt man auch bei der Unterzuckerung. Man ist mit seinem Partner oder anderen Freunden zusammen und diese nehmen allmählich wahr, dass man zu schwitzen beginnt, dass sich die Aussprache ändert und Ähnliches. Der Partner oder Freunde fragen daraufhin freundlich nach, ob man eine Unterzuckerung habe, und was antwortetet der Mensch mit Diabetes: „Nein, habe ich nicht!" Oder auf die Frage „Soll ich dir einen Saft oder eine Cola bestellen?" kommt zur Antwort: „Nein, warum denn?" Dabei ist auch der Tonfall nicht immer freundlich.

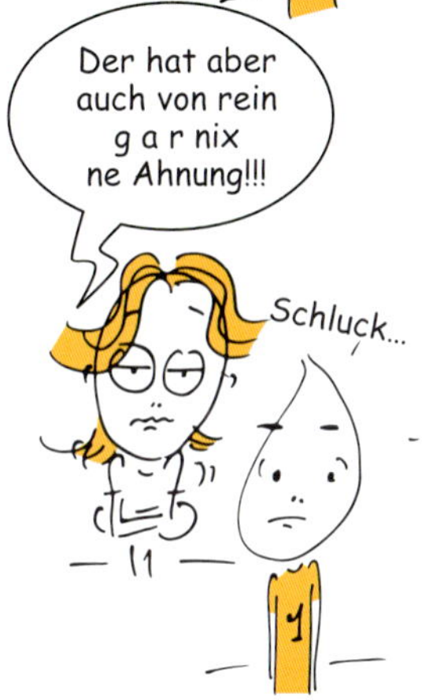

Hier läuft in der Wahrnehmung des Menschen mit Diabetes etwas falsch und auch in diesem Fall muss der Partner lernen, wie er sich am besten verhält. Es wäre fatal, das Gespräch auf einen späteren Zeitpunkt zu vertagen. Es sollte direkt reagiert werden und sofort der Blutzucker getestet werden. Zur Not auch auf die Gefahr hin, dass der diabetische Partner zunächst sauer ist. Meist folgt dem gesehenen Blutzuckerwert auch die Erkenntnis, dass die Kontrolle richtig war. Der ein oder andere Mensch mit Diabetes wehrt sich aber auch in einer Unterzuckerung noch, wenn alles für diese spricht, und dem Partner gelingt es kaum, ein Glas Saft einzuflößen.

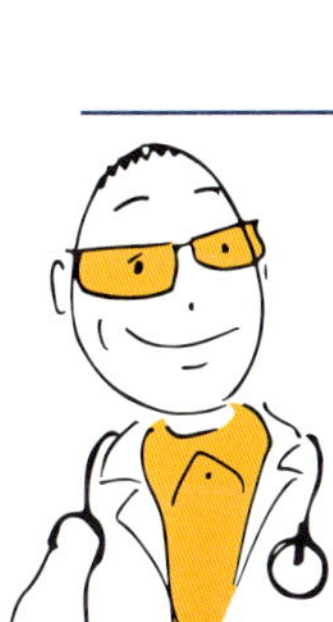

Verhalten des Partners bei Hypo- und Hyperglykämie

Bei Über- und Unterzuckerungen werden Gehirnfunktionen verändert und teilweise ausgeschaltet, sodass es zu erheblichen Änderungen des Verhaltens kommen kann. Solche Zustände sind mit vorübergehenden Psychosen

zu vergleichen. Man muss sie als krankhaft ansehen und entsprechend reagieren. Hier muss der Partner seine Partnerrolle verlassen und in eine Therapeutenrolle mit Übernahme des Kommandos schlüpfen, egal, was der Mensch mit Diabetes gerade will oder sagt. Diese Zustände führen zu einer Art Kontrollverlust, der aber mit der eigentlichen Persönlichkeit des Betroffenen nichts zu tun hat.
Ich habe schon Ehen gesehen, die kurz vor der Scheidung standen, nur weil die Ehefrau die „bösen Worte" während einer Hypo ihres Mannes persönlich genommen hat und tagelang beleidigt war. Naturgemäß konnte sich der Ehemann an diese Situation nicht mehr erinnern und hat die Reaktion der Ehefrau nicht verstanden. Mit entsprechender Aufklärung und Schulung sowie einem Training, wie sich die Ehefrau in einer solchen Situation richtig verhalten kann, haben wir nicht nur den Diabetes des Mannes verbessert, sondern auch die Ehe gerettet. Selbstverständlich gibt es diese Problematik mit umgekehrter Geschlechterverteilung.

Für die Menschen mit Diabetes Typ-F, dazu gehören alle, die mit einem Menschen mit Typ-1-Diabetes zusammenleben und im engeren Kontakt sind, ist es nicht immer einfach. Gemeinsam zum Arzt oder zur Diabetesberatung zu gehen kann sehr hilfreich sein. Ebenso können regelmäßige Zeiten verabredet werden, in denen gemeinsam über die diabetologischen Probleme und über die damit zusammenhängenden Probleme gesprochen wird. Manchmal kann man aber weder allein noch mithilfe des Partners weiterkommen. Immer mehr diabetologische Praxen arbeiten mit Psychologen zusammen. Auch hier kann man sich Hilfe holen. Mir haben schon einige wenige Treffen geholfen, um wieder nach vorne zu schauen.

Vielleicht helfen dann Leitsätze, die man mithilfe der Psychologie für sich findet und die man sich täglich sagt, wie zum Beispiel:

- Ich möchte mich in meiner Familie nicht verlieren und denke auch an mich.
- Ich erlaube es mir, an mich zu denken und meine Wünsche zu äußern.
- Ich kümmere mich, so gut es geht, um meine Erkrankung.

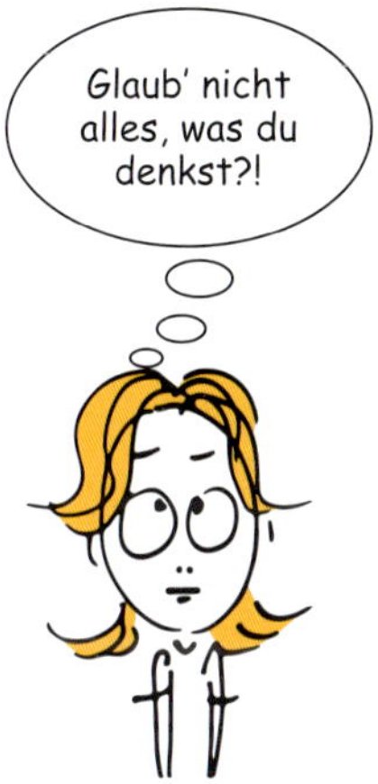

Tatsache ist, dass eine Partnerschaft mit einem Menschen mit Diabetes zusätzliche Herausforderungen hat. Aber sie verläuft genauso glücklich und harmonisch wie viele andere Partnerschaften. Es gehören immer zwei dazu, die bereit sind, verständnisvoll miteinander umzugehen, sich gegenseitig vertrauen und aufeinander aufpassen. Achtsamkeit wirkt manchmal Wunder.
Dazu noch folgende nette Anekdote:
Es ist erst ein paar Jahre her, dass mein Mann am Wochenende zu einer Tagung nach Lissabon flog und ich allein zu Hause war.

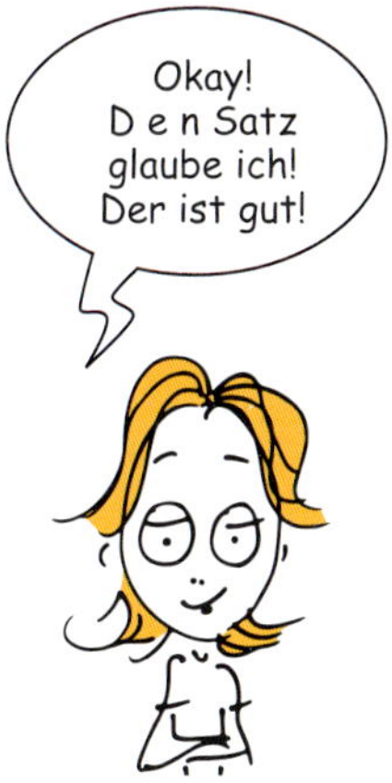

Zeit	Andrea	*Hajo*
21:00 Uhr (Lissabon) 22:00 Uhr (Moers)	Ich liege müde auf dem Sofa und überlege, ob ich noch wie sonst kurz eine Gute-Nacht-Nachricht schicke. Ich entscheide mich, es nicht zu tun, damit er sich in seiner Sitzung nicht gestört und gezwungen fühlt zu reagieren.	*Ich sitze in einer Tagung und hoffe, dass es bald vorbei ist.*
21:30 Uhr (Lissabon) 22:30 Uhr Moers)	Ich lege mein Handy in der Küche ab und gehe nach oben ins Schlafzimmer.	*Es hat doch länger gedauert, aber es ist ja erst halb zehn, dann kann ich gleich noch Andrea anrufen.*
22:35 Uhr (Lissabon) 23:35 Uhr (Moers)	Ich lese noch etwas, Hajo hat immer noch nicht geschrieben. Um 23:00 Uhr mache ich das Licht aus und schlafe schnell ein.	*Wie immer, wenn ich von zu Hause weg bin, rufe ich Andrea an. Da sie um diese Zeit meist schon im Bett liegt, versuche ich es auf dem Handy. Es klingelt – keiner geht ran. Anruf auf dem Festnetz, keiner geht ran. Unsere Söhne sind nicht zu Hause.*
22:45 Uhr (Lissabon) 23:45 Uhr (Moers)	Ich schlafe tief und fest.	*Erneute Anrufe. Auch jetzt geht niemand ran. Die Nachbarn sind nicht zu erreichen. Langsam mache ich mir Sorgen.*
23:00 Uhr (Lissabon) 24:00 Uhr (Moers)	Ich schlafe immer noch tief und fest.	*Weitere Anrufe. Nichts! Meine Sorge steigert sich zu Angst.*

23:15 Uhr (Lissabon) 0:15 Uhr (Moers)	Tiefschlafphase.	*Letzter Versuch. Nichts! Ich rufe die Feuerwehrzentrale in Moers an, schildere meine Sorge und bitte um einen Rettungswagen zu uns nach Hause.*
23:30 Uhr (Lissabon) 0:30 Uhr (Moers)	Ich werde wach, weil ich das Telefon höre. Wer ruft da an? Ist was mit Hajo oder den Kindern? Ich gehe nach unten, nehme das Festnetztelefon und melde mich. Da höre ich auch schon meinen Mann:	*Erneute Anrufe.* *Jetzt meldet sich Andreas verschlafene Stimme:* *„Warum meldest du dich nicht? Ich habe schon mehrmals versucht, dich zu erreichen. Ich hatte Angst, dass du eine Hypo hast und …"*
23:35 Uhr (Lissabon) 0:35 Uhr (Moers)	„... den Notarzt gerufen?", beende ich den Satz. Es klingelt an der Haustür. Ich sehe das Blaulicht vor der Tür und zwei Sanitäter in roter Kleidung. Im Nachthemd öffne ich etwas schüchtern, aber freundlich die Haustür und begrüße die beiden Herrn. Mit dem Telefon noch am Ohr, erkläre ich den beiden die Situation und versichere ihnen, dass es mir gut geht.	*„… ich habe …"* *Durchs Telefon höre ich die Haustürklingel und das Gespräch mit den Sanitätern.*

23:40 Uhr (Lissabon) 0:40 Uhr (Moers)	Der Rettungswagen verlässt unsere Einfahrt.	
	Zurück am Telefon: „Ich wollte dich nicht stören. Bis elf Uhr war ich wach und dann bin ich fest eingeschlafen."	
		„Das kann nicht sein. Ich habe doch um halb elf angerufen."
	„Mag sein, aber da war es hier schon halb zwölf und ich schlief tief und fest."	
		„Und ich habe mir solche Sorgen gemacht."
	„Das ist lieb von dir."	
		„Na, dann schlaf mal gut weiter."

Kap. 7 Meine Kinder

Glück – Verantwortung – Sorgen – Kommunikation – schwere Hypos
Diabetes und Schwangerschaft
Versorgung von Kindern nach der Geburt
Vorteile und Nachteile der Insulinpumpentherapie
Vererbung von Diabetes

Ich wollte immer Kinder. Ein Leben ohne Kinder konnte ich mir nicht vorstellen. Allerdings waren vor dreißig Jahren die Bedenken, als Frau mit Diabetes ein Kind zu bekommen, noch sehr groß. Da mein Stoffwechsel damals gut eingestellt war und ich keine Folgeschäden hatte, gab es vonseiten meines Diabetologen keine Einwände gegen eine Schwangerschaft.
Übrigens bestehen heute kaum mehr Vorbehalte gegen eine Schwangerschaft bei Frauen mit Diabetes, allerdings nur bei einem gut eingestellten Diabetes, und zwar schon, bevor man schwanger wird. Und das heißt: ein stabiler HbA_{1C}-Wert von unter 6,5 % bereits Monate vor der Schwangerschaft.

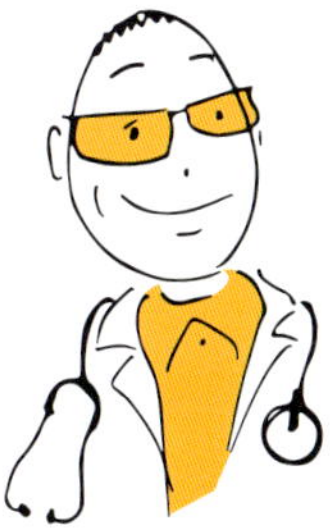

Diabetes und Schwangerschaft

Wieder ein Kapitel, das schon allein ein Buch füllen könnte. Ich betreue nun seit über dreißig Jahren schwangere Frauen mit Diabetes, entweder als „echten" Gestationsdiabetes (= erstmals aufgetretener Diabetes während einer Schwangerschaft) oder als Schwangerschaft im Rahmen eines Typ-1- oder Typ-2-Diabetes. Ja, auch die „altersdiabetischen" Typ-2-Diabetikerinnen sind mittlerweile so jung geworden, dass sie im „gebärfähigen" Alter sind.

Immer wieder wird über die Gefahren für Mutter und besonders für das Kind geredet. Aber in den dreißig Jahren kann ich die Anzahl von echten Schäden bei Neugeborenen an einer Hand abzählen. Damit möchte ich nicht die Probleme kleinreden, aber vielleicht doch viele Eltern beruhigen. Es gibt für mich – und das ist auch Konsens der gesamten Fachärzteschaft – für eine Frau mit Diabetes keinen Grund, keine Kinder zu bekommen. Die einzige Voraussetzung ist tatsächlich eine gute Diabeteseinstellung vor und während der Schwangerschaft. Mit einer guten Betreuung durch ein kompetentes Diabetes-Team gibt es nahezu kein diabetologisches Problem, das nicht gelöst werden kann. Dazu kommt, dass nicht alle Fehl- und Frühgeburten oder Fehlbildungen immer den Diabetes als Ursache haben.

Ist der Diabetes vor und während der Schwangerschaft gut eingestellt, gibt es für eine Frau mit Diabetes keinen Grund, keine Kinder zu bekommen.

Die Natur sorgt primär für eine gute Versorgung des Kindes mit allen Nährstoffen. Dies wird durch Hormone geregelt, die im Mutterkuchen (Plazenta) gebildet werden. So steigt im Blut der Mutter der Gehalt an Fetten, Proteinen und Kohlenhydraten (Zucker) an. Diese gehen dann über die Nabelschnur aufs Kind über. Nicht zuletzt durch unsere sehr kohlenhydratlastige Kost ist dann der Anteil an Kohlenhydraten zu hoch. Ab der zwanzigsten Schwangerschaftswoche können die Kinder selbst Insulin produzieren, das – entgegen der allgemeinen Meinung – nicht auf die Mutter übergeht und bei Kindern die gleiche Aufgabe hat wie bei Erwachsenen. Und wie bei den Großen wird überschüssiger Zucker in Form von Fett gespeichert. Die Folge ist, dass Kinder von Müttern mit diabetischer Stoffwechsellage (sprich häufig zu hohen Zuckerwerten) zu viel Fett einlagern. Die Kinder sind dann bei der Geburt

sehr groß und schwer, was zu Geburtskomplikationen und -problemen führen kann. Man spricht von einer Makrosomie. Zudem lagern auch viele Organe Fett ein und werden in ihrer normalen Entwicklung behindert. Die Kinder sind bei der Geburt groß und schwer, aber von der Entwicklung eher unterentwickelt. Um Missverständnissen vorzubeugen: Nicht alle großen und schweren Kinder sind makrosom. Manchmal sind die Kinder einfach nur groß und schwer. Auch von Frauen mit Diabetes!
Zum anderen gewöhnen sich die Kinder an eine hohe Insulinproduktion, was nach der Geburt zu schweren und langanhaltenden Unterzuckerungen führen kann (siehe Seite 108 „Versorgung von Kindern nach der Geburt“).
In den letzten Jahren wird zunehmend das Problem der „fetalen Programmierung“ diskutiert, was bedeutet, dass mit den hohen Zuckerwerten im Mutterleib und der Fetteinlagerung der Körper des Kindes auf Diabetes und Übergewicht „programmiert“ wird. Hierzu laufen aber noch Untersuchungen.

Wir waren in der Zwischenzeit von Düsseldorf nach Moers an den Niederrhein gezogen. Ich war gerade achtundzwanzig Jahre alt und hatte seit fast zwei Jahren eine feste Anstellung als Lehrerin an einer Grundschule. Mit meiner ersten eigenen Klasse und dem Kollegium kam ich bestens aus und durfte auch schon eine Referendarin mitbetreuen. Da ich regelmäßig zur Neueinstellung im Krankenhaus war und der Nachweis einer guten Diabeteseinstellung vorlag, stellt die Verbeamtung kein Problem dar, sodass ich 1995 vereidigt wurde.
Den richtigen Zeitpunkt für eine Schwangerschaft zu finden ist nie leicht, aber uns erschien der Zeitpunkt nun passend.

Denn als Frau mit Diabetes kann auch das eigene Alter eine Rolle für eine gut verlaufende Schwangerschaft und ein gesundes Kind darstellen. Je länger man mit Diabetes lebt, desto größer sind die Gefahren von Folgeschäden und auch die Gefahr von Komplikationen für Mutter und Kind. Worauf sollten wir also warten? Projekt Schwangerschaft stand an. Mein erster Gedanke war: „Ich setze die Pille ab.“ Aber Stopp! Einfach die Pille abzusetzen wäre nicht der optimale Weg. Denn schon vom ersten Augenblick der Schwangerschaft an, also auch schon zum Zeitpunkt der Befruchtung, sollten gute Blutzuckerwerte vorliegen, da die Auswirkungen für das Baby enorm sein können. Ich hatte also schon ein paar Monate zuvor mit meinem Diabetologen über meine Einstellung und vor allem über den HbA_{1c}-Wert gesprochen. Dieser lag vor Absetzen der Pille bei 6,5 %. Es schien also alles in Ordnung.

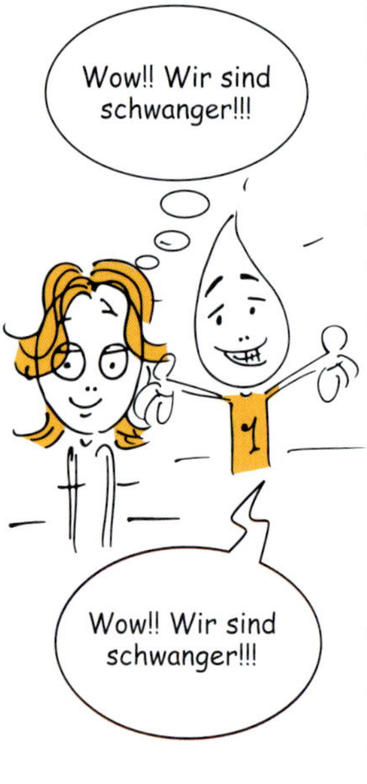

Nur ein paar Monate später war ich tatsächlich schwanger. Wir freuten und sorgten uns zugleich. Denn schon kurz nach der Bestätigung, dass ich tatsächlich schwanger war, bekam ich Blutungen. Es bestand die Gefahr, das Kind zu verlieren. Engmaschige Kontrollen beim Gynäkologen sind ein Muss bei einer Schwangerschaft mit diabetischer Mutter. Die Schwangerschaft gilt als Risikoschwangerschaft. Ich hatte in Herrn Dr. Koslowski den für mich besten Arzt in Düsseldorf gefunden. Der Ultraschall zeigte, dass das Herzchen schlug, aber ab sofort waren Ruhe und Sofa angesagt und nicht mehr meine wuseligen Zweitklässler. Es fiel zu Anfang schwer, die Ruhe zu Hause zu genießen, aber es lohnte sich. Mein kleiner Junge im Bauch entwickelte sich weiter und lebte. Ja, ein Junge! Aber dabei wollte ich doch ein Mädchen ... Wie jetzt? Ich sollte einen Jungen bekommen? Wie geht man denn mit einem Jungen um? Tatsächlich lag ich nach dieser Mitteilung drei Tage zu Hause auf dem Sofa – da musste ich mich ja eh aufhalten – und sagte mir immer wieder mantramäßig: „Es wird ein Junge!" Dann hatte ich es verinnerlicht und fand es spannend. Ich freute mich auf meinen Sohn. Auf meine Blutzuckerwerte konnte ich zu Hause leichter achten, und so gab es von dieser Seite trotz Heißhungerattacken keine Probleme. Natürlich schwankten meine Blutzuckerwerte genau wie meine Hormone. Ich hatte noch keine Pumpe und ein CGM war noch nicht auf dem Markt. Ich testete nach wie vor mehrmals täglich meinen Blutzucker mit meinem Messgerät, spritze das Insulin mit meinem Pen und in regelmäßigen Abständen wurde das HbA_{1c} getestet.

Ich freute mich auf meinen Sohn. Ich konnte zu Hause gut auf meine Blutzuckerwerte achten, sodass es trotz Heißhungerattacken keine Probleme gab.

Nachdem die ersten drei Schwangerschaftsmonate auf dem Sofa überstanden waren, durfte ich wieder zu meinen Kindern in die Schule zurück. Das war eine schöne Abwechslung und tat mir richtig gut. Es kam also in den folgenden drei Monaten wieder etwas mehr Bewegung in mein Leben, und dank meiner guten Werte lebte ich eigentlich das ganz normale Leben einer Schwangeren. Mein HbA_{1c}-Wert lag bei 6,3 %, mein Insulinbedarf war leicht gestiegen, aber ich kam mit den Einstellungen und Umständen gut klar. Wir flogen noch ein vorläufig letztes Mal zu zweit in Urlaub und ansonsten genoss ich die Zeit in der Schule. Ab dem sechsten Monat merkte ich deutlich, dass mein Insulinbedarf anstieg, aber das konnte ich mit dem Pen gut ausgleichen. Und wenn es mal einen hohen Wert gab – und den gab es natürlich –, versuchte ich, ruhig zu bleiben, und geduldete mich, bis ich ihn wieder runtergespritzt hatte. Allerdings gab es noch ein anderes Problem.

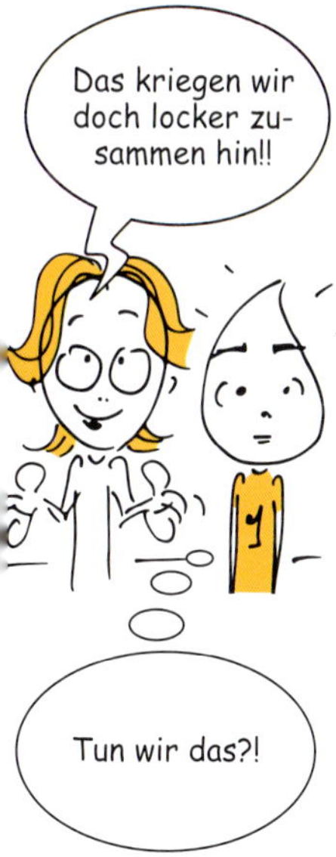

Mein kleiner Junge wuchs nicht so weiter, wie er sollte. Also wurden wieder Sofa und Ruhe verordnet. Da diese Diagnose von heute auf morgen fiel, hatte ich keine Möglichkeit, mich in der Schule zu verabschieden. Ich teilte der Schulleitung mit, dass ich nicht unterrichten durfte, und schrieb meiner Klasse einen Brief. Vom Sofa aus konnte ich mich ganz auf die Schwangerschaft konzentrieren. Zum Glück standen die Blutung am Anfang der Schwangerschaft und das Nicht-Wachsen des Babys zum Ende in keinem Bezug zum Diabetes. So ruhte ich mich aus und mein Sohn wuchs glücklicherweise weiter heran. Der Zeitpunkt der Geburt rückte näher. Als ausgezähltes Datum war der 2. Juli festgelegt und vor sechsundzwanzig Jahren wich man von diesem Datum bei vorliegendem Diabetes nicht unbedingt ab. Es wurde sogar ausdrücklich empfohlen, die Geburt für dieses errechnete Datum anzusetzen. Zudem war festgelegt, dass das Baby nach der Geburt gleich zur Beobachtung in eine Kinderklinik sollte. Also suchten wir uns ein Krankenhaus mit angeschlossener Kinderklinik aus. Unsere Wahl fiel auf das Allgemeine Krankenhaus in Viersen, da dort auch meine Eltern und meine Schwester lebten und Besuche leichter waren. So wurde ich am 1. Juli 1996 dort aufgenommen. Der Arzt kontrollierte gleich die Herztöne des Babys über das CTG und machte einen Ultraschall. Alles war in Ordnung und ich bezog mein Zimmer. Am Abend wurde erneut ein CTG durchgeführt und das Vorgehen für den nächsten Tag besprochen. Da es der errechnete Geburtstermin war, sollten ein Wehen-Belastungstest und eventuell die Einleitung der Geburt durchgeführt werden.

Am Morgen wurde dann unter CTG-Kontrolle der angekündigte Belastungstest eingeleitet, um festzustellen, wie das Baby auf die Wehen reagierte. Da alles so weit in Ordnung war, wurde die Dosis erhöht und damit die Wehen eingeleitet. Ich spürte tatsächlich kurze Zeit später das erste Ziehen im Unterbauch. Bis zum Mittag kamen die Wehen regelmäßig und wurden etwas stärker. Auch der Muttermund hatte sich auf vier bis fünf Zentimeter geöffnet. Am frühen Nachmittag platzte die Fruchtblase und die Wehen wurden nochmals stärker. Der ganze Geburtsvorgang kostete mich natürlich auch Kraft. In Abständen kontrollierte ich mithilfe meines Mannes meinen Blutzucker und aß ab und zu zwischen den Wehen eine Kleinigkeit. Ansonsten war ich an diesem Tag aber mit wichtigeren Dingen beschäftigt. Der Muttermund öffnete sich weiter, aber unser Sohn wollte noch nicht auf die Welt kommen. Er wehrte sich mit allem, was ihm möglich war. Selbst das warme Badewasser lockte ihn nicht hervor. Aber mir tat das Wasser zwischen den Wehen zur Erholung sehr gut. Am Nachmittag war der Muttermund vollständig geöffnet, aber das Köpfchen wollte nicht tiefer ins Becken rutschen. Ich presste, so gut ich konnte, aber es tat sich nichts. Zum Glück bekam ich nicht mit, dass die Herztöne immer wieder absackten und auch mein Mann langsam besorgt war. Dass man außerdem Blut aus dem Kopf des Kleinen entnahm, um zu sehen, wie es ihm ging, erfuhr ich auch erst, als alles überstanden war. Allerdings war plötzlich von einem Kaiserschnitt die Rede. Da spürte ich, dass etwas nicht in Ordnung sein konnte. Bevor es aber Erklärungen gab, merkte ich, dass die Stimmung hektischer wurde, und schließlich halfen am Abend nur eine Zange und die Kraft zweier Ärzte, die sich auf meinen Bauch warfen und drückten. Es wurde offensichtlich langsam Zeit, dass unser Sohn herauskam, denn die Schläge des kleinen Herzchens wurden wohl immer schwächer. Nach zehn Stunden Gegenwehr kam Lars zur Welt. Dann herrschte kurze Zeit Stille im ganzen Raum. Schließlich aber schrie das kleine Kerlchen laut und alle waren sichtlich erleichtert. Er hatte ganz schön gekämpft!

Plötzlich war von einem Kaiserschnitt die Rede. Da spürte ich, dass etwas nicht in Ordnung sein konnte.

Recht blau angelaufen und mit einem deformierten rechten Fuß wurde mir mein kleiner Schatz auf den Bauch gelegt. Auch den rechten Arm konnte er zunächst nicht bewegen. Zum Glück verschwanden die Blessuren, bis auf den Fuß, aber schnell. Nachdem ich wieder versorgt war – auch die Nachgeburt machte Probleme –, durften wir uns zu dritt in einem ruhigen Zimmer erholen. Nach einiger Zeit kam eine Kinderärztin. Sie untersuchte Lars gründlich und dann erfolgte der erste Piks in seine Fußsohle, um seinen Blutzucker zu messen. Es tat mir im Herzen weh, aber ich wusste, dass es sein musste. Zum Glück war alles in Ordnung. Er war nicht zu dick und seine Werte waren alle normal. Ich bin der damaligen Ärztin sehr dankbar, dass sie daraufhin entschied, dass das Kind zu mir gehörte und wir nicht getrennt werden mussten.

Warum berichte ich so ausführlich über diese Geburt? Weil ich im Nachhinein über die Regelung, dass ein Kind einer Diabetikerin am errechneten Termin zur Welt kommen muss, denke: „Was für ein Irrsinn! Was für ein Nonsens!" Natürlich besteht bei Babys von Schwangeren mit Diabetes die Gefahr, dass sie zu groß und zu schwer werden. Aber was es heißt, ein Baby auf die Welt zu bringen, das noch gar nicht will, das noch Zeit im Bauch gehabt hätte, hatte ich an diesem Tag erfahren.

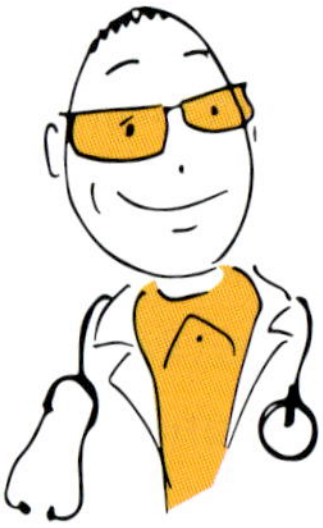

Versorgung von Kindern nach der Geburt

Während der Schwangerschaft besteht, insbesondere bei hohen Zuckerwerten, die Möglichkeit, dass sich die Babys an eine überschießende Insulinproduktion gewöhnen. Sie werden allerdings durch die Geburt vom Nachschub der Kohlenhydrate wortwörtlich „abgeschnitten" und können daher teilweise gefährliche Unterzuckerungen be-

kommen. Deshalb neigen einige Kinderkliniken dazu, alle Babys von Frauen mit Diabetes zur Beobachtung auf die Kinderintensivstation zu verlegen. Diese Neigung zu Unterzuckerungen haben aber alle Neugeborenen, also auch Babys von gesunden Frauen. Bei diesen wird nur selten ein Blutzucker gemessen, sodass dieser Umstand nicht auffällt. Gefährlich wird es nur, wenn während der Schwangerschaft der Diabetes schlecht eingestellt war, da es hier nach der Geburt zu lange andauernden und schweren Unterzuckerungen kommen kann. So sollte die Entscheidung, ob ein Baby intensiv überwacht wird, nicht reflexartig bei allen diabetischen Schwangerschaften erfolgen, sondern je nach Einzelfall getroffen werden. Aber wie so häufig in der Medizin werden Entscheidungen eher von möglichen juristischen Konsequenzen bestimmt als von wissenschaftlichen Erkenntnissen. Letztlich geht aber die Sicherheit vor.

Die Entscheidung, ob bei diabetischen Schwangerschaften das Baby nach der Geburt intensiv überwacht wird, sollte individuell getroffen werden.

Lars ging es gut und es gab keinen Grund, ihn in die Kinderklinik zu verlegen. Er durfte bei mir auf der Station bleiben. Was für eine unerwartete Freude! Es war allerdings die Entscheidung einer einzelnen Kinderärztin, die sich damit auch über die damaligen Empfehlungen hinwegsetzte. Für mich war es aber auch ein Zeichen, dass sich die vielen Monate, in denen ich diszipliniert auf meine Blutzuckerwerte geachtet hatte, mehr als gelohnt hatten. Lars war topfit und entwickelte sich prima.
Nach ein paar Tagen im Krankenhaus durften wir nach Hause und begannen unser Leben als Familie. Das krumme Füßchen wurde täglich gewickelt und entwickelte sich zu einem normal aussehenden Fuß.

In der Folgezeit stand mein Diabetes nicht unbedingt im Mittelpunkt meines Lebens. Natürlich spritze ich mein Insulin, aber das regelmäßige Messen des Blutzuckers ließ ich häufiger weg. Das wäre mit einem CGM-System heute zum Glück gar nicht mehr möglich. Ich führte damals ein Management, das mehr auf mein Gefühl als auf Fakten ausgerichtet war. Mein HbA_{1c}-Wert lag während der Schwangerschaft zwischen 5,1 % und 6,0 %. Aber auch danach zeugten meine Werte, die zwischen 5,4 % und 6,2 % lagen, von einem gut eingestellten Diabetes. Das „verdankte“ ich aber mit Sicherheit auch den vielen Hypoglykämien. Natürlich ging ich, auch um ein paar Kilos zu verlieren, viel spazieren, manchmal mehr als gedacht. Und nicht selten verspeiste ich, was für das Gewicht wieder kontraproduktiv war, auf einer der vielen Parkbänke ein paar Traubenzuckertafeln oder aber musste meinem Sohn die für ihn mitgenommenen Kekse oder Apfelstücke wegessen, da ich wieder einmal nicht an mich gedacht hatte. In den ersten zwei Jahren nach der Geburt hatte ich tatsächlich meine schlimmsten Hypos. Während der Schwangerschaft war ich so scharf eingestellt, dass ich nun manche Hypos nicht mehr richtig und vor allem nicht rechtzeitig wahrnahm. Zudem war ich durch das Stillen und das nächtliche Aufstehen stark übermüdet und merkte die tiefen Werte in der Nacht überhaupt nicht mehr. Es war wirklich gefährlich. Hätte ich nicht meinen Mann und Arzt an meiner Seite gehabt, hätte mehrmals der Rettungswagen vor der Tür gestanden.

Ich war teilweise schon so weit in eine Unterzuckerung gerutscht, dass ich einen regelrechten Tunnelblick hatte. Es ist tatsächlich ein sehr seltsamer Zustand, den man kaum beschreiben kann. Ich fühlte mich jedes Mal wie in einer anderen Welt. Ich hatte Bilder vor Augen, in denen ich auch eine aktive Rolle spielte. Es war einerseits wie in einem Traum, aber andererseits auch nicht so real wie manche Träume sind. Alles war irgendwie verschwommen. Auf jeden Fall war ich sehr, sehr weit weg. In vier Nächten musste mir mein Mann Glukose spritzen, da ich nicht in der Lage war, selbstständig etwas zu mir zu nehmen. Wenn ich das bei einer Unterzuckerung noch konnte, habe ich mich jedes Mal erst einmal geweigert, etwas zu trinken oder zu essen. Es passte nicht zu meinen inneren Bildern, und ich brauchte erst wieder etwas Zeit, um in die Wirklichkeit zurückzukehren und meine Umgebung wahrzunehmen. Anschließend dauerte es immer einige Minuten, bis ich wieder voll ansprechbar war. Bis ich aber in der Lage war, selbst etwas zu tun, mich aufzurichten, aufzustehen, mich umzuziehen (ich war nass geschwitzt), verging sicher noch einmal eine halbe Stunde. Auch das Bett musste neu bezogen werden oder ich legte Badehandtücher auf das Laken, um bis zum Morgen trocken zu liegen. Die Kraft zu mehr war oft nicht da. Nass geschwitzt zu sein war zudem das eine, aber die Kälte, die mich dann überflutete, war oft unerträglich. Teilweise stand ich danach eine halbe Stunde unter der heißen Dusche, um mich wieder aufzuwärmen. Die Heizdecke lag schon vorsichtshalber im Bett und es dauerte dennoch oft bis zu einer Stunde, bis mein Körper wieder warm wurde und ich wieder einschlafen konnte. Ein Marathonlauf dürfte nichts dagegen sein. Ich fühlte mich danach körperlich ausgelaugt und brauchte nach einer solchen Unterzuckerung auch am nächsten Morgen noch einige Stunden, bis ich wieder normal am Leben teilnehmen konnte.

Ich war teilweise schon so weit in eine Unterzuckerung gerutscht, dass ich einen regelrechten Tunnelblick hatte.

Ich hatte häufig Angst zu dieser Zeit, zumal es auch regelmäßig vorkam, dass mein Mann verreist und ich nachts allein war.

Meine Freundin Nicole: *„Als Hajo auf einer Tagung war, habe ich eine Nacht bei dir geschlafen, weil du nicht mit dem Baby allein sein solltest. So weit, so gut. Ich habe mit im Ehebett geschlafen und erinnere mich noch lückenhaft an deine Anweisungen: ‚Falls ich heute Nacht …‘ und dann hast du mir ganz viel erzählt. Ich erinnere mich nur noch an die Worte Apfelsaft und Traubenzucker.*
Was ich aber noch zu 100 % weiß, ist, dass ich kaum geschlafen und stattdessen immer über deinen Schlaf gewacht habe."

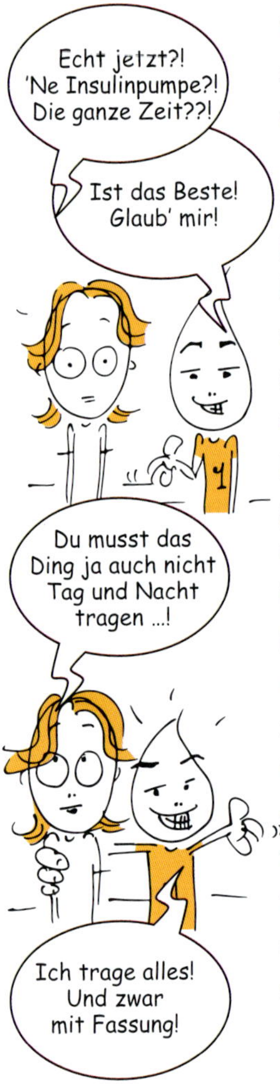

Da aber nicht immer eine Freundin bei uns übernachten konnte, wusste vorsichtshalber irgendwann auch eine Nachbarin Bescheid und hatte einen Schlüssel, falls ich mich am Morgen nicht melden würde. Zum Glück musste ich auf diese Hilfe nie zurückgreifen. Wenn ich Hilfe brauchte, war mein Mann da.
Besonders beängstigend fand ich eine Nacht, in der ich Lars gestillt hatte. Ich muss schon einen sehr tiefen Blutzuckerwert gehabt haben, als ich ihn aus seinem Bettchen geholt, ihn mit in mein Bett genommen und an die Brust gelegt hatte. Später in der Nacht wurde ich wohl unruhig, sodass mein Mann meine Hypo bemerkte, mich weckte und ich zum Glück noch in der Lage war, selbst Saft zu trinken. Als ich dann Lars neben mir im Bett sah, konnte ich mich nicht daran erinnern, ihn ins Bett geholt zu haben. Das bereitete mir große Sorgen. Ich hatte einerseits die Verantwortung, ein Kind zu versorgen, und andererseits gleichzeitig diese Ausfälle. Meine Zuckerwerte schwankten einfach zu sehr, und so kam der Gedanke an eine Insulinpumpe immer stärker auf.

Mein Ehemann Hajo: *„Das Gespräch über eine Insulinpumpe hatte schon mehrfach stattgefunden, aber eine zu kaufen wurde bisher immer vehement abgelehnt. Zu diesem Zeitpunkt war das Thema Insulinpumpe dann aber weniger ein Vorschlag, sondern eher eine Direktive."*

Wir sprachen zu Hause oft darüber, aber ich war skeptisch und nicht gerade begeistert. Es kostete mich große Überwindung, mich darauf einzulassen. Die Vorstellung, ständig mit diesem Gerät verbunden zu sein, es immer an meinem Körper tragen zu müssen, tagsüber und nachts, bei allem, was ich tat, war für mich nicht einfach.
Es brauchte einige Überzeugungskraft und gute Argumente meines Arztes und Mannes, bis ich dann endlich den ersten Katheter am Bauch hatte und mein Leben mit einer Insulinpumpe begann.

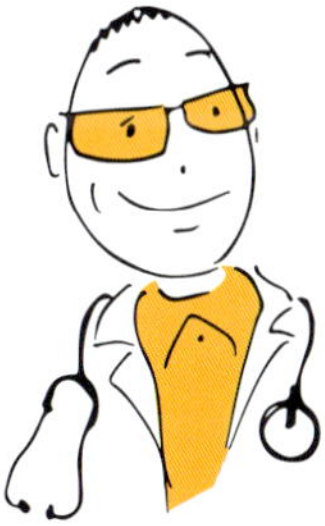

Vorteile und Nachteile einer Pumpentherapie

Die Einführung der ICT war schon ein Meilenstein in der Behandlung des Typ-1-Diabetes. Trotz aller Freiheit und Individualität war der Blutzuckerverlauf auch abhängig vom Wirkprofil des jeweiligen Insulins. Wie lange es also beispielsweise dauert, bis die Wirkung einsetzt, und wann das Wirkungsmaximum und das Wirkungsende erreicht sind. Und damit nicht genug: Diese Zeiträume sind nicht konstant, sondern schwanken in gewissen Grenzen von Tag zu Tag. Das heißt, dass sich die Tages- und Mahlzeitenplanung auch am Wirkprofil der genutzten Insuline orientieren sollte. Ein Beispiel ist die fast regelhafte Unterzuckerung vor dem Mittagessen bei Nutzung der alten kurzwirksamen Humaninsuline, da das Wirkungsmaximum nach etwa drei bis vier Stunden eintritt, also das

Frühstück schon längst verdaut, aber die Insulinwirkung noch da ist. Oder aber die nächtlichen Unterzuckerungen unter den humanen Langzeitinsulinen (NPH-Insulin), da hier die stärkste Wirkung nach rund vier bis sechs Stunden eintritt und man zwischen drei und vier Uhr nachts in der Regel wenig isst.

Wer mit den Insulinen bzw. mit den neueren Insulinanaloga gut zurechtkommt und seine Lebensroutinen auch auf diese Probleme eingestellt hat, sollte dabeibleiben – never change a running system!

Idealerweise ist die Basalrate so eingestellt, dass der Blutzucker bei kohlenhydratfreier Ernährung konstant bleibt.

Alle anderen Probleme lassen sich eventuell mit einer Insulinpumpe beheben. Eine Pumpe enthält ein Reservoir (meist eine Ampulle) mit kurzwirksamem Insulin (heute nahezu nur noch Analoginsulin). Aus dieser Ampulle wird meist stündlich eine frei programmierbare Menge Insulin abgegeben (= Basalrate). Hiermit wird der Grundbedarf an Insulin (= Basalbedarf) abgedeckt, was sonst über das langwirksame Insulin erfolgt. Idealerweise ist die Basalrate so eingestellt, dass der Blutzucker bei kohlenhydratfreier Ernährung konstant bleibt (festgestellt durch den Basalratentest). Im Unterschied zur ICT ist man aber nicht mehr vom Wirkprofil des Insulins abhängig, sondern kann die Abgabe frei an den Bedarf des jeweiligen Menschen und an den individuellen Stoffwechselrhythmus anpassen. Viele nutzen auch unterschiedliche Basalraten, z.B. für Arbeitstage, das Wochenende oder Früh-, Spät- und Nachtschichten.

Zu den Mahlzeiten kann dann über die Pumpe auch ein Bolus abgerufen werden, meist nur durch Drücken einer Taste. Hier muss also nicht für jede Mahlzeit der Pen herausgeholt werden, sondern man hat das Insulin immer am Mann bzw. an der Frau, sodass auch die Schwelle,

für einen kleinen Snack auch mal 2 E Insulin zu spritzen, gegen null geht. Auch bei einem erhöhten Blutzucker einen kleinen Korrekturbolus abzurufen ist mit einer Pumpe sehr einfach.
Diese beiden Funktionen, die frei einstellbare Basalrate und der jederzeit abrufbare Bolus, führen in der Regel immer zu einem deutlich besser eingestellten Diabetes bei deutlich weniger Unterzuckerungen. Voraussetzung ist allerdings, dass der Nutzer die Möglichkeiten einer Pumpe kennt und sie auch anwendet. Daher ist eine entsprechende Insulinpumpenschulung eine der Voraussetzungen für die Nutzung.

Meine erste Pumpe war eine H-Tron V100. Wir gewöhnten uns Tag für Tag etwas mehr aneinander. Zunächst einmal war es vollkommen ungewohnt, immer etwas fest an sich Gebundenes mit sich zu tragen. Ich musste herausfinden, wo ich die Pumpe am besten an meiner Kleidung befestigte. Wo sie mich am wenigsten störte. An der Hose? Das gefiel mir nicht, denn dann war die Pumpe für alle sichtbar. Das wollte ich nicht. Ich wollte weiter unauffällig mit meinem Diabetes leben. Außerdem fand ich es beim An- und Ausziehen sehr lästig. Daher trug ich sie erst einmal am BH. Das ging recht gut und keiner bekam sie zu Gesicht. Wenn ich Insulin abrufen musste, konnte ich es überall und meist an einem Ort machen, an dem mich für den Moment keiner sah. Den Vorteil, nicht mehr jedes Mal für das Spritzen den Pen herausholen zu müssen, genoss ich schnell. So war es tagsüber immer mehr zur Gewohnheit geworden, mit der Pumpe zu leben. In der Nacht hatte ich zunächst eine kleine Tasche, in der die Pumpe verpackt wurde, und ich hängte sie mir mithilfe eines Bandes um. Das verhedderte sich liebend

gerne um meinen Bauch oder um meinen Hals. Daher war eine Tasche mit einem Clip vorteilhafter, denn so konnte ich die Pumpe an meiner Nachtwäsche festmachen. Dennoch dauerte die Gewöhnung in der Nacht etwas länger, und es passierte und passiert auch heute noch hin und wieder, dass ich die Nadel des Katheterschlauchs herausreiße, weil ich mich mal wieder in den Schlauch eingewickelt habe. Übrigens musste ich zu dieser Zeit alles selbst ausprobieren. Internetforen, in denen man alles nachlesen konnte, gab es damals noch nicht. Das ist heute zum Glück einfacher.
Nach ein paar Wochen gehörte meine Pumpe aber dann zu mir und ich wollte sie auch nicht mehr eintauschen. Und was das Beste und Wichtigste war: Meine Blutzuckerwerte besserten sich und die schlimmen Unterzuckerungen wurden weniger.
Außerdem sollte mich die Pumpe bei unserer weiteren Familienplanung unterstützen. Lars sollte ein Geschwisterchen bekommen. Mithilfe der Pumpe konnte ich meinen Zucker wesentlich leichter in guten Bereichen halten, sodass einer erneuten Schwangerschaft nichts im Weg stand. Unser Wunsch war, immer einen Abstand von rund drei Jahren zwischen unseren Kindern zu haben, und so waren wir überglücklich, als ich im Dezember 1998 an einem Abend plötzlich von einer unglaublichen Übelkeit heimgesucht wurde, die ich im Nachhinein als das erste Zeichen unseres zweiten Kindes interpretiere. Die Bestätigung der Schwangerschaft Anfang des Jahres und ein völlig unkomplizierter Schwangerschaftsverlauf folgten. Natürlich galt meine Schwangerschaft wieder als Risikoschwangerschaft, und ich hatte engmaschige Kontrollen. Das kannte ich und nahm alles gerne wieder in Kauf. Der ausgezählte Termin sollte Anfang September sein, aber wir waren uns diesmal einig, dass wir, vor allem nach den Erfahrungen mit Lars,

die Geburt auch über den Termin hinaus noch ein paar Tage abwarten würden. Aber so weit kam es gar nicht.
Da mein Muttermund schon leicht geöffnet war, sollte ich mich eine Woche vor dem errechneten Termin schon einmal im Krankenhaus vorstellen. Dort hieß es dann auch gleich: „Am besten bleiben Sie gleich hier." Worauf ich meinte: „Nö, das geht nicht, aber ich komme heute Nachmittag wieder." Also füllte ich schon einmal alle Unterlagen aus und fuhr dann zunächst einmal zum Kindergarten. Ich holte Lars ab und erklärte ihm: „So, mein Schatz, Mamas Muttermund ist schon so weit geöffnet, dass ..." Natürlich nicht! Ich sagte ihm, dass das Baby jetzt bald komme und er nun für eine Nacht zu seiner Tante müsse. Das hatten wir ihm vorher schon öfter erklärt. Er freute sich sehr auf sein Geschwisterchen und war aufgeregt, weil das Baby nun bald da sein würde. Als meine Schwester Lars abgeholt hatte, packte ich noch die letzten Dinge ein und mein Mann fuhr mich in seiner Mittagspause ins Krankenhaus. Ich bezog das Zimmer und wurde dann ans CTG angeschlossen. Das Herzchen schlug prima und ich hatte leichte Wehen. Der Arzt meinte aber, dass es noch dauern würde und ich am Morgen besser einmal nüchtern bleiben sollte. Also harrte ich der Dinge, die da kommen sollten. Es passierte erst einmal gar nichts. Auf Anraten der Hebamme machte ich mich allerdings auf und lief die Treppen im Krankenhaus rauf und runter, ging draußen etwas spazieren und lief die Treppen noch ein paar Mal rauf und runter. Es gab Abendessen. Danach duschte ich in aller Ruhe und machte es mir dann im Krankenzimmer, soweit es ging, gemütlich. Gegen zehn Uhr rief mein Mann an, der gerade bei einem beruflichen Treffen war. Mitten im Gespräch unterbrach ich ihn: „Oh, Moment ... Schatz, du musst sofort

Lars freute sich sehr auf sein Geschwisterchen und war aufgeregt, dass es nun bald da sein würde.

kommen, mir ist gerade die Fruchtblase geplatzt!" Das Treppenlaufen hatte sich gelohnt. Er gab wohl noch schnell eine Runde für die Kollegen beim Kellner auf und war zwanzig Minuten später bei mir im Krankenhaus. Keine Minute zu spät! Ich lag in den Wehen, wie man so schön sagt, und wurde gerade in den Kreißsaal geschoben. Mit dem Platzen der Fruchtblase setzte ein routinierter Mechanismus bei den Krankenschwestern und der Hebamme ein. Ich war ja nicht die Erste, die zur Entbindung im Krankenhaus lag. So nahm alles seinen Lauf und keiner dachte zunächst an meinen Blutzucker. Recht schnell merkte dann aber mein Mann, dass es mir nicht richtig gut ging. Mein Blutzucker war unter der Anstrengung der Wehen steil abgefallen. In all der Aufregung hatte ich natürlich weder an ein Blutzuckermessgerät noch an Traubenzucker gedacht. Ich war anderweitig beschäftigt. Das Messgerät war in diesem Moment auch weniger wichtig als der Traubenzucker, denn dass ich eine Hypo hatte, war klar ersichtlich. Also flitzte mein Mann in mein Zimmer, um von dort den lebenswichtigen Traubenzucker zu holen. Ich schrie mir inzwischen in den Wehen die Lunge aus dem Hals und atmete, besser hechelte zwischendurch, so gut es ging. Wie zuvor schon einmal erwähnt, kann eine Hypo sehr anstrengend für den Körper sein. Und wer außerdem schon einmal eine Geburt miterlebt hat, kann sich vielleicht vorstellen, was mein Körper da gerade leistete. Als mein Mann mit dem Zucker zurückkam, versuchte ich, so gut es ging, neben Schreien und Hecheln auch noch den trockenen Traubenzucker zu zerkauen. Ich schrie, hechelte und knabberte. Außerdem nahm ich mir fest vor, zur nächsten Geburt Orangensaft mitzunehmen. Wir hatten uns eine solche Situation nicht ausgemalt, und ich weiß nicht, was der Gynäkologe und die Hebamme gemacht hätten, wenn mein Mann das nicht im Blick gehabt hätte. Da der Traubenzucker wohl nicht ausreichte, ließ sich mein Mann noch Glukose reichen und spritzte sie mir. Nach einer guten Stunde kam dann am 31. August 1999 um 23:47 Uhr Jan auf die Welt. Die letzte dreizehn Minuten bis zum 1. September 1999 (schönes Datum!) wollte er nicht mehr warten. Im Gegensatz zu seinem Bruder, der gar nicht heraus wollte, drängte Jan in kurzer Zeit mit einer Größe von 53 cm und einem Gewicht von unglaublichen 4340 g auf die Welt.

War er nun ein typisches Kind einer Diabetikerin, ein Kind mit Makrosomie? Ich hatte doch auch bei dieser Schwangerschaft auf gute Werte geachtet. Mein HbA_{1c}-Wert war all die Monate völlig in Ordnung gewesen. Lag es also an mir und dem Diabetes, dass Jan so schwer war, oder war er einfach ein schweres Kind, wie es gesunde Frauen auch bekommen können? Ich hatte mich schon bei der ersten Schwangerschaft darüber informiert, welche Probleme es bei meinen Kindern geben könnte. Daher wusste ich, dass ein zu hoher Insulinspiegel der Mutter beim ungeborenen Kind die Ausschüttung von Wachstumshormonen anregt. Bei schlechter Stoffwechseleinstellung entwickelt sich häufig ein übermäßig großes und schweres Kind (Makrosomie). Da alle Nährstoffe, auch Kohlenhydrate, über den Mutterkuchen und die Nabelschnur zum Ungeborenen gelangen, reagiert es auf überhöhte Blutzuckerwerte mit einer Aktivierung der Insulinproduktion und baut den Zucker als Vorrat in Form von Fett in den kleinen Körper ein. Zum Glück sprachen sowohl die Ärzte als auch die Hebamme von einem ganz normalen Kind und sahen keinerlei sonstige Auffälligkeiten bei ihm. Sein Blutzucker wurde ebenfalls regelmäßig kontrolliert und zeigte nur kurz nach der Geburt einen recht tie-

Zum Glück sprachen sowohl die Ärzte als auch die Hebamme von einem ganz normalen Kind und sahen keinerlei sonstige Auffälligkeiten bei ihm.

fen Wert, der sich dann aber bei den nächsten Tests schnell normalisierte. Dennoch steht im Entlassungsbericht der Klinik unter Bemerkungen: „Diabetische Fetopathie mit Makrosomie“. Also dann doch – Schublade auf, dickes Kind von Diabetikerin rein?

Ein Problem entwickelte sich dann aber doch noch in den ersten Tagen. Aber auch hier kann es eine Folge des Diabetes sein, muss es aber nicht, denn es betrifft auch viele Kinder von gesunden Müttern.

Hier sei erwähnt, dass wir uns für diese Geburt für ein Krankenhaus ohne Kinderintensivstation entschieden hatten. Zur Not nahmen wir im Vorfeld das Risiko in Kauf verlegt zu werden. Jan wirkte aber zunächst gesund, kam ganz normal in sein Kinderbettchen in mein Zimmer oder ins Säuglingszimmer und es bestand kein Grund, ihn auf eine Kinderintensivstation zu verlegen. Ich stillte ihn und es funktionierte wirklich sehr gut. Aber er wirkte oft sehr müde. Überhaupt schien er mir viel zu schlafen. Ich ging sogar ins Säuglingszimmer, um nach ihm zu sehen, denn die Schwestern meldeten sich nicht. Jan schlief seelenruhig in seinem Bettchen. Erst am Tag der Entlassung kam dann plötzlich die Vermutung auf, Jan könnte eine Gelbsucht haben. Wir wurden entlassen, sollten aber am nächsten Tag zur Kontrolle noch einmal wiederkommen. Wir saßen im Auto und machten uns Gedanken, in welche Klinik wir dann wohl gehen würden. Ich fühlte mich sehr schlecht und verantwortlich für diese Situation. Die Nacht zu Hause konnte ich nicht genießen. Die Kontrolluntersuchung am nächsten Tag bestätigte dann den Verdacht der Gelbsucht. Wir sollten schnellstmöglich mit ihm in eine Kinderklinik. Es lag wohl doch eine Auffälligkeit vor. Wahrscheinlich war während der Schwangerschaft die Durchblutung im Mutterkuchen gestört und so konnte die Sauerstoffversorgung

des Kindes nur durch erhöhte Mengen an Blutfarbstoff gewährleistet werden. Die Werte sind dann bei der Geburt erhöht und führen zu einer besonders massiven Form der Neugeborenen-Gelbsucht (Ikterus).
Nach einigen Abwägungen fuhren wir wieder nach Viersen in die Kinderklinik. Dort wurde mein süßer Jan nackt in einen mit Alufolie ausgelegten Brutkasten gelegt. Er bekam eine Brille aufgesetzt und wurde einem blauen Licht ausgesetzt. Der gelbe Farbstoff Bilirubin wurde durch das Licht abgebaut und die Blutwerte normalisierten sich wieder. Da Jan außerdem viel trinken musste, bezog ich nebenan ein Zimmer und blieb bei ihm, um stillen zu können und einfach bei ihm zu sein. Mein Mann kam jeden Tag mit Lars vorbei und zweimal gingen wir abends essen. Jedes Mal kam der Anruf aus der Klinik, Jan hätte Hunger. Klar, er wollte dabei sein, wenn sein großer Bruder mit den Eltern ausging. Nach neun anstrengenden, sorgenvollen Tagen konnte die Familie dann endlich zu Hause zusammenfinden. Jan hatte nun eine gesunde Hautfarbe und braucht in seinem Leben wirklich nur ganz selten eine Sonnencreme. Der Neid seines Bruders auf eine stets gebräunte Haut ist ihm gewiss. Liegt das an dieser Strahlentherapie?
Nach den sehr verantwortungsvollen letzten Monaten ließ ich meinen Diabetes wieder etwas nebensächlicher werden. Die schlimmen Unterzuckerungen, wie ich sie nach Lars' Geburt erlebt hatte, waren nur noch sehr selten, kamen aber vor. Ungefähr aus der Zeit, als die Kinder drei und sechs Jahre alt waren, stammt folgende Erinnerung.

Meine Freundin und gleichzeitig auch persönliche Krankenschwester Beate: *„Ich habe Andrea in einer Spielgruppe kennengelernt, in der wir mit unseren Kindern vor der Kindergartenzeit zusammenkamen. Dort entwickelte sich*

bald ein fester Kern von Müttern, Kindern und Geschwisterkindern und wir unternahmen auch viel außerhalb der Gruppe.
An einem Nachmittag im Herbst planten Andrea und ich gemeinsam mit unseren zusammen fünf Kindern einen Ausflug ins Planetarium nach Bochum. Wie zu jedem Ausflug nahmen wir etwas zu essen und zu trinken mit. Allerdings wurden wir an der Kasse darauf hingewiesen, dass essen und trinken während der Vorstellung nicht erlaubt sei. Vor dem Einlass blieb uns eh nur noch Zeit, mit den Kindern schnell zur Toilette zu gehen, und dann suchten wir mit unserer ‚Rasselbande' schöne Plätze, alle in einer Reihe. Zur Vorführung wurde der Raum abgedunkelt und wir konnten unsere Sitze in eine leichte Schräglage bringen. Andreas jüngster Sohn krabbelte auf ihren Schoß und es herrschte eine aufgeregte Stille. Die Kinder verfolgten sehr interessiert die Geschichte von Peterchens Mondfahrt. Nach der tollen Vorstellung brauchten wir ein paar Minuten, um uns an das grelle Licht zu gewöhnen. Da ich nicht direkt neben Andrea saß, brauchte ich etwas Zeit, bis ich realisieren konnte, dass irgendetwas nicht stimmte. Selbst Jan, noch auf ihrem Schoß sitzend, bekam von ihr keine Antwort auf die Frage, wann sie endlich etwas essen dürften. Da ich wusste, dass Andrea Diabetes hat, erkannte ich sofort, dass etwas nicht in Ordnung war. Sie war in eine tiefe Unterzuckerung gerutscht. Mithilfe der Kinder suchten wir alles Süße zusammen. Kauen konnte sie nicht, doch der Schluckreflex funktionierte noch gut. Ich ließ sie Trinkpäckchen trinken und versuchte immer wieder, sie wach zu bekommen. Schließlich wurde sie ansprechbar und konnte auch Traubenzucker zu sich nehmen. In-

Da ich nicht direkt neben Andrea saß, brauchte ich etwas Zeit, bis ich realisieren konnte, dass irgendetwas nicht stimmte.

zwischen waren schon alle Besucher gegangen und ich musste um Erlaubnis bitten, noch etwas abzuwarten, sonst hätte ich alternativ den Notarzt rufen müssen. Nach einer ganzen Weile konnten wir uns schließlich in den Vorraum begeben. Dort überlegten wir, wie wir die vierzig Kilometer nach Hause kommen könnten. Wir passten nicht alle in ein Auto und der Versuch, unsere Männer zu erreichen, scheiterte. Also blieb uns nichts anderes übrig, als nach einer weiteren halben Stunde, in der es Andrea zunehmend besser ging, die Heimfahrt anzutreten. Vorher musste sie sich aber im Auto, mit laufendem Motor, erst einmal etwas aufwärmen, denn durch das starke Schwitzen fror sie nun. Schließlich fuhren wir los. Ich fuhr hinter Andrea her, damit ich auf eventuell unruhiges Fahren mit Hupen und Lichthupen reagieren konnte. Die Heimfahrt kam mir wie eine Ewigkeit vor. Zum Glück hat alles gut geklappt und auch die Kinder hatten den Ernst der Lage erkannt und sich vorbildlich verhalten.

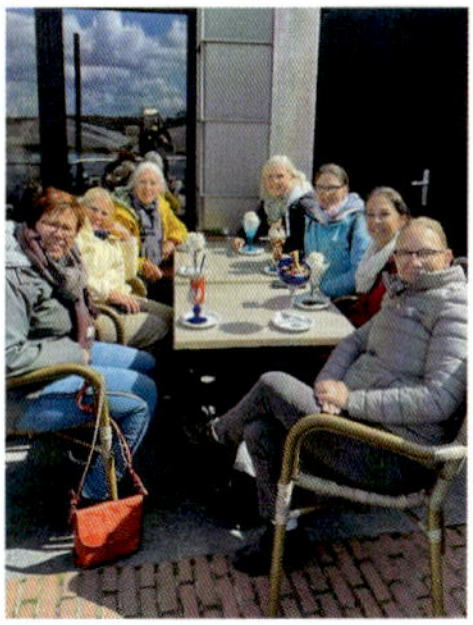
Meine Mädelstruppe 2022 im Eiscafé in Arcen (Niederlande).

Erst im Nachhinein erzählte mir Andrea, dass sie bei der Ankunft eine leichte Unterzuckerung gemerkt, aber gehofft hatte, dass es nicht schlimmer werden würde.
Aufgrund der Hektik hatte sie die Hypo dann zunächst verdrängt und wegen des Verbots hatte sie schließlich nicht auffallen wollen.
Es war schon eine sehr ernste Situation und uns fiel ein großer Stein vom Herzen, dass sie gut ausgegangen war. Von Peterchens Mondfahrt hatte Andrea nichts mitbekommen. Vielleicht werden wir es einmal mit unseren Enkelkindern anschauen.
Aus der Spielgruppe ist ein fester Stamm von sechs Müttern übrig geblieben und seit vielen Jahren treffen wir uns inzwischen ohne Kinder. Einmal im Jahr verbringen wir

ein langes Wochenende zusammen. Da Andrea unter uns Frauen immer offen über den Diabetes gesprochen hat, befindet sich inzwischen in jeder unserer Handtaschen etwas Süßes. Auf den Ausflügen war es auch für uns von Vorteil, wenn Andreas Blutzuckerwert etwas niedrig war, denn so konnten auch wir mit Eis oder Kuchen unseren Blutzucker erhöhen. In letzter Zeit sind die Schwankungen seltener geworden, doch das Eis schmeckt uns allen immer noch."

Danke Mädels, es ist immer wieder schön, wie ihr euch um mich gesorgt habt und es auch immer noch tut.
Je älter die Jungs wurden, desto bewusster bekamen sie natürlich mit, dass mit Mama etwas anders ist. Warum pikst sie sich in den Finger? Warum trägt sie immer so ein Gerät (Pumpe) mit sich herum? Warum isst sie manchmal anders als andere?

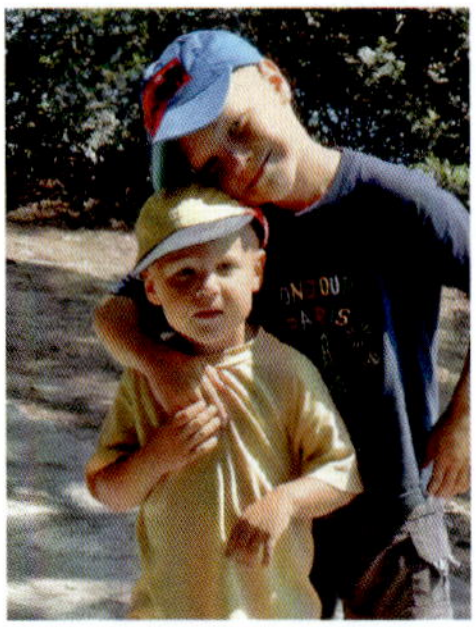

Meine Söhne Lars und Jan 2003 in Südfrankreich …

Nach und nach erklärte ich den Jungs ihrem Alter entsprechend meine Erkrankung und sie lernten, damit zu leben und damit umzugehen. Ein stetiger Begleiter war zu dieser Zeit eine Kassettenaufnahme des Stücks „Kasperl und der zuckerkranke Igel". Eine Erzählung mit vielen Liedern, die auf kindliche Weise den Diabetes und all das erklärt, was im Körper eines Menschen mit Diabetes passiert. Der Igel ist müde und durstig, außerdem hat er stark abgenommen. Da muss er ins „Hexanatorium" und genau untersucht werden. Es stellt sich heraus, dass er „Typ-1-Diriletiker", pardon „Diabetiker", ist und Insulin spritzen muss. Eine Reise durch den Igelkörper kann erklären, wie das mit dem Diabetes ist und was er bedeutet. Diese Geschichte ist für mich ein absolutes „Muss", wenn man Kinder mit Diabetes hat oder als Mensch mit Diabetes eigene Kinder hat. Die Geschichte gibt es nicht mehr als CD, aber man kann sie im Internet zum Download finden.

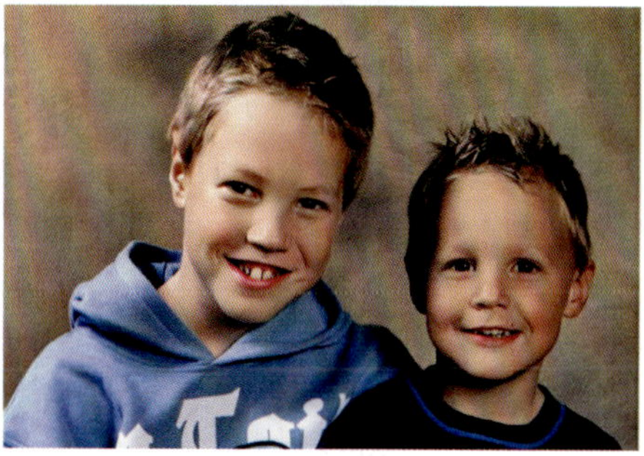

... und im Kindergarten.

Intuitiv bekamen meine Kinder durch das Hören auf vielen Autofahrten immer wieder mit, was bei meiner Erkrankung wichtig ist. Worüber ich mir allerdings nie Gedanken gemacht habe, war, dass sie vielleicht Angst um mich haben könnten. Mein Mann und ich hatten nie thematisiert, dass es auch für mich durch eine Unter- oder Überzuckerung lebensgefährlich werden könnte. Ich habe sie nie gefragt, ob sie Angst um mich hatten, ob sie sich Sorgen machten, ob sie meine Krankheit irgendwie beschäftigte. Manchmal frage ich mich, ob das ein Fehler war. Machte ich den gleichen Fehler wie meine Mutter? Hätte ich mehr mit ihnen über die Möglichkeiten und Gefahren meiner Erkrankung sprechen sollen? Oder hätten sie sich dann womöglich viel mehr Sorgen gemacht und viel öfter Angst um mich gehabt? Wie erlebten sie mich in all den Jahren ihrer Kindheit und als Jugendliche? Sicherlich war ich die meiste Zeit eine ganz normale Mutter, so wie man als Mutter eben normal sein kann. Ich ließ mir meine Erkrankung, soweit es möglich war, möglichst nicht anmerken und machte sie nicht ständig zum Thema. Genau wie ich mit dem Diabetes in meinem Leben außerhalb der Familie umging, wollte ich auch hier, innerhalb meiner kleinen Familie, unauffällig mit meinem Diabetes leben. Natürlich war das nicht immer möglich. Unterzuckerungen

Machte ich den gleichen Fehler wie meine Mutter? Hätte ich mehr mit meinen Söhnen über meinen Diabetes und seine Risiken sprechen sollen?

führen dazu, dass ich mich auch schon mal extrem seltsam verhalte, wenn der Zucker dann doch zu weit abfällt.
Mein ältester Sohn erzählte mir vor ein paar Jahren bei einem unserer Mutter-Sohn-Gespräche eine Episode aus seiner Kindheit, die ihm sehr gut in Erinnerung geblieben ist und ihn geprägt hat. Er muss damals ungefähr sechs Jahre alt gewesen sein, als ich zu Hause eine schlimme Hypo hatte. Mein Gehirn war wohl schon dabei, sämtliche Funktionen auszuschalten, die nicht für das Überleben wichtig sind. Das bedeutete, ich war nicht mehr in der Lage, adäquat zu denken, zu sprechen und zu reagieren. Die Jungs erlebten eine völlig hysterische Frau, die scheinbar nicht wusste, was sie wollte und tat.

Ich war nicht mehr in der Lage, adäquat zu denken, zu sprechen und zu reagieren. Die Jungs erlebten ihre Mutter als völlig hysterische Frau.

Für die beiden kleinen Kinder muss es schrecklich gewesen sein. Lars weiß aus der Erinnerung, dass er zu diesem Zeitpunkt nicht wusste, was er tun sollte. Er fühlte sich absolut hilflos, wollte den Papa anrufen, wusste aber dessen Nummer nicht und suchte in seiner Verzweiflung im Telefonbuch. Ich riss mich zusammen und es gelang mir, mich bewusst zu beruhigen und für einen Moment konzentriert zu denken. So konnte ich Lars sagen, was ich brauchte, und irgendwie klappte es, dass ich dann auch selbst den Saft trinken konnte.
Dieses Gefühl, nicht helfen zu können, war prägend für meinen Sohn. Seitdem beobachtet er mich genau und wenn die ersten Schweißtropfen zu sehen sind, weiß er, was zu tun ist.

Mein Sohn Lars: *„Bei meiner frühesten Erinnerung, in der der Diabetes meiner Mutter relevant war, war ich etwa sechs Jahre alt. Mein Bruder und ich waren an diesem Abend mit unserer Mutter zu Hause. Wir warteten auf Papa, der noch arbeiten war.*

Ich erinnere mich, dass Mama an diesem Abend komisch war. Erst war sie sehr müde. Ich glaube, ich fragte sie dann nach dem Abendessen. Daraufhin fing sie plötzlich an zu schreien und flippte aus. Nicht wütend oder aggressiv, einfach verrückt. Dann lachte sie übertrieben. Mein zweieinhalbjähriger Bruder fand das, was Mama da machte, natürlich lustig und lachte ausgiebig mit. Mir war klar, dass mit ihr etwas nicht stimmte, doch ich wusste nicht, was ich tun sollte. Selbst zwanzig Jahre später spüre ich immer noch die Hilflosigkeit und Überforderung, die ich in diesem Moment empfand.

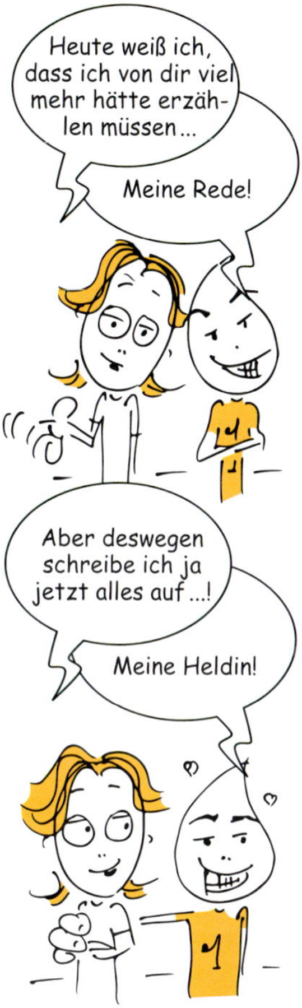

Mein erster Gedanke war, dass wir Papa anrufen müssen. ‚Der weiß, was zu tun ist!', dachte und hoffte ich. Nur hatte ich zu diesem Zeitpunkt keine Ahnung, wie ich das mit dem Telefon alleine schaffen sollte. Heutzutage kann ‚jedes Baby' ein Handy bedienen. In meiner Panik holte ich ein Telefonbuch und legte es Mama hin – lesen konnte ich ja auch noch nicht –, damit sie mir Papas Telefonnummer raussuchen konnte. ‚Den Rest bekomme ich dann hoffentlich alleine hin!', ermutigte ich mich. Mama war zu diesem Zeitpunkt jedoch nicht zurechnungsfähig und verstand nicht, was ich von ihr wollte, sodass mein Plan scheiterte.

Mir fiel ein, dass Papa ihr oft Saft zu trinken gab. Also besorgte ich Mama aus dem Kühlschrank etwas Süßes zu trinken. Leider war es zuckerfreie Limonade. Die war zwar orange, aber ohne den nötigen Zucker. Vielleicht löste der Anblick der Limonade irgendetwas in meiner Mutter aus, jedenfalls sagte sie mit angestrengtem Blick, dass sie Orangensaft bräuchte. Zum

Glück konnte ich davon ein paar Gläser besorgen. Ihr ging es dann schon nach sehr kurzer Zeit besser und auch Papa kam dann nach Hause.
Meiner Erinnerung nach war es das erste und letzte Mal, dass mich eine Unterzuckerung meiner Mutter so überfordert hat. Danach wusste ich, was ich zu tun hatte. Dass dieses Ereignis die Grundlage dafür gelegt hat, dass ich nun auch Arzt geworden bin, ist aus psychologischer Sicht naheliegend."

Hätte ich meine Söhne auf so ein Ereignis besser vorbereiten sollen? Hätte ich viel früher mehr erzählen, aufklären müssen? Ja, das hätte ich vielleicht besser, und es brauchte auch noch ein paar Jahre, bis ich es regelmäßiger tat und wir über meinen Diabetes sprachen.
Und ja, ich habe auch heute noch ein schlechtes Gewissen, dass ich Lars in eine solche Hilflosigkeit gebracht habe. Aber ich kann dieses Erlebnis nicht rückgängig machen. Mehr noch ärgert mich, dass ich die Situation am nächsten Tag nicht mit ihm besprochen habe. Mir war gar nicht bewusst, was ich da angerichtet hatte. Das würde ich als Mutter heute anders machen. Es ist müßig, zu überlegen, ob er mit mehr Informationen ängstlicher geworden wäre. Da ich aber keine Angst vermittelt oder übertragen habe, hätten die Kinder wahrscheinlich auch keine große Angst um mich entwickelt. Wie man also generell mit Kindern über diese Erkrankung spricht, muss jeder Elternteil mit Diabetes selbst entscheiden. Ganz besonders wichtig erscheint mir dabei einerseits auch die richtige Selbstwahrnehmung. Gehe ich ängstlich oder souverän mit meiner Erkrankung um, akzeptiere ich sie oder wehre ich mich gegen sie? Andererseits sollte man überlegen, was für ein Kind man vor sich hat, welchen Charakter es zeigt und ob man einschätzen

kann, wie es auf Informationen aus dem Leben mit mir als Mensch mit Diabetes vielleicht regieren würde. Kann ich es beruhigen? Kann mir jemand dabei helfen? Und ganz wichtig, wann sind der richtige Zeitpunkt und das passende Alter für welche neue Information gekommen?
Als die Kinder größer wurden, haben wir natürlich immer mehr und detaillierter über den Diabetes gesprochen. Neue Systeme und Umstellungen wurden von allen begleitet und begutachtet. Die aufkommende Diabetes-Technik spielte sicher auch eine Rolle am größeren Interesse meiner Jungs an meiner gesamten Diabetestherapie.

Mein Sohn Jan: *„Tatsächlich war mir schon früh klar, dass bei uns etwas anders ist als in anderen Familien. Es gab immer nur Cola Zero, Mama durfte Süßigkeiten mit in Konzerte oder andere Veranstaltungen nehmen, was normalerweise nicht erlaubt war, und auf langen Autofahrten in den Urlaub wurde ständig das Hörbuch ‚Der zuckerkranke Igel' gehört. Damals, im Kindesalter, konnte ich noch gar nicht begreifen, was los war. Aber, dass es immer und überall Süßigkeiten gab, fand ich als Kind natürlich toll.*

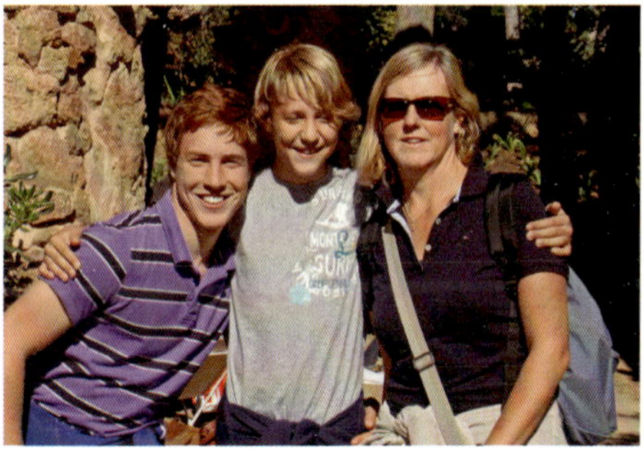

Lars, Jan und ich 2012 in Honfleur (Frankreich).

Andersherum gab es aber auch nicht DAS einschlagende Erlebnis, bei dem ich die Erkenntnis hatte, dass meine Mutter Diabetes hat. Es war ein Prozess mit regelmäßigen Gesprächen innerhalb der Familie und leider auch immer wieder größeren und kleineren Momenten, in denen es Mama offensichtlich gar nicht gut ging.

Vielmehr wurde meine Kindheit tatsächlich nicht beeinflusst. Auch oder gerade, weil ich durch meinen großen Bruder und meinem Vater sehr gesegnet bin. Sie waren es, die mich vor wirklich schweren Erlebnissen bewahrt haben, da sie immer vor Ort waren, wenn meine Mutter Hilfe brauchte. Dadurch habe ich in meiner Kindheit nie Angst vor für meine Mutter gefährlichen Situationen verspürt, sondern war sorgenfrei. Es gab kaum Situationen, in denen ich handeln musste, und wenn, dann war Mama noch so bei Bewusstsein, dass sie auf sich aufmerksam machen konnte. Durch die regelmäßigen Gespräche wusste ich dann auch, wo der O-Saft steht, den sie schnell braucht. Dafür hatten wir in der Küche immer eine Schublade, in der kleine O-Saft-Flaschen standen, die genau für solche Momente zurückgelegt wurden.

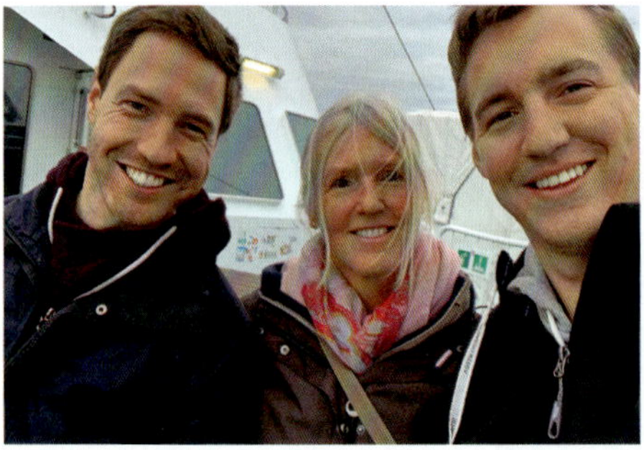

Lars, Jan und ich 2021 auf der Fähre nach Sylt.

Etwas ängstlich wurde ich erst im Jugendalter. Mein Bruder war für sein Studium ins Ausland gezogen und mein Vater war meist früh aus dem Haus und spät zurück, als meine Mutter eines Tages zu mir sagte: ‚Wenn ich an einem Morgen, bei dem ich normalerweise aufgestanden sein sollte, nicht unten bin, kannst du bitte schauen, ob es mir gut geht?' Ich erinnere mich noch genau an diese Worte, da sie mir eindrücklich zeigten, welche Verantwortung plötzlich auf mich zukam. Nicht, dass ich zu jung dafür gewesen wäre, aber meine Mutter konnte immer gut für sich selbst sorgen und wenn nicht, waren zwei weitere Personen zur Stelle. Ich glaube, erst in diesem Moment habe ich wirklich damit begonnen, mich mit dem Thema aus-

einanderzusetzen und mich dafür zu sensibilisieren. Da das für mich einen kleinen Dauerstress bedeutete, war ich damals sehr erleichtert, als die ersten technischen Helfer mit Frühwarnsystem von Papa mitgebracht wurden.

Ich finde technische Dinge, seit ich denken kann, spannend. Mama hat eher ihre Probleme damit. Gemeinsam gingen wir die Sachen an. Es war ein Prozess für sie, diesen technischen Systemen zu vertrauen und sie anzunehmen. Aber meiner Meinung nach erleichtern sie den Umgang mit Diabetes für alle Beteiligten, da die Sensoren schnelle Blutzuckerwerte ausgeben und sie rund um die Uhr überwachen.

Für Mama war es ein Prozess, den technischen Systemen zu vertrauen. Sie erleichtern aber den Umgang mit Diabetes für alle Beteiligten ungemein.

Vielleicht, weil ich als Kind mit dem Diabetes kaum negativ konfrontiert wurde und alle Situationen von anderen kompensiert wurden, hat mich die Aussage meiner Mutter im Jugendalter gestresst. Ich war aber vorbereitet und wusste, was zu tun war, dennoch bin ich froh, dass ich bis heute keine schlimme Situation direkt miterleben musste."

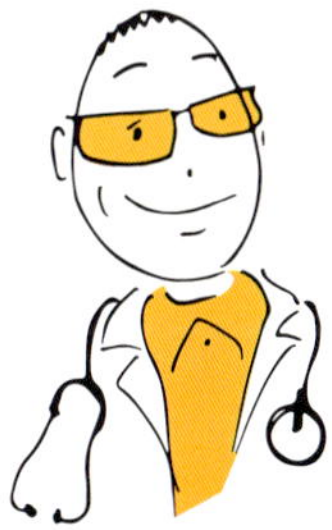

Vererbung des Typ-1-Diabetes

Zuallererst: Der Diabetes kann nicht vererbt werden. Es kann nur die Anlage des Immunsystems vererbt werden, auf einen bisher nicht näher bekannten Auslöser bestimmte körpereigene Zellen abzustoßen. Bei der Aktivierung von allen Genen spielen auslösende, fördernde und hemmende Faktoren eine Rolle, z.B. Lebensgewohnheiten, Umweltfaktoren, Infekte, Viren aber auch die Zugehörigkeit zu bestimmten Bevölkerungsgruppen und vieles mehr. Um die Sache noch ein wenig komplizierter zu machen: Typ-1-Diabetes ist eine Erkrankung, bei der viele verschie-

dene Gene eine Rolle spielen. Derzeit sind mehr als fünfzig krankheitsrelevante Genorte bekannt, die anscheinend einen Einfluss auf die Immunantwort haben. Und alle beeinflussen sich wiederum gegenseitig. Weniger als 10 % aller Menschen, die ein erhöhtes genetisches Risiko aufweisen, erkranken jemals an Typ-1-Diabetes.

Was aber gerade angehende Eltern mit Typ-1-Diabetes interessiert, ist natürlich die Häufigkeit, mit der Kinder von Menschen mit Typ-1-Diabetes auch einen Typ-1-Diabetes entwickeln. Je nach Studie können die Angaben sehr stark schwanken, was an der Qualität der Studie oder der untersuchten Population liegen kann.

In der Allgemeinbevölkerung liegt das Risiko, an einem Typ-1-Diabetes zu erkranken, bei 0,4 %.

Das Geschlecht des Elternteils mit Diabetes spielt bei der Vererbung eine Rolle. Ist die Mutter erkrankt, beträgt die Erkrankungsrate der Kinder bis zum achtzehnten Lebensjahr 1 bis 2 % und im Laufe des weiteren Lebens 2 bis 4 %. Wenn der Vater Diabetes hat, dann liegt das Risiko zwischen 2 und 4 % bis zum achtzehnten Lebensjahr und im weiteren Leben zwischen 4 und 8 %.

Haben beide Elternteile Typ-1-Diabetes, beträgt das Risiko um die 30 %. Wenn Geschwister an Diabetes erkrankt sind, steigt das Risiko für Typ-1-Diabetes auf 3 bis 10 % (25 bis 50 % bei eineiigen Zwillingen).

Bei rund 90 % aller Menschen mit Typ-1-Diabetes gibt es überhaupt gar keinen weiteren Fall von Typ-1-Diabetes in der Familie oder Verwandtschaft.

Kap. 8 Mein Beruf

Balanceakt – Mut – Ablenkung – Erschöpfung
Kontinuierliches Glukose-Monitoring (CGM)
Psychische Energie

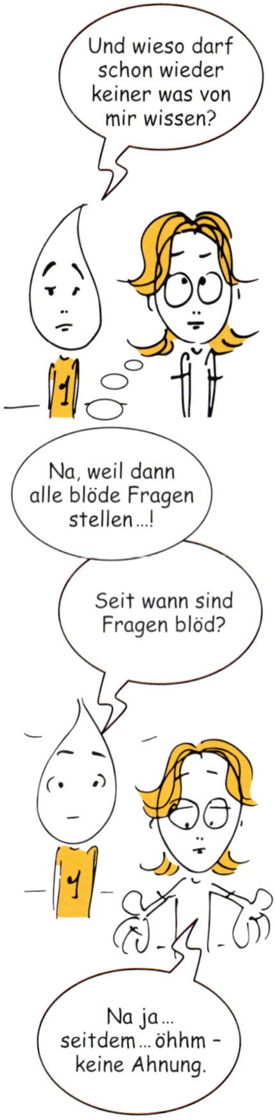

Der Wunsch, Lehrerin zu werden, stand bei mir schon recht früh fest. Nach meinem Examen folgte die Zeit als Referendarin an meiner Ausbildungsschule in Solingen. Auch wenn ich mit meinem Diabetes natürlich auch hier eher im Verborgenen lebte, teilte ich meiner Ausbildungsmentorin Brunhilde, eine sehr offene und feinfühlige Frau, in unserem ersten Gespräch mit, dass ich Diabetes hätte und es sein könnte, dass ich manchmal Traubenzucker essen müsse, wenn mein Blutzucker sinken würde. Sie merkte danach schnell, wenn es mir nicht so gut ging, und sprang ein, wenn ich Hilfe brauchte. Ich wollte aber auch, dass die Kinder in der Klasse nichts von meinem Diabetes mitbekamen.
Mir wäre es komisch vorgekommen, wenn ich mitten im Unterricht meine Traubenzuckerplättchen herausgeholt und sie gegessen hätte. Ich hätte auch in jeder Klasse neu erzählen müssen, warum ich das tue, denn kleine Kinder sind neugierig und hätten mich sicher danach gefragt. Äußerungen wie „Hast du wieder eine Unterzuckerung?" wollte ich nicht hören. Es wäre für mich immer auch die Frage „Hast du wieder nicht aufgepasst?" mitgeklungen. Ich wollte mich nicht rechtfertigen und einfach nicht darüber reden. Brunhilde wusste das und akzeptierte es.

Es kam damals tatsächlich selten vor, dass ich in der Klasse eine Unterzuckerung bekam. Doch ich erinnere mich noch genau an einen Morgen, an dem sie ganz schnell merkte, was mit mir los war und dafür sorgte, dass die Kinder in der Klasse nichts von meiner Hypo mitbekamen. Brunhilde saß als meine Ausbildungslehrerin oft mit in meinen Unterrichtsstunden, um mich zu beraten. Ich stand vor der Klasse und unterrichtete. Als Brunhilde merkte, dass mir der Schweiß ausbrach und ich etwas komischer zu sprechen begann, ging sie kurz vor die Tür und legte mir Traubenzucker auf eine Bank im Flur. Den Traubenzucker hatte sie seit unserem ersten Gespräch immer für mich dabei. Als sie wieder hereinkam, unterbrach sie meinen Unterricht und meinte mit einem Zwinkern in den Augen: „Geh doch bitte kurz ins Sekretariat, da ist ein Anruf für dich. Ich mache hier so lange weiter!“ Da ich wohl etwas verdutzt geguckt habe, schob sie mich sanft durch die Klassentür nach draußen und zeigte auf den Traubenzucker. Erst da verstand ich, was sie schon längst gemerkt hatte. Mir wurde dadurch sehr bewusst, dass ich vielleicht doch genauer und bewusster mit meinen Zuckerwerten umgehen sollte. Ich musste mir erlauben, auch im Notfall während des Unterrichts, etwas zu essen oder zu trinken, wenn es nötig war. Brunhilde konnte nicht immer mit mir in der Klasse sein. Ich musste meine Komfortzone ein Stück verlassen.

Mir wurde dadurch sehr bewusst, dass ich vielleicht doch genauer und bewusster mit meinen Zuckerwerten umgehen sollte.

Ab diesem Zeitpunkt holte ich auch bei Bedarf meinen Traubenzucker heraus und aß ihn. Nach wie vor aber möglichst unbemerkt. Ich drehte mich von der Klasse weg und steckte mir etwas in den Mund. Über meine Krankheit sprach ich im Klassenraum immer noch nicht.

Brunhilde war mir aber auch eine große Stütze, als ungefähr fünf Monate nach Beginn meines Referendariats meine Mutter ihre Gehirnblutung erlitt. Ich spielte mit dem Gedanken, das Referendariat zu beenden oder wenigstens zu unterbrechen. Wieder hatte ich gute Gespräche mit meiner Mentorin und ich zog das Referendariat trotz meiner nun stark schwankenden Blutzuckerwerte mit ihrer Unterstützung erfolgreich durch.
Meine erste Anstellung als Lehrerin an einer Gemeinschaftsgrundschule in einer kleinen Stadt am Niederrhein folgte unmittelbar danach. Die Arbeit mit den Kindern machte mir viel Spaß. Auch hier informierte ich die Schulleitung und ein paar Kolleginnen über meinen Diabetes. Ich war erneut überrascht, wie offen man mir entgegentrat, aber auch wie wenig Kenntnisse die Menschen von dieser Erkrankung hatten und haben. Aber nie wurde infrage gestellt, ob ich diesen Beruf auch ausführen könne. Keiner hatte Angst, dass etwas passieren könnte. Es fragte jedoch auch kaum jemand genauer nach, was es denn mit der Krankheit auf sich hat. Und auch ich sprach nicht darüber. So lebte ich auch dort mein Leben, aß, wenn nötig, meinen Traubenzucker. Andere Zwischenfälle im Zusammenhang mit dem Diabetes kamen nicht vor.

Meine Kollegin und Freundin Nicole: *„Wir waren 1994 zusammen an einer Schule in Alpen. Im Laufe meines Referendariats hast du mir kurz von deiner Erkrankung erzählt. Ich kannte die Begriffe rund um den Diabetes, war aber bis zu dem Zeitpunkt nie jemanden bewusst begegnet, der Diabetes hat. Ich dachte nur: ‚Die Arme.' Mehr haben wir damals nicht darüber gesprochen."*

Letztendlich zeigt dies doch, wie problemlos ein Leben als Mensch mit Diabetes sein kann. Scheinbar! Denn was

nach außen hin so problemlos scheint, ist für den Menschen selbst unter Umständen eine ständige Belastung. Mit Ende zwanzig war mir diese Belastung noch gar nicht so bewusst.
Nach den Erziehungsurlauben mit meinen Kindern ging meine Schullaufbahn 2003 an einer Grundschule in Moers weiter. Auch hier ging ich zunächst wieder mehr oder weniger offen mit dem Diabetes um und im Schulalltag merkte man mir nur selten etwas davon an. Der Griff in die Haribo-Dose im Lehrerzimmer, das Glas Orangensaft in der Küche waren nichts Besonderes und die wenigstens dachten dabei an eine Hypo. Nach wie vor kommunizierte ich mit den Kindern und Eltern nur selten und nur in Einzelfällen darüber. Eine liebe Kollegin berichtete dies von mir.

Meine Kollegin Karin: *„Während einer Konferenz im Lehrerzimmer piepte es in meiner Nähe. ‚Was piept denn da?', sagte ich und guckte dich fragend an. Ich sah, wie du dir in die Bluse griffst. ‚Ich habe Diabetes', antwortetest du nur kurz und blicktest gleich wieder nach vorne und folgtest der Diskussion. ‚Oh okay? Das wusste ich gar nicht', murmelte ich und traute mich zunächst nicht, weiter zu fragen. Nach der Konferenz habe ich dich dann darauf angesprochen und du hast mir kurz erklärt, dass immer, wenn es piept, deine Pumpe eine Warnung abgibt wegen deines Blutzuckers. Das war es dann."*

Für alle schien ich immer alles im Griff zu haben. Ich wirkte stark und belastbar, ich wollte immer alles schaffen und vor allem wollte ich keine Rücksichtnahme wegen des Diabetes.
Aber das konnte auf Dauer nicht gut gehen und mit zunehmendem Alter nahm ich immer mehr eine psychische Bela-

stung bei mir wahr. Das hatte mehrere Gründe. Zum einen hatten mich viele Operationen über die Jahre hinweg belastet, dazu später mehr. Zum anderen war in mein Diabetesmanagement eine neue Methode der Diabetestherapie eingetreten. Dank eines Sensors und des sogenannten CGM (Kontinuierliches Glukose-Monitoring) konnte ich meine Blutzuckerwerte rund um die Uhr ablesen.

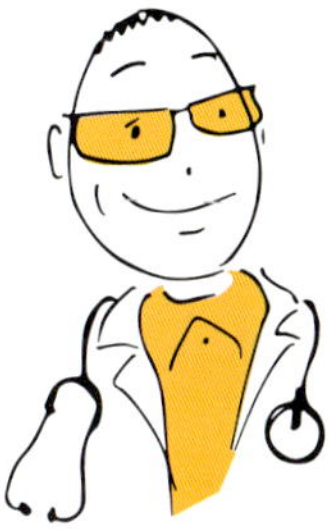

Kontinuierliches Glukose-Monitoring (CGM)

Bei der Blutzuckermessung wird der Zucker (Glukose), wie der Name schon sagt, im Blut gemessen. Aber nicht jede Zelle hat ihr eigenes Blutgefäß, sodass viele Zellen über die Gewebeflüssigkeit versorgt werden. Die benötigten Stoffe wandern (diffundieren) durch die Gefäßwand in die Gewebeflüssigkeit und dann zur Zelle, wo sie aufgenommen werden können. Dieser Transport ist passiv, das heißt, die Gewebeflüssigkeit steht in einem Konzentrationsgleichgewicht mit dem Blut.

Seit über zwanzig Jahren denken Entwickler über die Möglichkeit einer kontinuierlichen Messung des Zuckers nach. Eine Messung direkt in den Blutgefäßen ist aber problematisch, da die Punktion eines Blutgefäßes als Selbstanwendung technisch schwierig ist und zudem ein Fremdkörper im Blutgefäß die Gerinnung aktiviert und zu Blutgerinnseln und Thrombosen führen kann. Vom erhöhten Entzündungsrisiko und den damit verbundenen Komplikationen möchte ich erst gar nicht schreiben. So blieb nur eine Messung aus der Gewebeflüssigkeit, da die Einbringung eines Messsensors sehr einfach ist und es kaum ein erhöhtes Infektionsrisiko gibt. Das erste CGM-Gerät kam Ende der 1990er-Jahre auf den

Seit über zwanzig Jahren denken Entwickler über die Möglichkeit einer kontinuierlichen Messung des Zuckers nach.

Markt – kabelgebunden, groß, unhandlich und es musste täglich kalibriert werden. Die weitere Entwicklung war so eingeleitet. Heute haben wir verschiedene Geräte, mit einer Liegedauer von sieben bis vierzehn Tagen. Einen Sensor gibt es, der bis zu sechs Monate liegen bleiben kann. Diese CGM-Systeme benötigen teilweise keine Kalibrierung mehr und sie zeigen eine sehr akzeptable Messgenauigkeit.

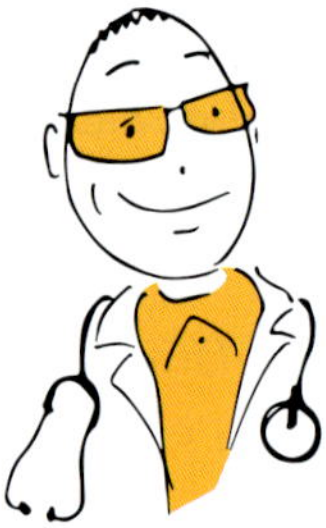

CGM: Blut- und Gewebezucker, Blutzuckermessung

Jahrzehntelang war der Blutzucker das Maß aller Dinge. Alle Anpassungen und Dosisberechnungen für die Insulintherapie beruhten auf dem Blutzucker, wobei das Blut aber nur das Transportmedium für den Zucker ist. Es gibt viele Fachleute, die den Gewebezucker für bedeutender als den Blutzucker halten. Uns interessieren ja im Laden auch nur die Produkte, die im Regal liegen und nicht die, die noch im Lkw auf der Autobahn sind. Hier wird es in den nächsten Jahren sicher noch Diskussionen geben. Wenn irgendwann mal alle Menschen mit Diabetes nur noch mit CGM-Sensoren versorgt sind, wird man über die blutige Zuckermessung nur noch den Kopf schütteln.

Der Zucker aus dem Blut muss in das Gewebe wandern (diffundieren). Dabei diffundieren Stoffe immer von der hohen Konzentration zur niedrigen Konzentration, was eine gewisse Zeit braucht. Ist der Blutzucker stabil, steht er mit dem Gewebezucker im Gleichgewicht. Wenn gleichzeitig Messungen im Blut und im Gewebe durchgeführt werden, sind diese nahezu identisch. Abweichungen gibt es dann nur durch die normale Messungenauigkeit der Geräte. Wird dann etwas gegessen, steigt der Blutzucker bereits stark an, während der Gewebezucker noch nicht reagiert. Erst nach etwa zwanzig Minuten ist wieder ein Ausgleich der Konzentrationen erfolgt. Dieser Zeitversatz wird als Timelag bezeichnet. In dieser Zeit können Gewebezucker und Blutzucker erheblich voneinander abweichen. Abweichungen von 100 bis 150 mg/dl sind keine Seltenheit.

Werden zu diesem Zeitpunkt Parallelmessungen durchgeführt, haben die Patienten das Gefühl, dass das CGM-System falsch misst oder ungenau ist. Komischerweise ist im Denken immer das CGM-System schuld und nie die Blutzuckermessgeräte. Das Problem des Timelag ist aber physiologisch durch unseren Körper bedingt und keine Schuld des Systems.

Der Gewebezucker hängt immer der Entwicklung des Blutzuckers hinterher. Das ist wie auf der Achterbahn mit dem ersten und dem letzten Wagen. In der Steigung ist der letzte Wagen immer tiefer als der erste und in der Schussfahrt ist der letzte immer höher als der erste. Vielleicht kommt daher der Eindruck mancher Patienten, dass der Zucker Achterbahn fährt.

Gerade bei oder nach einer Unterzuckerung können CGM-Systeme zusätzlichen Stress verursachen, da sie teilweise immer noch eine Hypo alarmieren, obwohl schon genug gegessen wurde.

Gerade bei oder nach einer Unterzuckerung können CGM-Systeme zusätzlichen Stress verursachen, da sie teilweise immer noch eine Hypo alarmieren, obwohl schon genug gegessen wurde.

Insbesondere zu Beginn der Versorgung mit einem CGM-System lassen sich Patienten verunsichern und essen dann zu viel. Genauso bei zu hohen Glukosewerten. Es wurde schon Korrekturinsulin gespritzt und das CGM-System zeigt immer noch hohe Werte. Hier hilft nur Ruhe bewahren, nicht zu oft auf die Anzeige sehen und im Zweifelsfall eine Blutzuckermessung zur Kontrolle durchführen.

Das ist auch der Grund, warum alle Patienten mit einem CGM-System Blutzuckermessstreifen benötigen. Diese sollten immer ausreichend vorrätig sein und auch stets mitgeführt werden. Insbesondere bei längerer Abwesenheit von zu Hause (hier meine ich Stunden). Ich garantiere: Ein CGM fällt immer zu einem unpassenden Zeitpunkt und weit weg von zu Hause aus und meist nur dann, wenn keine Teststreifen dabei sind. Frauen mit ihren Handtaschen sind da sicher im Vorteil. Aber bei meiner Frau fällt die Pumpe oder das CGM nur aus, wenn alle Ersatzmaterialien „zufällig" in der anderen Tasche sind.
„Einspruch: Diese Zeiten sind schon lange vorbei!" (Anm. der Ehefrau)

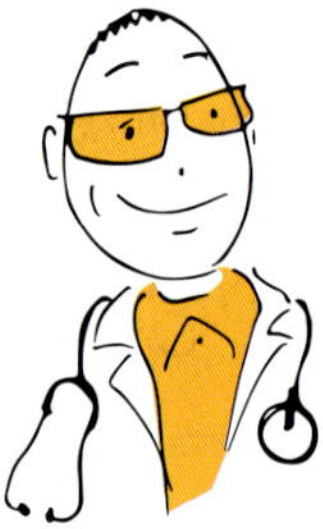

CGM: Funktion und Kalibrierung

Auf den Messsensoren des CGM befindet sich das Enzym Glukoseoxidase, das die Glukose in Abbauprodukte umwandelt. Dabei wird Spannung und somit ein Stromfluss erzeugt. Je höher die Gewebeglukose ist, umso höher ist die Spannung. Der Stromfluss wird gemessen und im System in eine Glukoseanzeige „übersetzt". Warum müssen dann einigen Systemen Blutzuckerwerte mitgeteilt werden, um sie zu kalibrieren, und anderen nicht?
Dies hat zwei Gründe. Erstens haben die Sensoren durch den Herstellungsprozess einen unterschiedlichen Enzymbesatz, was bei gleichem Gewebezucker zu unterschiedlicher Spannung führt. Nach dem Setzen des Sensors muss man dem System sagen, welchen Glukosewert es der derzeit gemessenen Spannung zuordnen soll. Da man aber den Gewebezucker nicht wie den Blutzucker mit einer durch einen Stich gewonnen Probe messen kann, nimmt man den Blutzucker zum Kalibrieren – wenn der Blut-

zucker möglichst stabil ist. Wenn man kalibrieren möchte und der Blut- und der Gewebezucker liegen weit auseinander (z. B. nach einer Mahlzeit, nach dem Sport), sollte man nicht kalibrieren, denn dann wird die CGM-Messung ungenau. Ist eine Kalibrierung einmal ungenau, kann man mit der nächsten Kalibrierung die Genauigkeit wiederherstellen.

Der andere Grund für die tägliche Kalibrierung mancher Systeme ist, dass sich die Enzyme auf dem Sensor verbrauchen. Jeden Tag sinkt die Spannung bei gleicher Zuckerkonzentration etwas ab. Das bedeutet, dass auch der angezeigt Zuckerwert jeden Tag etwas tiefer liegen würde. Zum Schluss käme man aus der angezeigten Unterzuckerung nicht mehr raus. Dieser Elektronenshift wird durch die Kalibrierung korrigiert.

Einige Systeme müssen nicht mehr kalibriert werden. Hier werden alle Sensoren bereits beim Herstellungsprozess vorkalibriert, sodass Ungenauigkeiten im Herstellungsprozess bereits vorab ausgeglichen werden. Zudem ist das Reaktionsenzym anders an den Sensor angekoppelt, sodass es einen Verbrauch des Enzyms über die Laufzeit und den Elektronenshift nicht mehr gibt beziehungsweise im System durch einen Algorithmus ausgeglichen wird.

Nach dem Setzen des Sensors muss man dem System sagen, welchen Glukosewert es der derzeit gemessenen Spannung zuordnen soll.

Das Kalibrieren ist wegen der notwendigen Blutzuckermessungen bei den meisten Patienten nicht beliebt – sie wollen am besten gar keine blutigen Messungen mehr. Aber auch CGM-Systeme können, wie alle technischen Maschinen, Probleme haben. Die verbauten Mikrochips unterliegen auch Herstellungstoleranzen oder können ausfallen. Die Sensoren in der Haut können abknicken, herausrutschen oder an ungünstigen Stellen liegen.

Ein gewisses Misstrauen gegenüber den angezeigten Werten ist also mehr als berechtigt. Bei den Systemen, die die Kalibration fordern, wird der Nutzer gezwungen, zumindest einmal täglich eine Kontrolle durchzuführen. Bei allen anderen Systemen können wir dies nur dringend empfehlen. Auch wenn eine Kalibrierung vom Hersteller nicht gefordert ist, sollte weiterhin die Möglichkeit bestehen, ein CGM-System zu kalibrieren. Die Systeme werden immer intelligenter, sodass eine Rückmeldung ans System, das derzeit eine erhebliche Abweichung zwischen Gewebe- und Blutzucker hat, sicher sinnvoll ist.

Klingt genial, ist aber in meinen Augen mit Einschränkungen für die Lebensqualität zu betrachten. Das liegt für mich darin begründet, dass ich zunächst einmal ständig auf meine Werte geschaut habe. Und obwohl ich wusste, dass der reale Blutzucker immer hinter dem Gewebezucker hinterherhängt, habe ich oft zu früh reagiert und musste daher oft Schwankungen in Kauf nehmen, die nicht nötig gewesen wären. So spritzte ich bei (noch) hohen Werte schon Insulin nach, obwohl das Restinsulin noch gar nicht zur vollen Wirkung gekommen war. Das Ergebnis war oft eine unnötige Unterzuckerung. Und obwohl ich dies inzwischen gelernt habe, passiert es immer wieder, dass ich nicht geduldig abwarte.

So spritzte ich bei (noch) hohen Werte schon Insulin nach, obwohl das Restinsulin noch gar nicht zur vollen Wirkung gekommen war.

Aber ein viel gravierenderer Einschnitt dieses CGM-Systems lag für mich darin, dass ich nicht mehr mit meinem Diabetes im Geheimen leben konnte. Das lag daran, dass alle CGM-Systeme eine Warnfunktion haben. Diese Funktion wird von Firmen und Ärzten als sehr, sehr wichtig beschrieben, da es zu mehr Sicherheit im Alltag führt. Das

System gibt bei Unter- und Überzuckerungen einen Alarm ab. Manche Systeme geben diesen Alarm sogar schon, bevor der Glukosewert den persönlich definierten Zielbereich verlässt. Natürlich führt dies in der Regel zu stabileren Blutzuckerwerten, zu weniger schweren Unterzuckerungen und zu einem besseren HbA_{1C}. Auch für jemanden wie mich, der zu häufigen nächtlichen Hypoglykämien neigt, gibt diese Alarmfunktion natürlich ein hohes Maß an Sicherheit. Ja, es ist großartig, dass ich jetzt immer weiß, in welchem Bereich sich mein Blutzucker befindet, und dass ich gewarnt werde, wenn etwas nicht stimmt.

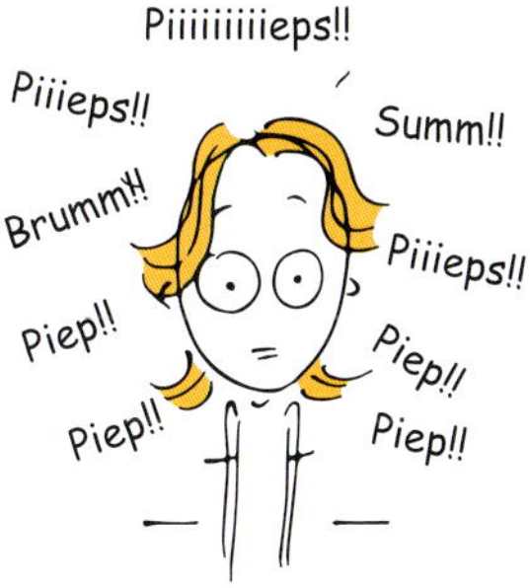

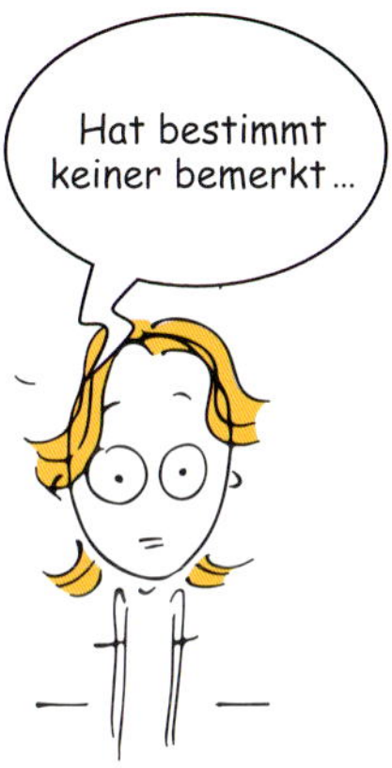

Aber als ich 2017 vor der gesamten Elternschaft meiner neuen ersten Klasse saß und meine Insulinpumpe eine Warnung abgab, war das sehr unangenehm für mich. Ich wusste außerdem, dass ich diese Warnung innerhalb der nächsten Minuten bestätigen musste, da die nachfolgenden Warnungen immer lauter werden würden. Dies machte es noch unangenehmer. Im Übrigen ist auch die Vibration deutlich zu hören, wenn es in der Umgebung leise ist. Dann auch noch zu wissen, dass sich die Pumpe gerade an meinem BH befindet, steigerte das unangenehme Gefühl ins Grenzenlose. Was tun? Ich konnte nicht einfach rausgehen und wieder reinkommen. Ich konnte mich auch nicht geheimnisvoll umdrehen. Ich konnte nur unter mein T-Shirt greifen, die Pumpe hervorholen, die Warnung per Knopfdruck bestätigen, mich kurz entschuldigen und die Pumpe in die Hosentasche stecken. Da sollte sie eigentlich von Anfang an sein, aber das hatte ich in der Aufregung vor dem Abend vergessen. Souverän ging ich zur Tagesordnung über und sprach nicht weiter über diese Aktion. Selbst in diesem Moment war ich nicht in der Lage, die Situation beim Namen zu nennen, zu erklären, was mit mir los ist. Zu sagen „Entschuldigung, ich habe Diabetes, trage eine Insulinpumpe und die warnt mich gerade vor einem zu hohen oder zu tiefen Zucker“ war in dem Moment noch undenkbar für mich, dabei wäre es nur ein Satz gewesen. Ich kann nicht erklären warum. Ich habe viel darüber nachgedacht und komme letztendlich immer wieder zu dem Schluss, dass ich nichts Besonderes sein wollte.

Für mich war dieser Vorfall aber ein weiteres Schlüsselerlebnis. Mir wurde deutlich bewusst, dass ich mit meinem Diabetes nicht mehr verborgen leben konnte. Das bedeutete im ersten Augenblick nicht, dass ich dies auch wollte. Aber ich hatte durch das CGM-System eigentlich keine andere Chance.

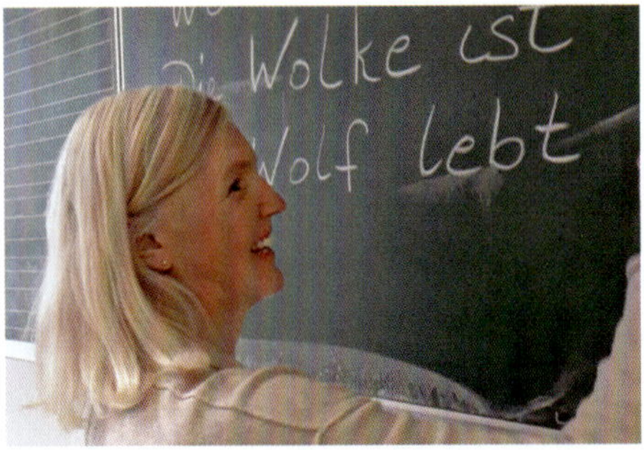

2021 bei der Arbeit in meinem Klassenraum.

Je mehr ich dann darüber nachdachte, wurde mir nach und nach erst bewusst, wie geheim ich eigentlich immer alles um mich und meinen Diabetes gemacht hatte. Bis dahin war mein persönlicher Umgang mit der Erkrankung für mich normal. Dass man das auch anders machen könnte, stand für mich nie zur Diskussion. Das sollte sich nun ändern. Ich wollte nun auch nicht mehr mit ihm im Verborgenen leben.

Und es gelang mir tatsächlich, immer offener damit umzugehen. In der Öffentlichkeit hole ich die Pumpe hervor und bediene sie. Falls Blutzuckerkontrollen nötig sind, mache ich das auch einfach im Lehrerzimmer oder im Klassenraum. Ich spreche mit den Kindern in der Schule über meine Erkrankung. Seitdem ich den Sensor nicht mehr am Bauch,

sondern am Oberarm trage, kann das Thema Diabetes sowieso nicht mehr im Verborgenen bleiben. Und siehe da, die Kinder gehen sehr offen damit um, und wenn einmal alles Wichtige geklärt ist, nehmen sie das Testen, den Blick auf die Pumpe oder das Essen von Kohlenhydraten gar nicht mehr als so besonders wahr. Wenn man dann noch einen wirklich netten Jungen in der Klasse hat, der das ganze Vorgehen von seinem Vater kennt, kann das sogar guttun. Danke, Mats, für manches Augenzwinkern!
Mit dieser Öffnung und Akzeptanz ging aber noch etwas anderes einher. Mir wurde bewusst, wie sehr mich meine Erkrankung auch belastete. Dies verläuft bei mir meist in Phasen. Monatelang kann ich mich gut fühlen, mein Umfeld erlebt mich als lebensfrohen Menschen, der mit sich und auch mit seiner Erkrankung im Reinen ist. Doch dann kommt eine Phase, in der mir alles zu viel wird. Ich nehme bewusst wahr, dass ich nicht mehr die Kraft habe, das nächste Päckchen auf mich zu nehmen.

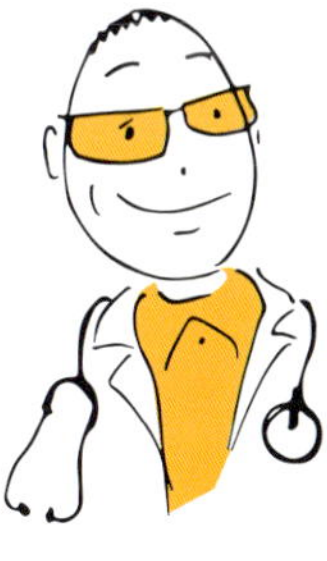

Psychische Energie bei Diabetes

Ich bin kein ausgebildeter Psychologe, aber die psychologischen Aspekte des Diabetes sind mein tägliches Brot. Ohne das Wissen dieser Aspekte und ohne deren Beachtung bei der Beratung von Menschen mit Diabetes wäre ich sicher ein schlechterer Arzt. Am Anfang habe ich schon beschrieben, dass bei der Erstmanifestation die Patienten darüber aufgeklärt werden (müssen), dass der Diabetes sie nun vierundzwanzig Stunden am Tag und sieben Tage in der Woche begleiten wird. Es ist für Menschen ohne Diabetes schwer nachvollziehbar, worin diese Belastung liegt. Unser Gehirn ist ein Sparfuchs. Es versucht, möglichst alle Tätigkeiten in Routinen zu überführen, da diese weniger

Energie kosten. Wer denkt schon beim Autofahren darüber nach, in welchem Gang er fahren muss oder ob die letzte Ampel rot oder grün war? Dies geschieht alles automatisiert. Das Gehirn hat einen Akku, der nachts aufgeladen wird. Aber der Energievorrat ist begrenzt. Die Diabetestherapie eines Patienten besteht täglich aus Hunderten kleinen Entscheidungen, die kaum in eine Routine (ähnlich dem Autofahren) überführt werden können, da sich täglich die Belastungen, die Mahlzeiten, die Bewegung und vieles mehr ändern. Das belastet den Akku erheblich und führt zum frühzeitigen Energieverlust. Daher steht für andere Bereiche des Lebens weniger Energie zur Verfügung.

Andererseits bleiben gerade in Zeiten mit einer erhöhten privaten oder beruflichen Belastung, was auch mit erhöhtem Energieverbrauch verbunden ist, für den Diabetes weniger Energiereserven übrig, was den Zucker erhöht oder vermehrt zu Hypos führt. Das verstärkt den privaten und beruflichen Stress zusätzlich.

Daher ist es so wichtig, zumindest einige der mit dem Diabetes verbundenen Aktionen (zum Beispiel die Zuckermessung und die Insulininjektion vor den Mahlzeiten) zu automatisieren und in eine Routine einzubinden. Das muss geübt und trainiert werden. Der Diabetes ist mit einer neuen Sportart zu vergleichen, die wir gerade erlernen. Auch hier werden Bewegungen immer wieder trainiert, bis sie ohne Nachdenken ablaufen. Dies geht aber nur in Zeiten, in denen dafür genug Energie zur Verfügung steht.

Ich hatte 2019 eine große zweite Klasse, die jeden Tag eine Herausforderung für mich war. Einige Kinder waren neu dazugekommen und ich baute das Gefühl einer Klassengemeinschaft immer wieder neu auf. An einem verlängerten Wochenende bekam ich die Nachricht einer Kollegin, ob es in Ordnung wäre, wenn ein Schüler von ihr, der die Klasse überspringen sollte, am Montag zu mir in die Klasse kommen könnte. Eigentlich gehört das zum Schulalltag und war nichts Besonderes. Doch in diesem Moment fühlte ich nur Stress und Panik.

„Wieder ein neues Kind! Warum immer ich? Warum in meine Klasse? Ich will das nicht!", schoss es mir durch den Kopf.

Hier zeigte sich, auch zu meiner eigenen Überraschung, wie ausgelaugt ich zu diesem Zeitpunkt tatsächlich war.

Noch am gleichen Tag schrieb ich meiner Kollegin und meinem Chef, dass dies nicht mit mir abgesprochen war und ich erst einmal am Montag ein Gespräch darüber führen möchte. Ich musste mir eingestehen, dass ich mit meinem Diabetes aus verschiedenen Gründen an einem Tiefpunkt war und mich diese Situation daher in diesem Moment überforderte. Mir dies einzugestehen war ein wichtiger Schritt für mich und ich nahm mir vor, offen über meine derzeitige Situation mit meiner Erkrankung zu sprechen.

Als ich dann am Montag im Büro meines Chefs saß und ich über den Schulalltag mit meinem Diabetes sprach, den schwankenden Blutzuckerwerten, den oft spontanen Entscheidungen in der Schule, den Fußwegen, die man an manchen Tagen ungeplant läuft (Bewegung kann zu einer Unterzuckerung führen), oder den Ärger mit Kindern oder Eltern (Stress kann zu einer Überzuckerung führen), liefen mir die Tränen. Hier zeigte sich, auch zu meiner eigenen Überraschung, wie ausgelaugt ich zu diesem Zeitpunkt tatsächlich war. Zum Glück traf ich auf viel Verständnis. Für meinen Chef war dieses Gespräch sicher genauso überraschend, hatte er mich doch zuvor immer als recht starke Persönlichkeit erlebt. Die bin ich auch, aber nicht (mehr) dreihundertfünfundsechzig Tage im Jahr. Dank einer sehr netten und ebenfalls verständnisvollen Kollegin kam das Kind dann in ihre Klasse. Danke, liebe Karin. Vielleicht war es eine Vorahnung, als ich bereits drei Jahre vor diesem Vorfall ein Sabbatjahr beantragte. Wahrscheinlich spürte ich damals schon, dass das Leben mit Diabetes einen müde machen kann, dass die vierundzwanzig Stunden am Tag dreihundertfünfundsechzig Tage im Jahr mit ständigen Gedanken an irgendetwas, das in Bezug mit Diabetes steht, mich zunehmend belasteten. Ich bin dankbar und froh, dass ich nun dieses Jahr habe.

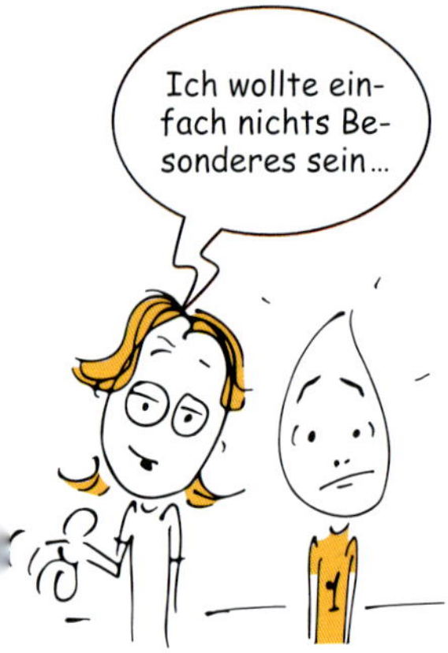

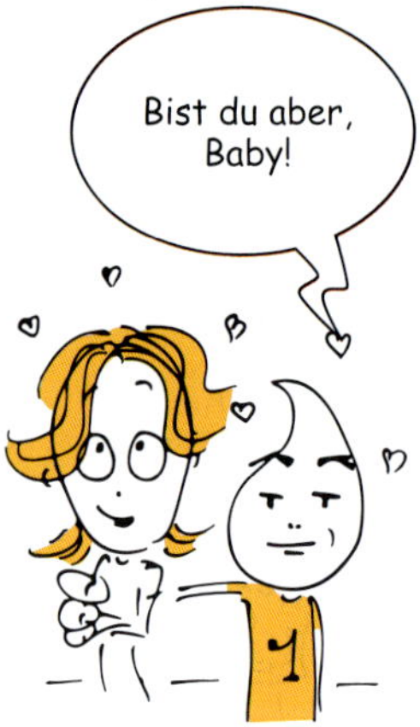

Rückblickend hat sich bei der Recherche für dieses Buch herausgestellt, dass dieser Zusammenbruch zwar für mich ein Schlüsselerlebnis war, für meinen Chef und meine Kollegin aber überhaupt nicht. So sehr es mich aufgerüttelt hat, mich zum ersten Mal vor einem Chef so zu „outen", so hat mein Chef es verständnisvoll zur Kenntnis genommen und dies auch geäußert. Fast drei Jahre später kann er sich aber kaum mehr an das Gespräch erinnern. Für ihn war ich danach wieder die zuverlässige und engagierte Kollegin und keine kranke, psychisch angeschlagene Mitarbeiterin. Dieser Zusammenbruch ist also nicht an mir hängen geblieben. Das Gespräch hatte mir gutgetan, und ich konnte weiterarbeiten. Dies soll zeigen, dass es für uns Menschen mit Diabetes, aber auch für alle anderen, erlaubt ist, zusammenzubrechen. Ab und zu sind die Akkus eben leer und wenn man in solch einer Situation offen und ehrlich darüber spricht, wird es einem in der Regel auch nicht übel genommen. Man sollte nur wissen, wie man aus dieser schwierigen Situation wieder herauskommt, damit es kein Dauerzustand wird, mit dem dann auch die Chefs und

Mitmenschen verständlicherweise nicht mehr so gut umgehen können. Auch wenn mein Chef sich nicht mehr daran erinnern kann, weiß ich aber, dass er sich in den folgenden Monaten immer wieder mit der Frage „Alles gut bei dir?" nach meinem Befinden erkundigt hat. Irgendetwas ist also doch in Erinnerung geblieben.

Mein Schulleiter Rene: *„Als Schulleiter habe ich dich immer als sehr präsent und als eine zentrale Lehrkraft im Gesamtkollegium erlebt, obwohl du mit reduzierter Stundenzahl gearbeitet hast. Die besonderen Absprachen, die wir aufgrund deines Diabetes getroffen haben (zum Beispiel Anzahl der Pausenaufsichten, Klassenraum im Erdgeschoss, Grundzüge der Stundenplangestaltung), waren im Schulalltag – im positiven Sinne – kaum spürbar und änderten an deiner Präsenz nichts. Die regelmäßigen Jahresgespräche, in denen wir die Auswirkungen des Diabetes auf deinen Arbeitsalltag thematisiert haben, um eben diese – aus meiner Sicht kleinen und vergleichsweise problemlos umzusetzenden – Absprachen und Entlastungen zu treffen, waren für mich extrem wichtig. Wenn du hier nicht deutliche Signale gesetzt hättest, hätte mir jede Handlungssicherheit gefehlt.*
In meiner Wahrnehmung war dein Umgang mit deiner Erkrankung mir gegenüber immer sehr unaufgeregt und sachlich. Schade, dass ich mich an manche Gespräche nicht mehr so erinnere wie du."

Kap. 9 Meine Freizeitgestaltung

Musik – Handball – Tennis – Reiten – Hund – Tauchen

Beruf und hohe Zuckerwerte

Tauchen mit Diabetes

Während der vergangenen vierzig Jahre habe ich viele Hobbys unterschiedlich lange ausprobiert und manche intensiv betrieben.
Als ich mit dreizehn Jahren die Diagnose Diabetes bekam, war meine Freizeit sehr musikalisch geprägt. Ich hatte schon seit ein paar Jahren sowohl Querflöten- als auch Klavierunterricht, doch nun sollte der Sport in den Fokus rücken.

Sport

Auf Anraten der Ärzte, mehr Sport zu treiben – die positiven Auswirkungen auf den Blutzucker und das Gewicht sind bekannt –, begann ich also, zusätzlich Tennis und Handball zu spielen. Da diese vier Hobbys auf Dauer zu viel Zeit in Anspruch nahmen, hörte ich mit dem Klavierunterricht auf, da der Sport eben für meine Gesundheit wichtiger war.
Ich kann mich nicht erinnern, dass ich in dieser Zeit bei meinen sportlichen Aktivitäten schlimme diabetische Ausfälle gehabt hätte. Natürlich spürte ich hin und wieder Unterzuckerungen und aß hier und da Traubenzucker, aber es bewegte sich alles in einem normalen Bereich, den ich oft unauffällig behandeln konnte. Und zur Erinnerung: Ich spritzte zu dieser Zeit ja nur morgens und abends ein Langzeitinsulin und musste außer Traubenzucker nichts weiter für den Diabetes mitnehmen. Ich hatte in diesen Jahren definitiv viel weniger Hypos als heute. Ich musste mich streng an

einen Diätplan halten und spritzte kein Insulin zusätzlich zu den Mahlzeiten. So konnte ich mich auch nicht mit Kohlenhydratberechnungen verschätzen, es gab keinen Überschuss an Insulin, weil ich nicht rechtzeitig gegessen hatte und auch nicht, weil ich wieder zu ungeduldig mit den Korrektureinheiten war. Da ich zudem immer wieder eher etwas mehr aß, als es mein Diätplan erlaubte, waren die Hypos einfach sehr selten. Bedingt durch die Wirkung von sportlicher Betätigung auf den Blutzucker traten sie meist nur dort auf. Sowohl meine Freundin beim Tennis als auch meine Mannschaft beim Handball und alle Trainer wussten über meine Erkrankung Bescheid. Wenn ich mich unwohl fühlte, durfte ich jederzeit etwas essen und mir eine Auszeit nehmen. Auf jeden Fall war es für mich wichtig, dass ich diese Sportarten ausüben durfte, ohne dass sich meine Eltern große Sorgen machten. Ich fuhr immer mit dem Fahrrad und mit Traubenzucker oder Saftpäckchen zum Training, und auch das war anstrengend und hätte in Unterzuckerungen enden können. Es war einfach eine andere Zeit. Meine Eltern wären nie auf die Idee gekommen, mich mehrmals in der Woche zu Trainingshallen und Sportplätzen zu fahren.
Ungefähr zwei Jahre vor dem Abitur – ich hatte beschlossen, Musik zu studieren – hörte ich mit dem Handball auf und begann wieder mit dem Klavierunterricht. Das Querflötenspiel hatte ich nie beendet und hatte jede Woche Unterricht und viele Vorspiele. Mit Beginn des Studiums war dann auch keine Zeit mehr fürs Tennisspielen und in den darauffolgenden zwanzig Jahren kam ich sportlich gesehen über das Fahrradfahren, die Schwangerschaftsgymnastik, das Kinderwagenschieben und die ein oder andere Phase, in der ich Mitglied im Fitnessstudio war, erst einmal nicht hinaus.

Musik

In der Schulzeit, im Studium und auch noch viele Jahre danach spielte ich in vielen verschiedenen Sinfonieorchestern Querflöte. Wie funktionierte das mit meinem Diabetesmanagement?

Ich muss sagen: ohne Probleme! Natürlich kam es auch hier hin und wieder zu Unterzuckerungen. Allerdings war es dabei nie ein Problem, zwischendurch ein Stück Traubenzucker zu essen oder etwas zu trinken. Zu Beginn dieser Zeit konnte ich ja meinen Blutzucker noch nicht selbst messen. Als das dann aber möglich war, kontrollierte ich ihn vor allem vor Konzerten und in den Pausen, denn eine Hypo mit Seh- und Konzentrationsproblemen wäre während eines Einsatzes sehr ungünstig und mir extrem peinlich gewesen. Außerdem wussten längst nicht alle Mitglieder der Orchester, dass ich Diabetes habe. Ich wollte auch dort nicht auffallen. Einige Musiker um mich herum wussten, was los war. Ihnen fiel natürlich auf, dass ich ab und zu etwas Traubenzucker aß. Wobei manche wohl auch dachten, dass ich ihn einfach für eine bessere Konzentration nahm. Über diese Möglichkeit hatte ich nie nachgedacht, bis mich in einer Probenpause ein Kollege ansprach, ob er auch etwas Traubenzucker für seine Konzentration haben könnte. Natürlich gab ich ihm etwas davon, aber erklärte ihm auch, warum ich ihn aß. Viele wussten aber nichts von meiner Erkrankung. Wir waren eine Gruppe von vierzig bis fünfzig Personen und zu vielen hatte man keinen engeren Kontakt. Rückblickend weiß ich nicht, ob ich es heute anders machen würde. Wenn ich mich heute einer großen Gruppe vorstellen würde, würde ich meinen Diabetes wahrscheinlich erwähnen. Wenn ich aber ein-

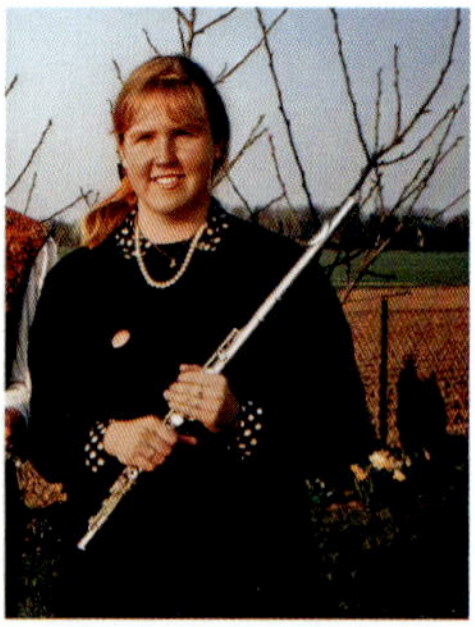

Nach einem Vorspiel im Garten 1993.

fach zu einer Gruppe dazustoßen würde, ohne dass ich mich groß vorstelle, würde ich wohl weiter abwarten und es bei Gelegenheit einzelnen Personen erzählen. Damals war ich zu einem „Outing“ jedenfalls nicht in der Lage. Sich vor eine Gruppe meist unbekannter Menschen zu stellen und über sich und seine Erkrankung zu sprechen ist nicht leicht. Dennoch ist es ratsam. Gleichwohl wäre diese Diskretion von mir als Betroffene heute gar nicht mehr möglich.

Sich vor eine Gruppe meist unbekannter Menschen zu stellen und über sich und seine Erkrankung zu sprechen ist nicht leicht, aber dennoch ratsam.

Wie schon in Kapitel acht erwähnt hat mein CGM-System Vor- und Nachteile. Dass sich unser Handy zwischendurch immer mal wieder bemerkbar macht, ist für uns alle völlig normal. Was aber die Warnsignale eines Handys und/oder einer Pumpe in einem Konzert verursachen können, kann man sich in etwa so vorstellen:

Ich bin Orchestermusiker und habe gerade einen sehr langen Part ohne Pause zu spielen, im besten Fall im *forte* (laut) und im *tutti* (alle). Da vibrieren mein Handy oder meine Pumpe oder beide gleichzeitig, was ich allerdings nur kurz registriere. Bei der nun folgenden kurzen Pause habe ich keine Zeit, die Geräte hervorzuholen. Dann kommt der nächste Einsatz und beide melden sich wieder. Jetzt steht allerdings ein Solo an, deshalb bin ich so konzentriert, dass ich bei der nächsten Möglichkeit zum Nachschauen meinen Diabetes total vergesse. Mein Solo beginnt und ich spiele gerade mehr oder weniger allein in den leisesten Tönen, als drei wirklich laute Warnsignale ertönen. Da ich die Alarmsignale meiner Geräte dreimal nicht bestätigt habe und mein Blutzuckerwert abgesunken ist, machen sie sich jetzt nämlich mit etwas mehr Nachdruck bemerkbar. Für einen Musiker ein absoluter Albtraum!

Aber auch für solche Situationen gibt es Lösungen, denn natürlich können auch Musiker mit Diabetes in einem Orchester spielen. Man kann zunächst einmal das Handy einfach nicht mit auf die Bühne nehmen. Außerdem kann man darauf achten, zu Beginn eines Konzerts eher einen hohen Blutzucker zu haben, um so die Gefahr einer Unterzuckerung während des Konzerts zu minimieren. Drittens kann man auch die Pumpe für zwei bis drei Stunden ablegen, in der Pause seinen Blutzucker mit dem Blutzuckermessgerät messen und ihn falls erforderlich vorsichtig mit dem Pen korrigieren. Wie so oft muss man mit seinem Diabetes ein Arrangement treffen und dann ist vieles trotzdem möglich.

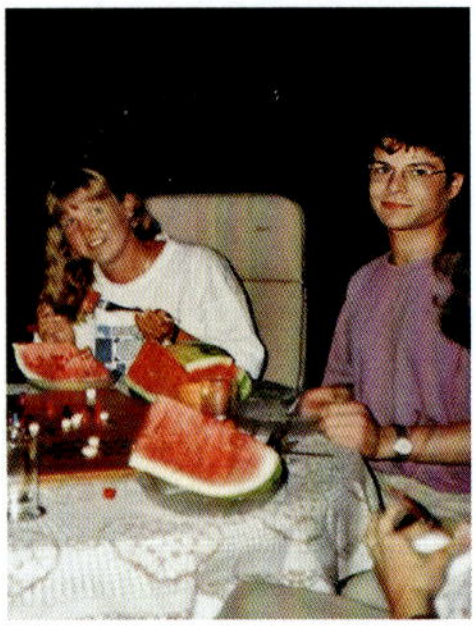

Andreas und ich 1995 beim gemeinsamen Abendessen im Garten von Freunden.

Mein guter Freund Andreas – wir kennen uns aus unserer gemeinsamen Zeit im Niederrheinischen Jugendsinfonieorchester – lebt ebenfalls mit seinem Diabetes.

Er ist ein begnadeter Geiger. Ehe er sein Studium an der Musikhochschule begann, informierte er sich bezüglich seiner Berufsaussichten als Diabetiker und kontaktierte auch die Vorstände verschiedener großer Orchester. Überall riet man ihm davon ab, eine Laufbahn als Mitglied des jeweiligen Klangkörpers anzustreben: „Im Zuge von Probespielen werden wir uns bei vergleichbarer Qualifikation immer für den gesunden, ‚unkomplizierten' Bewerber entscheiden." Man empfahl ihm statt der künstlerischen Ausbildung eine instrumentalpädagogische. So könne er später zumindest unterrichten. Eine Tätigkeit an einer Musikschule sei gewiss auch als Diabetiker denkbar. Diese Auskünfte waren ein herber Schlag für Andreas.

Mein guter Freund Andreas: *„Anfängern das Geigenspiel beibringen wollte ich nie. Mein Traum war es, Bühnenkünstler zu sein, und der aussichtsreichste Weg dahin führte nun einmal in ein Orchester."*

Ernüchtert erwog Andreas, seine Wünsche den offensichtlichen Gegebenheiten anzupassen und Medizin zu studieren statt Musik. Er absolvierte den damals erforderlichen Medizinertest, ergatterte einen Studienplatz an der Universität seiner Wahl – und beschloss am Ende doch, sein Glück als Musiker zu versuchen.

„Meine Aufnahmeprüfung an der Musikhochschule war eigentlich bloß noch als Finale meiner künstlerischen Laufbahn gedacht. Allen Unkenrufen zum Trotz wurde sie zum Beginn eines langen und erfüllten Weges."

Nach erfolgreichem Abschluss des Violinstudiums gewann Andreas verschiedene Probespiele. Zunächst arbeitete er fast ein Jahr lang als ständige Aushilfe in einem Sinfonieorchester in seiner Region und anschließend als Stipendiat und freiberufliches Mitglied verschiedener renommierter Kammerorchester. Über seinen Diabetes war sein Umfeld stets informiert, statt Widerständen erlebte Andreas Unterstützung. Türen öffneten sich.
Zehn Jahre später gab er seine hart erarbeiteten beruflichen Strukturen auf. Zusammen mit drei Gleichgesinnten gründete er ein Streichquartett, das in der Musikwelt einen regelrechten Senkrechtstart hinlegte. Heute zählt sein Ensemble zu den prominentesten und erfolgreichsten seiner Art. Partnerschaften verbinden es mit berühmten Schauspielern, Musikern und Künstlern anderer Sparten. Zahlreiche CD-Einspielungen und Rundfunk-Porträts dokumentieren

seine Laufbahn und die aufsehenerregenden Projektkreationen des Quartetts sind auf den großen internationalen Konzertbühnen zu erleben. Bis heute trägt Andreas keine Pumpe, aber ein CGM-System.

„Bei meinen Auftritten bleibt das Handy natürlich in meiner Künstlergarderobe zurück. So kann mein CGM-System die Konzerte unseres Quartetts nicht stören. Hypoglykämien auf der Bühne sind für ein Publikum zwar nicht lebensgefährlich, aber doch störender als im normalen Alltag. Deshalb reguliere ich meinen Blutzuckerspiegel vor Konzertbeginn auf höhere Werte von etwa 240 mg/dl (13,3 mmol/l). Mein letzter Blick vor einer Konzerthälfte und mein erster danach gelten der Anzeige meiner CGM-App. Das Podium betrete ich niemals ohne eine Notration in der Hosentasche.
Trotz aller Vorsichtsmaßnahmen kam es ein einziges Mal in der Konzertsituation doch zu einer leichten Unterzuckerung.
Und selbst hiervon ging die Welt nicht unter. Im Gegenteil: Nun kann ich mich rühmen, möglicherweise als erster und einziger Künstler der Welt auf den Brettern des ehrwürdigen Wiener Musikvereins zwischen zwei Stücken eine Handvoll Gummibärchen verdrückt zu haben. Der ORF schnitt live mit und außer meinen Quartett-Kollegen hat wahrscheinlich niemand etwas von meinem dezenten Imbiss bemerkt."

Ich bin wahrscheinlich der erste und einzige Künstler, der im ehrwürdigen Wiener Musikverein eine Handvoll Gummibärchen verdrückt hat.

Andreas' Geschichte zeigt, dass beinahe alles möglich ist, wenn man es nur fest genug wünscht und bereit ist, sich wirklich dafür einzusetzen.

„Das eigene Herz ist gemeinhin ein recht kluges Organ. Ihm auf dem Weg durchs Leben zuzuhören lohnt sich immer, auch mit Diabetes."

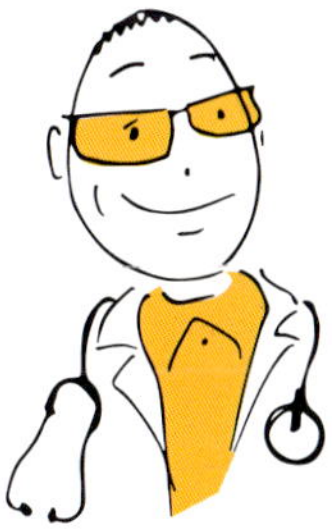

Berufswahl

Immer wieder werde ich gefragt, welcher Beruf denn für Menschen mit Diabetes geeignet wäre. Viele Berufe, die früher – zumindest für insulinpflichtige Diabetiker – ein absolutes Tabu waren, sind mittlerweile möglich. Es macht einen Unterschied, ob ich Diabetes, insbesondere Typ-1-Diabetes, habe und mir einen Beruf aussuchen will oder ob ich einen Beruf habe und dann Diabetes bekomme.

Kommen wir zuerst zur Berufswahl: Man sollte sich überlegen, ob es bei dem Traumberuf im Rahmen einer Unter- oder Überzuckerung zu einer Eigen- oder Fremdgefährdung kommen kann. In der Regel wird dann von diesen „gefährlichen" Berufen, ob in der Höhe oder mit gefährlichen Maschinen, abgeraten. Das ist aber nicht ganz so einfach, da streng genommen ja auch Autofahren schon gefährlich ist, was die vielen Unfälle mit Fahrern, die keine Diabetiker sind, belegen. Und obwohl jedes Jahr Menschen mit Diabetes ihre Fahrerlaubnis wegen Hypos abgesprochen bekommen, sind Menschen mit Diabetes in der Unfallstatistik unterrepräsentiert. Daher schließt auch ein Typ-1-Diabetes einen Führerschein nicht aus. Genauso ist es mit den Berufen. Es kommt immer auch darauf an, wie ein Mensch mit seinem Diabetes umgeht und welche Hilfsmittel, sprich welche Diabetes-Technologie, er nutzen kann. Wer kann schon eine plötzliche schwere Hypo zu 100 % ausschließen? Aber wer kann einen plötzlichen Kollaps oder Herzinfarkt oder Schlaganfall zu 100 % aus-

schließen? Die bloße Möglichkeit einer Fremdgefährdung kann nicht dazu führen, dass alle Menschen mit Diabetes von bestimmten Tätigkeiten ausgeschlossen werden. Eine andere Frage ist, ob man nicht zumindest zeitweise seinen Zucker aus beruflichen Gründen höher hält, um eine Unterzuckerung sicher zu vermeiden. Sei es, dass man eine Präsentation halten muss, in eine gefährliche Lage kommen kann, Verantwortung für andere Menschen trägt oder man in bestimmten Situationen keine Not-BE zu sich nehmen kann.

Wie bei so manchem Extremsportler gibt es auch Diabetiker, die trotz gesundheitlicher Risiken ihren Traum leben wollen.

Übt man bereits einen Beruf aus, der sich nicht mit der Insulintherapie vereinbaren lässt, muss über die Möglichkeit einer alternativen Beschäftigung oder einer alternativen Therapie nachgedacht werden. Ich betreue Lkw-Fahrer, die mithilfe eines CGM weiterhin fahren können, allerdings keine Busse oder Gefahrgut. Und bei Typ-2-Diabetikern kann die Insulintherapie vereinfacht oder hinausgezögert werden. Das muss alles im Einzelfall zusammen mit den Menschen mit Diabetes, den Angehörigen und gegebenenfalls dem Arbeitgeber besprochen werden, unter genauer Abwägung der sozialen und medizinischen Vor- und Nachteile. Wie bei so manchem Extremsportler gibt es auch unter Diabetikern genug Menschen, die ihren Traum leben wollen, auch wenn er gesundheitliche Risiken und Nachteile mit sich bringt.

Ich selbst spiele inzwischen in keinem großen Orchester mehr. Allerdings spiele ich seit ein paar Jahren wieder in einem kleinen Flötenensemble mit und mir fällt gerade auf, dass ich mich auch dort nicht mit meinem Diabetes vorgestellt habe. Mich in Bezug auf meinen Diabetes zu öffnen ist mir nach all den Jahren doch noch nicht in Fleisch und Blut übergegangen. Es wird wohl noch etwas Zeit brauchen. Die Musik begleitet mich bis heute tatsächlich ständig, auch durch meine Lehrertätigkeit, aber sie steht nicht mehr so im Mittelpunkt meines Lebens.

Segeln

Als ich meinen Mann 1991 kennenlernte, war er ein begeisterter und erfahrener Segler. Und natürlich nahm ich seine Einladung an, ihn auf seinem nächsten Wochenendtörn zu begleiten. Dazu hatte er mehrere Patienten aus der Diabetesklinik mit ihren Partnern eingeladen. Es ging zunächst mit dem Auto nach Lemmer zum IJsselmeer. Dort enterten wir ein schönes Segelschiff und richteten uns ein. Ein Segelurlaub ist sicherlich schon komfortabler, als zu zelten, und in etwa mit einem Urlaub im Camper gleichzusetzen, wenn nicht ..., aber dazu gleich mehr. Unser Insulin kam in den Kühlschrank und zu essen und zu trinken hatten wir genug eingekauft. Von Lemmer aus ging es dann am Nachmittag nach Stavooren und allen ging es gut an Bord. Das Wetter war traumhaft schön und der Wind reichte gerade so, dass wir mit wenig Schräglage gemütlich vorwärtskamen. Ab und zu holte einer von uns sein Testgerät hervor, überprüfte seinen Zucker und grinste dann in die Runde. Allen ging es gut und es war ein idealer Einstieg für uns unerfahrene Segler. Beim Abend im Hafen herrschte eine ganz besondere Stimmung. Das Schlagen der Wanten von den vielen Schiffen, das Sitzen an der frischen Luft, das lecker gekochte Essen und die lockere Stimmung waren auch für mich faszinierend und einfach wunderschön. Ich konnte ver-

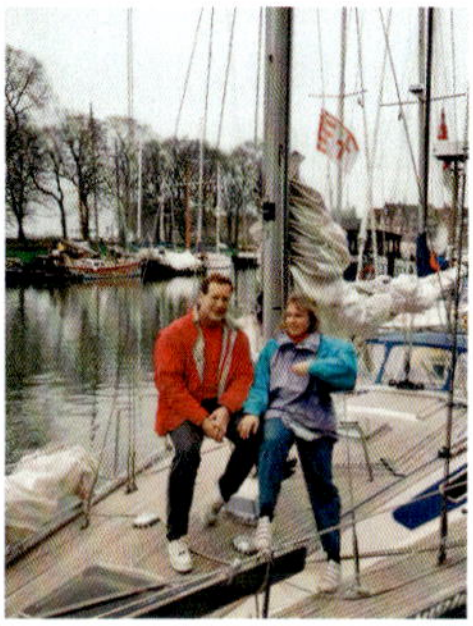

Segeltörn 1992 auf dem IJsselmeer (Niederlande).

stehen, dass mein Freund es liebte. Am nächsten Tag sollte es einmal rüber ans andere Ufer nach Medemblik gehen. Das Wetter war an diesem Tag allerdings nicht so sonnig. Der Himmel war bedeckt und der Wind hatte leicht aufgefrischt. Wir legten dennoch ab und spürten alle nach einiger Zeit, dass das Wetter umschlagen würde. Nach ungefähr zwei Stunden kam schließlich vom Skipper, in diesem Fall von meinem Freund, die Ansage, dass wir alle unsere Lifebelts anziehen sollten. Das sind Rettungsgurte, mit denen man sich auf einem Schiff an festen Stellen wie Ösen oder Haltegriffen sichert, damit man nicht über Bord geht. Wir hatten inzwischen Sturm. Es regnete in Strömen, wir hatten schon vorher alle unsere Regensachen angezogen. Der Wind und die Wellen schlugen gegen das Boot und wir hatten eine ordentliche Schräglage. Der Himmel war dunkel verhangen und wir unerfahrenen Mitsegler saßen wie ein Häufchen Elend am Rand und ließen die zwei erfahrenen Seeleute das Boot durch dieses Wetter manövrieren. Zwischendurch mussten Segel runtergeholt oder verkleinert werden und jedes Mal bestand die Gefahr, dass dabei einer von ihnen über Bord ging. Ich hatte wirklich Angst! Wir alle hatten Angst und keiner sprach ein Wort. Man hörte nur den Regen, den Wind und die Wellen gegen das Boot schlagen. An essen oder trinken, an Blutzucker messen oder Insulin spritzen verschwendete keiner von uns einen Gedanken. Wir hofften einfach nur, irgendwann sicher im Hafen zu landen. Drei Stunden waren wir so auf dem Wasser unterwegs. Dann endlich fuhren wir in den Hafen ein und plötzlich wurde alles ruhig. Jeder, der so etwas schon einmal erlebt hat, wird wissen, was für ein Gefühl sich dann in einem ausbreitet – man kann es schwer in Worte fassen. Kurze Zeit später ploppten die obligatorischen Flaschen Einlaufbier und es ging plötzlich allen besser. Raus aus den nassen Sachen, den Blutzucker testen und ab an Land. Spätestens in der Toilette der Sanitäranlage merkte man, was man überstanden hatte, denn immer noch schwankte der ganze Boden. Mein Blutzucker war leicht erhöht. Ich spritzte zu dieser Zeit tagsüber mit dem Pen und da ich die letzten fünf Stunden nichts gegessen hatte und den Pen nicht eingesetzt hatte, war der Blutzucker lediglich vom Stress angestiegen. Ich konnte mit dem Pen regulieren und hatte dieses Erlebnis aus diabetologischer Sicht gut überstanden.

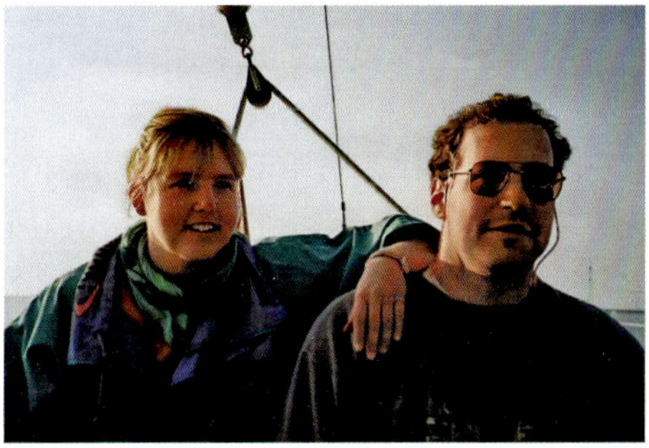

Segeltörn 1992 auf dem IJsselmeer (Niederlande).

Eigentlich hatte ich mir während dieser Sturmstunden geschworen, nie mehr ein Segelschiff zu betreten. Und hier ist auch der Unterschied zum Camper, mit dem wir bei einem Sturm den nächsten Rastplatz angefahren hätten oder ins Hotel gegangen wären. Wir hatten mit dem Boot keine andere Möglichkeit.

Als wir am Abend spazieren gingen, übrigens jedes Pärchen alleine für sich, konnte Hajo meine Panik verstehen, machte mir aber auch klar, dass das heute kein Normalzustand gewesen war. Er überredete mich, am nächsten Tag auf dem Schiff zu bleiben. Das Wetter sollte wieder besser werden. Ich vertraute ihm und tatsächlich hatten wir am nächsten Tag eine traumhafte Überfahrt nach Enkhuizen. Zwei Pärchen hatten aber tatsächlich be-

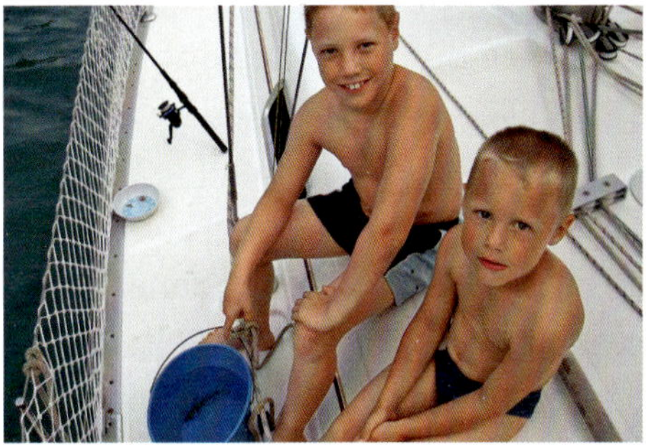

Sommerurlaub 2002 in Südfrankreich …

schlossen, mit dem Zug bis dorthin zu fahren und einen Tag Pause vom Segeln zu machen. Die Zuckerwerte bei zwei Mitseglern waren während der Überfahrt stark gestiegen und sie hatten am Abend noch längere Zeit mit den Auswirkungen zu kämpfen. Ich konnte die Pause gut nachvollziehen.

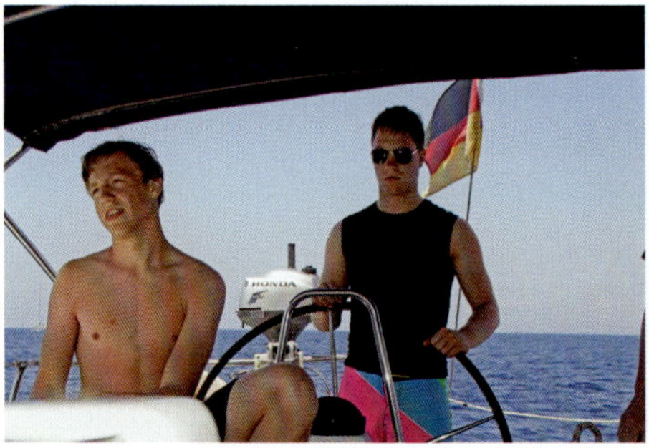

... und 2013 auf Mallorca.

In den folgenden Jahren machten mein Mann und ich noch einige Segelurlaube mit Freunden und auch mit den Kindern. Wir haben viele schöne und aufregende Momente erlebt, aber zum Glück nie mehr solch einen Sturm. Auch beim Segeln ist die Planung das Allerwichtigste für den Diabetes. Lieber einen Tag länger im Hafen bleiben, als in eine Notsituation zu kommen. Und lieber auch den Traubenzucker im Regenoutfit trocken platzieren.

Reiten

Einige Jahre später kamen durch meinen ältesten Sohn die Pferde in unsere Familie. Mein Mann hatte ebenfalls in seiner Jugend reiten gelernt und so beschloss auch ich, Reitstunden zu nehmen, um wenigstens ein bisschen mitreden zu können. Es war eine erlebnisreiche Zeit und ja, Reiten ist anstrengend. Ich hatte regelmäßig Reitunterricht und in unseren Urlauben setzte ich mich auch auf die verschiedensten Pferde, bevor wir dann unsere eigenen Pferde bekamen.

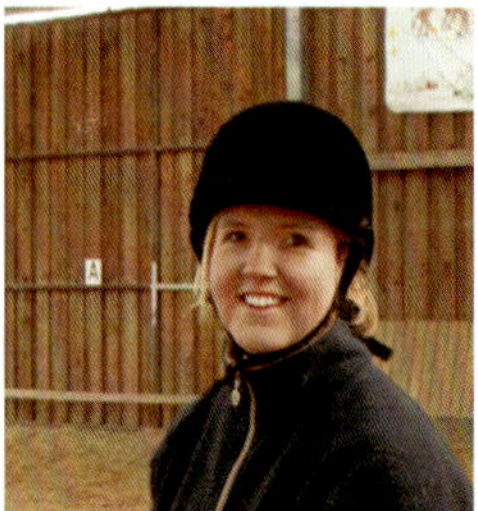

Erste Reitstunden 2006 auf einem Schulpferd.

Zu diesem Zeitpunkt trug ich meine erste Insulinpumpe, die ich aber abhängig von meinen

Blutzuckerwerten selbst steuern musste. Jeder, der schon einmal einen Reiter auf dem Pferd gesehen hat, weiß, dass man dort nicht ruhig und still sitzt. Gerade für einen Anfänger fühlt es sich ständig wie in der Waschmaschine an. Man wird unaufhörlich durchgerüttelt. Egal wo ich die Pumpe trug, am BH vorne, am BH an der Seite, am Hosenbund, selbst aus der Hosentasche, was bei engen Reithosen eh schwierig ist, fiel sie mir hinaus und baumelte an meinem Bein hinunter. Wenn das plötzlich im Galopp passiert, ist das unter Umständen nicht witzig. In einem Fall habe ich mich so erschrocken, dass auch mein Pferd erschrak, einen Satz zur Seite machte und ich mich nur mit großer Mühe auf ihm halten konnte. Ich in Panik, Pferd in Panik und gefühlte fünf Minuten panisches Galoppieren durch die Halle. Keine Ahnung, wie ich es schaffte, oben zu bleiben. An die zitternden Knie beim Absteigen erinnere ich mich heute noch. Leider habe ich mich von diesem Schrecken nie wieder richtig erholt. Er ist mir im Kopf geblieben, und ich bin zwar noch einige Jahre immer wieder geritten und hatte Unterricht, aber die Leichtigkeit und Unbekümmertheit waren weg. So wurde ich mehr und mehr zum TT (*Turniertrottel = der, der dem Reiter alles schleppt und

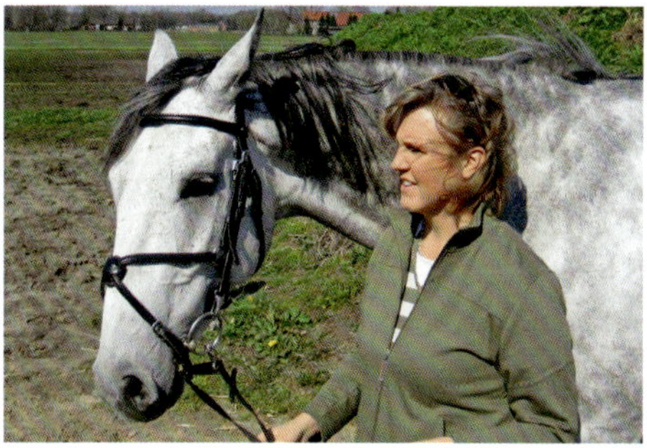

Unser erstes eigenes Pferd Vinobianco 2007.

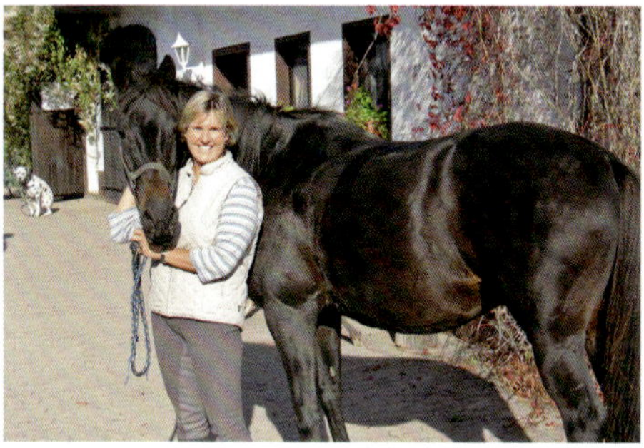

Nach einem Ausritt in den Reiterferien 2008 im Landgut Pfauenhof in der Eifel.

vorbereitet) meines Sohnes, begleitete ihn zu seinen Vielseitigkeitsturnieren und trug seine Sachen entweder vom Hänger oder von der Sattelkammer zum Pferd und zurück.

Hund

Zu dieser Zeit bekamen wir auch unseren ersten Hund. Marlow passte prima in unsere Familie, er liebte das Treiben am Reitstall, das Ablaufen der Geländestrecke und war mir ein sportlicher Begleiter auf meinen täglichen Spaziergängen und Radtouren. Er tat mir und meinem Diabetes gut.

Die zwei bis drei Stunden täglich an der frischen Luft hatten nicht nur eine positive Wirkung auf meine Zuckerwerte, sondern stärkten auch mein Immunsystem. Ich hatte nur noch sehr selten Infektionen und Erkältungen. Aber auch auf diesen Spaziergängen kam es immer wieder vor, dass mich eine Hypo einholte. Sei es, dass ich eine größere Runde gelaufen war, als ich es vorhatte, oder weil ich Bekannte getroffen hatte und später zurückkam als geplant. Vielleicht hatte ich auch zuvor nicht auf meinen Blutzucker geachtet, zu wenig gegessen, zu viel gespritzt und/oder keinen Traubenzucker eingesteckt. Als ich noch kein CGM-System hatte, passierte es mir einmal, dass ich mit Rad und Hund unterwegs war und plötzlich nicht mehr wusste, wo ich war und in welche Richtung ich fahren musste. Ich fuhr in Feldwege, die abrupt endeten. Dabei war es eine Strecke, die ich eigentlich gut kannte, aber ich hatte die aufkommende Hypo nicht bemerkt und war plötzlich hoffnungslos verwirrt und verirrt.

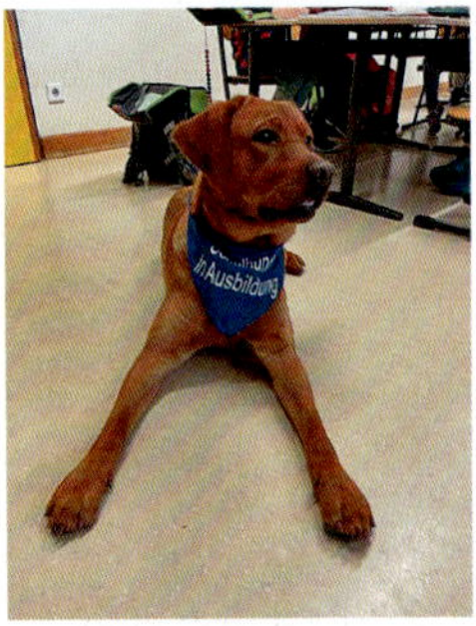

Merlin zu Besuch und zur Ausbildung in der Schule.

Zum Glück schaffte ich es, mit dem Handy meinen Sohn anzurufen. Aber ich konnte ihm nur sagen, dass es mir nicht gut ging und ich dringend Traubenzucker brauchte. Ihm zu beschreiben, wo genau ich mich befand, konnte ich nicht mehr. Ich mag mir nicht vorstellen, in welcher Angst er sich auf sein Fahrrad geschwungen hat, um mich zu suchen. Die Geschichte ging gut aus. Er fand mich schließlich an einem Feldweg und ich war noch in der Lage, den mitgebrachten Traubenzucker zu essen. Einige Minuten später fuhren wir langsam mit den Rädern nach Hause. Ich fühlte mich schlecht, nicht nur wegen der Hypo! Tatsächlich passierte mir eine weitere Hypo beim Spaziergang einige Wochen später. Zwar konnte ich da noch mitteilen, wo ich genau war, aber ich hatte wieder keinen Traubenzucker dabei und mein Sohn kam erneut mit dem Rad zur Hilfe. Diese Vorfälle waren der Anlass für meine Söhne, mir ein Halsband für den Hund zu schenken, an dem sich eine kleine Tasche befindet, in die genau ein Traubenzuckerplättchen hineinpasst.

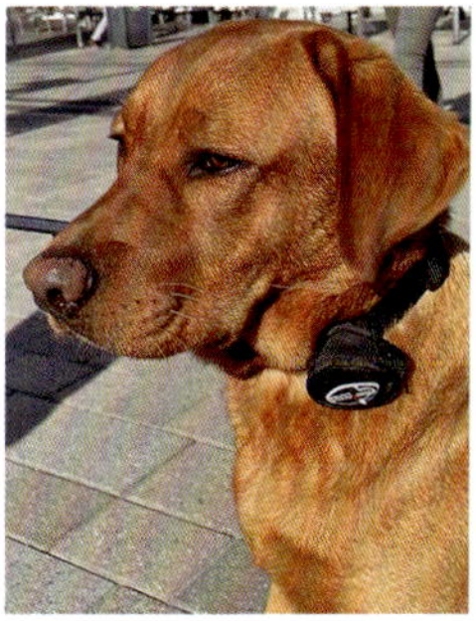

Merlin mit Tasche am Halsband, gefüllt mit Traubenzucker fürs Frauchen.

Nachdem Marlow mit 12,5 Jahren verstarb, dauerte es nicht lange, bis ein neuer Welpe bei uns einzog. Nun begleitet mich Merlin auf meinen Spaziergängen und demnächst auch in die Schule, denn er soll zum Schulhund ausgebildet werden. Und wenn dann meine Kapazitäten und Energien wieder freier sind, schaffe ich es hoffentlich auch, ihn zum Diabetikerwarnhund auszubilden. Aber auch er trägt schon brav meinen Traubenzucker. Diese Tasche und diese Vorfälle haben mich aber wieder achtsamer gemacht,

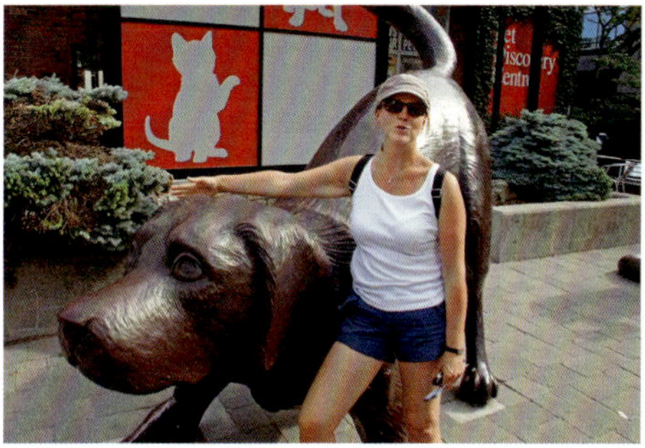

In Toronto 2012 träumte ich noch von einem eigenen Hund.

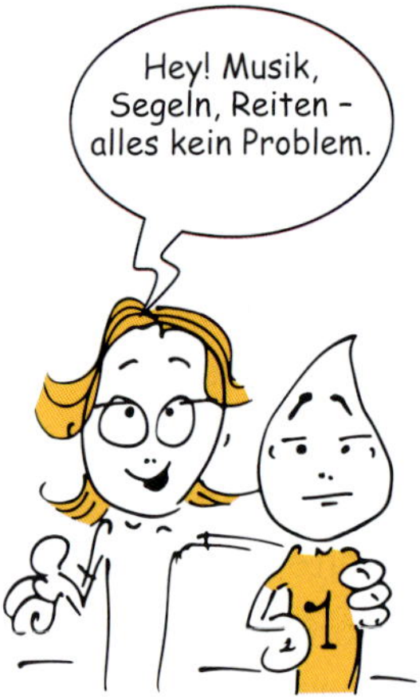

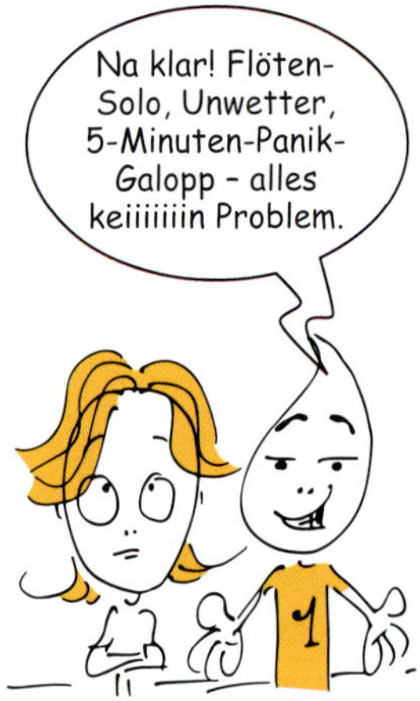

und mir ist bewusst geworden, dass auch diese Spaziergänge eine enorme Auswirkung auf meinen Blutzucker haben können. Damit hatte ich nicht gerechnet. Inzwischen habe ich in all meinen Jacken in der linken Tasche die Hundeleckerlis und in der rechten den Traubenzucker oder die Gummibärchen. Und nein, ich habe noch nicht aus Versehen oder verwirrt in einer Hypo die Taschen verwechselt und Hundeleckerlis gegessen.

Apropos Gummibärchen: Der Mensch ist ein Gewohnheitstier. Das ist bekannt. Anders kann ich es mir nicht erklären, dass ich so lange zur Bekämpfung meiner Hypos lediglich Traubenzucker oder Orangensaft genommen habe. Ich habe mir so lange andere Süßigkeiten einfach untersagt. Mein Freund Andreas kam dagegen schon immer mit einer Tüte Gummibärchen an und irgendwann kam ich einmal auf die Idee, auszuwiegen und auszurechen, wie viel ich für eine BE, also 12 g Kohlenhydrate, jeweils essen darf. Sie schmecken doch einfach besser und lassen sich leichter kauen. Seitdem kaufe ich so gut wie keinen Traubenzucker mehr.

Tauchen

Meine letzte Freizeitbeschäftigung lernte ich passiv vor fünfundzwanzig Jahren ebenfalls durch meinen Mann und aktiv vor ungefähr vier Jahren dann am eigenen Leib näher kennen. Da dieses Hobby gerade für Menschen mit Diabetes nicht ganz so einfach ist, möchte ich meine Erfahrung hier und auch im darauffolgenden Reisebericht etwas ausführlicher beschreiben.

Als ich mit meinem ersten Sohn schwanger war, beschlossen wir, zur Erholung zwei Wochen in die Karibik zu fliegen. Faulenzen, sonnen, gutes Essen und die Ruhe genießen, bevor das Kind kommt. Wir hatten eine schöne Zeit.

Nach den ersten Tagen nahm mein lieber Mann wahr, dass es am Pool ein Angebot zum Schnuppertauchen gab. Er überlegte nicht lange und nahm daran teil, um dann zwei Tage später mit mehreren dunkelhäutigen Tauchlehrern in ein Boot zu steigen und aufs Meer hinauszufahren. Wie es sich für ihn anfühlte, brauche ich hier keinem abenteuerlustigen Menschen erklären, wie ich mich fühlte, wohl keiner eher vorsichtigen schwangeren Frau! Ich lag am Strand und ließ das Meer nicht aus den Augen, wartend, dass das Boot irgendwann mit Hajo zurückkommt. Es kam zurück und auch noch mit einem strahlenden Ehemann an Bord, der nun den Entschluss gefasst hatte, tauchen zu lernen und einen Tauchschein zu machen.

Diese kurze Geschichte vorab. In den folgenden über fünfundzwanzig Jahren machte mein Mann nicht nur seinen *Open Water Diver*, sondern viele weitere Scheine bis zum *Instructor*. In unseren Urlauben ging er ebenfalls immer mal wieder zum Tauchen, aber mich trieb es auf diese Art nicht ins Wasser. Auch als unsere Söhne im Alter von vierzehn und siebzehn Jahren ihren Tauchschein machten, fühlte ich mich nicht getrieben, vielleicht mit ihnen zu lernen. Ich war immer sehr froh, wenn alle drei nach etwa fünfundvierzig Minuten wieder an der Wasseroberfläche erschienen.

Aus Neugierde begleitete ich Hajo dann zu einem Frühlingsfest seines neuen Tauchvereins, lernte einige nette Menschen kennen und verließ das Fest doch tatsächlich mit einem Ausbildungsvertrag für einen Kurs zum *Open Water Diver* (OWD).

Schon auf dem Nachhauseweg fragte ich mich: „Was hast du getan?" Mein Mann schmunzelte nur. „Na toll!", dachte ich. Aber ich wollte es schaffen. Ich wollte mir kurz vor dem 50. Geburtstag noch einmal etwas beweisen. Warum? Einfach so!

Als Erstes hängte ich mir eine Karte an meine Tür zum Arbeitszimmer mit dem sinnhaften Spruch: „Sei Pippi, nicht Annika!“ Das fand die Mutter unseres Patenkindes Annika zwar nicht so witzig, aber mir tat diese Motivation gut.

Nun ging es zunächst an die Theorie. Ich lernte alles, was man eben wissen musste, und bestand die Theorieprüfung!

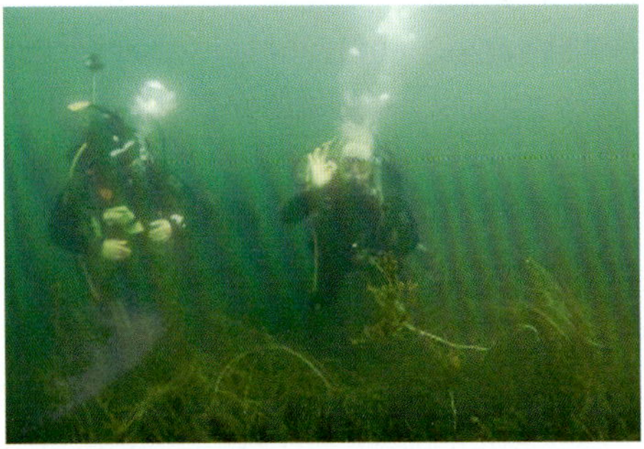

Tauchausbildung 2018 im Bösinghovener See in Meerbusch (NRW).

Aber schon beim Lernen hatte ich ab und an leichte Panikattacken bei der Vorstellung, unter Wasser zu sein. Ich erinnere mich noch daran, dass ich während einer Zugfahrt lernte und dann aus dem Fenster starrte und mich auf meine Atmung konzentrierte. Wie lange konnte ich ruhig nur durch den Mund atmen? Nasenatmung kommt unter Wasser nicht so gut.

Nach der Theorie kamen die ersten Übungen im Pool. Auf dem Weg zur Tauchlehrerin versuchte ich, mich zu überzeugen, dass es viel gefährlicher ist, Auto zu fahren, als in einem drei Meter tiefen Pool zu tauchen.

Es half nur bedingt. Dennoch absolvierte ich alle Übungen unter Wasser vorbildlich, sodass mein Selbstbewusstsein ein klein wenig wuchs.

Eine Woche später sollte es dann in einen Tauchpool mit zehn Metern Tiefe zu weiteren Übungen gehen. Auf dem Weg dorthin rollte die nächste Panikattacke an und trieb mir die Tränen in die Augen. Aber auch dieses Mal zog ich es durch. Schließlich absolvierte ich noch ein paar Tauchgänge im See und hatte danach tatsächlich meinen Tauchschein in der Tasche. Die Panik aber blieb. Auch vor dem ersten Mal im Meer und dem ersten Mal vom Boot aus war

ich kaum ansprechbar, konnte nichts essen und fühlte mich hilflos. Jedes Mal war ich anschließend stolz, meinen inneren Schweinehund besiegt zu haben. Ich habe die Angst, dass etwas passieren kann, bei jedem Tauchgang, aber ich habe gelernt, mehr und mehr damit umzugehen.
Das wirklich Erstaunliche ist, dass diese Angst zunächst so gar nichts mit dem Diabetes zu tun hatte, obwohl mein Diabetes und eine damit einhergehende Unterzuckerung eine sehr große Gefahr für mich als Taucherin sein können. Die Wahrscheinlichkeit, unter Wasser eine Hypo zu bekommen, ist wahrscheinlich deutlich größer als ein Zusammentreffen mit einem Hai oder defektes Material.

Als mein erster Tauchgang im Meer bevorstand, schnorchelten mein Mann und ich am Tag zuvor am Hotelriff. Auch das hatte ich zuvor nie gemacht, da ich aber den Tauchschein hatte, traute ich mir das zu und bekam keine Panik. Schließlich blieb ich ja an der Wasseroberfläche und konnte nicht unkontrolliert aus der Tiefe nach oben schießen, was durchaus gefährlich sein kann. Es war wunderschön, wir sahen viele verschiedene Fische und schwammen recht weit raus, was ich mit dem Blick unter Wasser gar nicht so wahrnahm. Schließlich wollten wir umkehren und da merkte ich, dass mir etwas die Kraft fehlte. Ich registrierte aber überhaupt nicht, dass es an meinem Blutzucker liegen könnte. Nur mithilfe meines Mannes konnte ich aus den Wellen am Ufer an den Strand krabbeln. Ja, krabbeln, denn ich konnte mich nicht mehr auf den Füßen halten. Es war ein schrecklich hilfloses Gefühl und zum Glück lag der Traubenzucker in meiner Tasche am Strand. Nach diesem Vorfall habe ich mir auch beim Schnorcheln angewöhnt, ein Zuckergel oder

Ich registrierte überhaupt nicht, dass es an meinem Blutzucker liegen könnte. Nur mithilfe meines Mannes konnte ich an den Strand krabbeln.

eine kleine Tasche mitzuführen. Für alle Fälle ist dann was am Körper, falls ich doch auf den Gedanken komme, dass mein Unwohlsein an einer Unterzuckerung liegen könnte. Trotz dieses Erlebnisses hatte ich aber beim Tauchen zunächst keine übermäßige Angst vor einer Unterzuckerung.

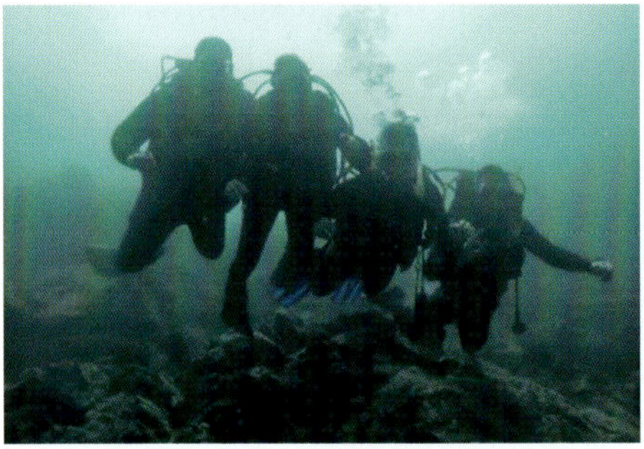

Tauchgang mit der ganzen Familie 2019 vor Fujairah (Vereinigte Arabische Emirate).

Vor vielen Jahren war es Menschen mit Diabetes nicht erlaubt zu tauchen, da die Gefahr einer Unterzuckerung als zu groß erachtet wurde. Schließlich hat man aber festgestellt, dass sie weit weniger Tauchunfälle hatten, als man vermutete. Inzwischen ist ein Tauchschein mit dieser Erkrankung unter gewissen Bedingungen durchaus möglich.

Warum ist die Unterzuckerung unter Wasser deutlich gefährlicher als an Land?

Eine Unterzuckerung verursacht psychische Veränderungen. Auch an Land geschieht das und jeder Mensch mit Diabetes kennt es. Diese Veränderungen können schnell zu verzögerten Reaktionen und Fehlentscheidungen bis hin zur Bewusstlosigkeit führen, was im Wasser auch für die Begleitperson fatale Auswirkungen haben kann. Man kann es in etwa mit dem Autofahren vergleichen, bei dem schwere Hypoglykämien ebenfalls zu fatalen und lebensgefährlichen Situationen führen können.

Um das Risiko abzuschätzen und sicher tauchen zu können, sind eine gute Tauchplanung und eine eventuelle Anpassung der Diabetestherapie sehr wichtig. Dazu braucht es zum einen eine gute Tauchausbildung und zum anderen sehr gute Kenntnisse der Krankheit (Schulung). Für die

Bescheinigung der Tauchtauglichkeit ist eine Zusammenarbeit von Taucherarzt und Diabetologen notwendig.

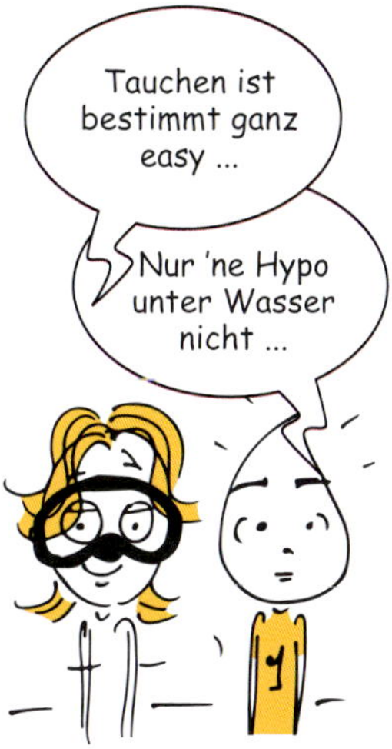

Eine Tauchtauglichkeitsbescheinigung ist unabdingbar für das Tauchen und man braucht sie auch schon vor den ersten Tauchgängen im Pool. Für ein Schnuppertauchen ist sie allerdings keine Voraussetzung.

Wichtig ist es mir, dass alle in der Tauchgruppe über meinen Diabetes Bescheid wissen, nur so können sie mögliche Reaktionen vor, während oder nach dem Tauchgang verstehen und gegebenenfalls richtig reagieren.

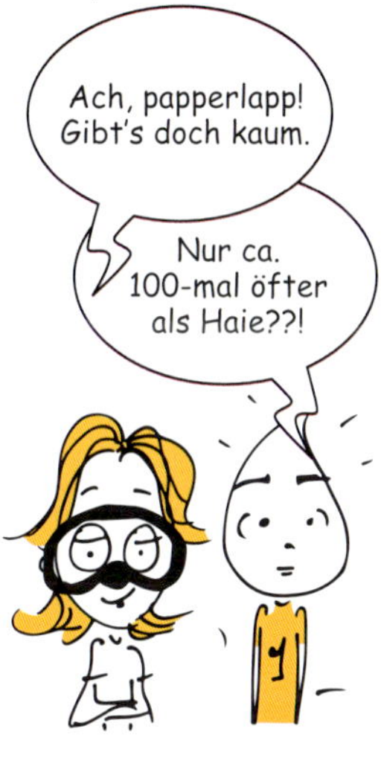

Ich kontrolliere meinen Blutzucker meist sechzig, dreißig, fünfzehn und fünf Minuten vor dem Tauchgang. Ich achte darauf, dass der Blutzucker lieber die Tendenz hat, leicht zu steigen als abzufallen. Ansonsten esse ich vorsichtshalber vorher noch 1 bis 2 BE. Ich versuche meist, den Tauchgang mit einem Zucker von 180 mg/dl (10,0 mmol/l) zu starten. In Zeiten des CGM ist dieses Verfahren natürlich deutlich einfacher.

Bereits vor dem Tauchgang achte ich darauf, langsam verdauliche Kohlenhydrate zu essen, sodass mein Blutzucker ausgeglichen ist. Wichtig ist auch die Insulinwirkzeit, die beim Tauchen nicht ihre maximale Wirkung haben sollte. Bei meiner Pumpe reduziere ich etwa zwei Stunden vorher das Insulin auf 50 % oder rufe weniger Insulineinheiten ab. Die Pumpe muss ich zum Tauchen ablegen. Mein Notfallset habe ich immer dabei. Darin sind schnelle Kohlenhydrate, ein Pen, das Blutzuckermessgerät und Glukagon enthalten. Für den Tauchgang habe ich ein Gel dabei, das ich im Notfall auch unter Wasser zu mir nehmen kann. Das fiel mir am Anfang sehr schwer, da es ja, wie gesagt, unter Wasser genommen wird. Dazu muss der Automat aus dem Mund genommen werden, was eigentlich eine Übung während der Tauchausbildung ist. Aber dann gleichzeitig das Gel aufzunehmen ist ein zusätzlicher Stressfaktor. Und wie erwähnt, ist eine Unterzuckerung nicht unbedingt stressfrei. Hilfreich war es für mich, das ganze Prozedere mehrmals im Pool zu üben, denn dafür reichen auch eineinhalb Meter Wassertiefe aus.

Wichtig ist mir immer, dass ich nicht länger als etwa fünfundvierzig bis sechzig Minuten und nicht tiefer als dreißig Meter tauche, da dies im Falle einer Hypo sicherer ist. Ich muss bei einer Hypo schnellstmöglich an die Wasseroberfläche. Außerdem achte ich darauf, nicht mehr als zwei Tauchgänge pro Tag zu machen. Glücklicherweise ist mein Mann sowohl mein Tauchpartner als auch mein Leibarzt. Sollte ich das Gefühl haben, der Zucker ist zu niedrig, haben wir ein Handzeichen verabredet. Dabei gebe ich erst das allgemeine Zeichen für „etwas stimmt nicht" und dann forme ich mit Zeigefinger und Daumen ein „L" für *low sugar*, was wir gegebenenfalls auch mit einer Tauchgruppe vereinbaren. Zusätzlich habe ich mir angewöhnt, meine Blutzuckerwerte und Erfahrungen bezüglich des Diabetes in meinem Logbuch zu dokumentieren. Das kann auch aus rechtlichen Gründen einmal von Bedeutung sein.

Tauchen ist nicht mein Lieblingssport geworden, aber ich möchte die Erfahrungen nicht missen und werde sicher noch einige Male den Kopf unter Wasser stecken.

Wenn also die gesundheitlichen Voraussetzungen gegeben sind, kann ein Mensch mit gut eingestelltem Diabetes unter Beachtung einiger zusätzlicher Regeln diesen Sport sicher für sich betreiben.

Das alles sind meine persönlichen Erfahrungen mit dem Tauchen. Tauchen ist nicht mein Lieblingssport geworden, aber ich möchte die Erfahrungen nicht missen und werde sicher noch einige Male den Kopf unter Wasser stecken. Was mich dabei allerdings sehr stört, ist, dass ich unter Wasser nicht sprechen kann. Das ist für meinen Mann aber wahrscheinlich mit eine der schönsten Erfahrungen. Er hat seine Ruhe und kann im wahrsten Sinne des Wortes „abtauchen". Nachdem ich einige Male im sogenannten Blauwasser (Meer) getaucht bin, kann ich den trüben und oft kälteren Seen in unserer Umgebung nicht mehr so viel Begeisterung entgegenbringen. Andererseits sind sie oft nicht so tief und eignen sich hervorragend für die, die es nicht gleich in die Tiefe zieht.

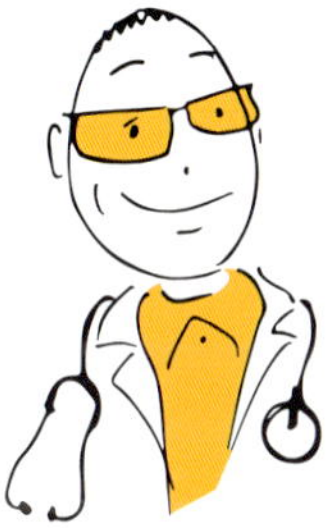

Unterzuckerungen und Tauchen

Bezüglich der Hypos unter Wasser muss ich Entwarnung geben. Wie im Wasser so ist auch an Land jede Hypo eine potenziell lebensbedrohliche Situation. Die Betonung liegt auf potenziell. Genau wie an Land entwickelt sich eine Hypo auch unter Wasser langsam, sodass genug Zeit bleibt, entsprechend zu reagieren. Andrea hat es ja schon beschrieben.

Ich habe als Taucher und mittlerweile auch als Tauchlehrer über hundert Tauchgänge mit Diabetikern gemacht. Zudem habe ich von meinen tauchenden Patienten über zweihundertfünfzig Tauchgangsprofile mit den dazugehörigen Glukoseverläufen gesammelt. In den überwiegenden Fällen steigen die Glukosewerte beim Tauchen an. Also besteht kaum die Gefahr einer Hypo. Ich habe sogar Taucher, bei denen wir beschlossen haben, vor dem Tauchgang zusätzlich Insulin zu spritzen, damit die Glukose während des Tauchens nicht um über 200 mg/dl ansteigt. Und das sind erfahrene Taucher, weshalb Stress oder

Aufregung nicht der Grund für den Anstieg sein können. In nur wenigen Fällen bleibt die Glukose gleich oder fällt ab, sodass in diesen Fällen der Zucker vor dem Tauchen erhöht sein sollte oder kurz vor dem Tauchen Zusatz-BEs eingenommen werden müssen. Von Hypos wurde mir fast gar nicht berichtet, und wenn, dann wurde unter Wasser Glukosegel genommen und der Tauchgang ging weiter. Es gibt einen Taucher, der immer ein Päckchen Sunkist dabeihat und es über den Strohhalm am Automaten vorbei trinkt, ein anderer hat immer eine kleine Flasche Cola im Jacket. Es gibt viele Möglichkeiten.

Die größte Gefahr beim Tauchen für Diabetiker ist die Unterzuckerung unter Wasser, die zu dramatischen Situationen führen kann.

Das Thema „Tauchen mit Diabetes" hat sich inzwischen zu einem beruflichen Hobby entwickelt, was einerseits zu vielen Vorträgen auf Fortbildungen und Kongressen geführt hat, andererseits aber auch zu Artikeln in Fachzeitschriften und zur Neufassung des Kapitels „Diabetes und Tauchen" im Buch „Moderne Tauchmedizin" und in der „Checkliste: Tauchtauglichkeit", zusammen mit Dr. Karsten Theiss aus dem Saarland (Herzliche Grüße, Karsten!).

Für nähere Informationen möchte ich auch auf die folgenden Abschnitte verweisen.

Weitere wichtige Informationen zum Tauchen mit Diabetes

Die größte Gefahr beim Tauchen für Diabetiker ist die Unterzuckerung unter Wasser, die zu dramatischen Situationen führen kann. Die bekannten Anzeichen können maskiert sein und werden verspätet oder gar nicht bemerkt. Die Aufnahme von Zuckerlösung unter Wasser muss unbedingt geübt werden. Eine verzögerte oder nicht ausreichende Zuckerzufuhr kann in kurzer Zeit zur Be-

wusstlosigkeit und zu einer lebensbedrohlichen Situation führen.
Eine andere Gefahr stellt die Überzuckerung (Hyperglykämie) dar. Alle Blutzucker größer als 11,1 mmol/l (200 mg/dl) sind als zu hoch anzusehen und führen über eine verstärkte Urinausscheidung zu einer Dehydrierung und damit zur erhöhten Gefahr einer Dekompressionserkrankung (DCS).
Die Taucher mit Diabetes, die nur Diät halten oder Tabletten einnehmen, haben nahezu keine Einschränkung beim Tauchen. Eine Ausnahme stellen Sulfonylharnstoffe (z. B. Glibenclamid, Glimepirid) dar, die zu Unterzuckerungen führen können und daher vor dem Tauchen gegen andere Medikamente ausgetauscht werden sollten.
Nicht tauchen sollten Menschen
- *ohne Schulung oder einen ausreichend stabilen Blutzucker,*
- *mit stark schwankenden Blutzuckerwerten und überraschenden oder unerklärten Unterzuckerungen,*
- *mit Einschränkung der Wahrnehmung von Unterzuckerungen, die ihre Insulindosis oder die Insulintherapie nicht selbst anpassen können, ohne sonstige regelmäßige körperliche Aktivität (Sport),*
- *mit fortgeschrittenen diabetischen Folgeerkrankungen oder offene Wunden, beim diabetischem Fußsyndrom mit anderen relevanten Begleiterkrankungen.*

Tauchgangsplanung

- *Kein Tauchen bei Unwohlsein oder Infekten*
- *Unterwassertaugliche Kohlenhydrate mitführen (z. B. Zuckergel oder eine kleine Flasche Cola), zusätzlich Traubenzucker und Glukagon in der Tauchbasis oder im Tauchboot bereithalten*
- *Keine dekompressionspflichtigen oder Höhlen-Tauch-*

gänge durchführen (Auftauchen muss jederzeit möglich sein)

- *Keine Tauchgänge tiefer als 30 m (Risiko, dass beginnender Tiefenrausch mit Hypoglykämie verwechselt wird)*
- *Keine Tauchgänge länger als eine Stunde (sonst wäre eine routinemäßige Kohlenhydratzufuhr nötig)*
- *Keine langen Tauchgänge in kaltem Wasser*
- *Stresssituationen unter Wasser vermeiden (z. B. Strömung)*
- *Die Tauchgänge, die Blutzuckereinstellung und -verläufe, Unterzuckerungen und sonstige Besonderheiten des Diabetesmanagements sollten in einem speziellen Logbuch (Diabetiker-Logbuch) genau dokumentiert werden.*

Briefing, Tauchpartner und Guides von Tauchern mit Diabetes

- *Tauchbasis, -guide und -partner müssen über den Diabetes, die Auswirkungen und Gefahren informiert sein. Sie müssen die Anzeichen und Auswirkungen einer Unterzuckerung kennen (z. B. merkwürdiges Verhalten, Verlangsamung) und wissen, welche Maßnahmen über und unter Wasser zu treffen sind: bei Unterzuckerung den Taucher sichern, Zuckerlösung verabreichen, den Tauchgang abbrechen und kontrolliert aufsteigen, an der Oberfläche positiven Auftrieb herstellen und dann eventuell Glukose verabreichen.*
- *Es sollte das Handzeichen „L" aus Daumen und Zeigefinger für „low sugar" vereinbart werden.*
- *Aufbewahrungsort und Handhabung der Notfallmedikamente (Glukagon), Traubenzucker und Blutzuckermessgerät müssen bekannt sein.*
- *Diabetiker dürfen nur mit einem Nicht-Diabetiker als Partner tauchen.*

- *Die Basismaßnahmen der regulären Notfallbehandlung dürfen nicht vergessen werden (Sauerstoff schadet auch bei einer Unterzuckerung nicht).*
- *Bei schweren Tauchzwischenfällen muss der behandelnde Arzt über die Zuckerkrankheit informiert werden.*

Blutzuckermanagement am Tauchtag

- *Der Blutzuckerverlauf vor dem Tauchgang ist wichtig, nicht der Blutzuckerwert unmittelbar vor dem Tauchgang. Der Blutzucker sollte also sechzig Minuten, dreißig Minuten sowie unmittelbar vor dem Tauchgang kontrolliert werden.*
- *Der Blutzucker sollte vor dem Tauchen größer 8,3 mmol/l (150 mg/dl) und kleiner 16,7 mmol/l (300 mg/dl) und im Verlauf stabil oder ansteigend sein.*
- *Nach dem Tauchen am Abend sollten erneute Blutzuckerkontrollen erfolgen, um nächtlichen Hypoglykämien vorzubeugen.*

Urlaubsplanung und -vorbereitung

Neben den üblichen Vorbereitungen eines Urlaubs sind folgende Punkte zu beachten:

- *Mitnahme von Zuckerpräparaten (z. B. Jubin) und Glukagon (z. B. GlucaGen Hypokit) in ausreichender Menge*
- *Ungewohnte körperliche Aktivität (Urlaubstaucher)*
- *Unbekannte Nahrungsmittel*
- *Veränderter Schlafrhythmus*
- *Klimaveränderung und Veränderung des Wasser- und Salzhaushalts*
- *Ungewohnte Umgebungstemperaturen können die Insulinwirkung verändern und zu Blutzuckerschwankungen und Unterzuckerungen führen.*

Kap. 10 Reisen

Zusatzgepäck – Diabetesequipment
Urlaub vom Diabetes?
Diabetes und Urlaub – Zeitverschiebung

„Wann sind wieder Ferien?“ Seit ich denken kann, war das Reisen in unserer Familie schon immer ein wichtiger Bestandteil. Mein Vater war Verkaufsingenieur und viel und oft beruflich unterwegs. Wenn er von seinen Flugreisen nach Hause kam, brachte er immer Päckchen mit. Diese hatte er aus der Lounge am Flughafen und es befand sich immer etwas Besonderes zu essen darin. Als kleines Kind fand ich das stets sehr spannend und aufregend. Oft brachte er mir auch Souvenirs aus fremden Ländern mit und ich wurde neugierig auf diese Länder.
Wenn wir gemeinsam in Urlaub flogen oder fuhren, waren seit der Diagnose Diabetes die wichtigsten Gepäckstücke eine Waage zum Abwiegen meiner Broteinheiten und eine Thermoskanne, in der sich die Glasfläschchen mit Insulin vorsichtshalber in einer Plastiktüte eingewickelt, befanden.
Je älter ich wurde, desto freier durfte ich mit Freunden und Freundinnen in Urlaub fahren. Sogar Zelten in Holland und Italien erlaubten mir meine Eltern, wofür ich sehr dankbar war und bin.

Mein Freund Klaus: *„Was mir in Erinnerung geblieben ist in Bezug auf dich und deinen Diabetes? Eigentlich nicht sehr viel. Außer, dass du im Prinzip alles und immer mitgemacht hast. Du konntest das eine oder andere Mal etwas nicht mitessen oder mittrinken, aber ansonsten war* *eigentlich alles völlig normal. Außer, dass eine Thermoskanne überall dabei war, damit das Insulin nicht zu warm wurde. Das aber auch nur, wenn wir längere Zeit unterwegs waren, wie zum Beispiel in Holland am Meer. Zusätzlich hat meine Mutter für unsere Hollandwochenenden immer einen diabetikergeeigneten Schokokuchen gebacken, damit wir alle davon essen konnten und du dir nicht etwas anderes mitnehmen musstest."*

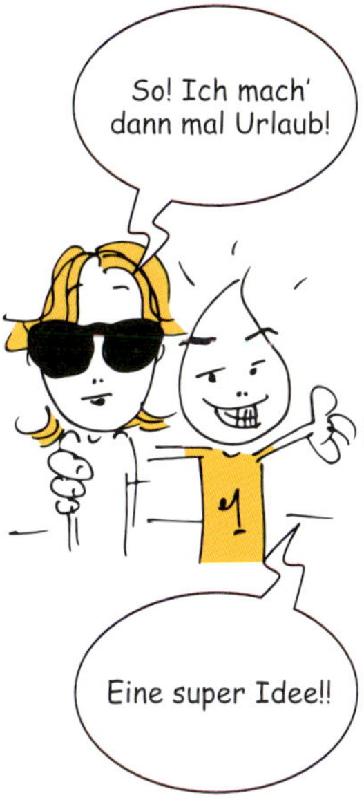

» Ich versuchte, mich halbwegs an meinen Diätplan zu halten, aber da ich in den ersten Jahren nur mittels Urinteststreifen erahnen konnte, wo mein Blutzucker ungefähr lag, ließ ich das Testen im Urlaub häufig weg. Es waren Ferien!
Wenn ich mir die Fotos von damals anschaue, frage ich mich heute noch, wie ich das mit dem Diabetes auf diesen Zeltplätzen mitten in der Sonne geschafft habe. Aber es funktionierte. Ein Wunder, dass es nie zu Entgleisungen kam. Irgendwie schaffte ich es intuitiv, die Werte so zu halten, dass sie mich nicht gefährdeten. Ich spritzte morgens und abends meine Einheiten und die Gefahr einer Hypo war gering, denn natürlich aß ich eher mehr als weniger. Ferien waren eben Ferien und

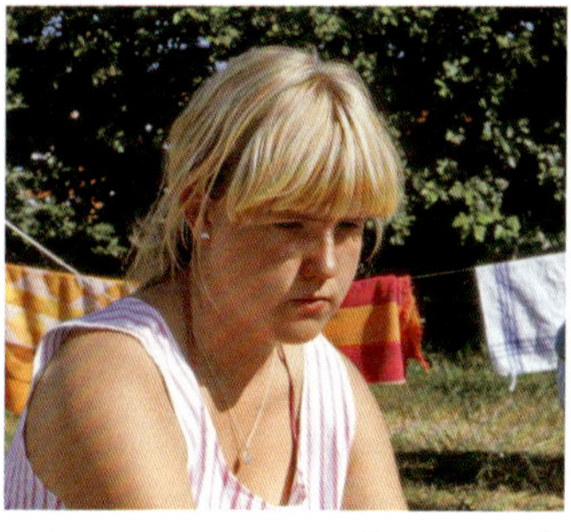
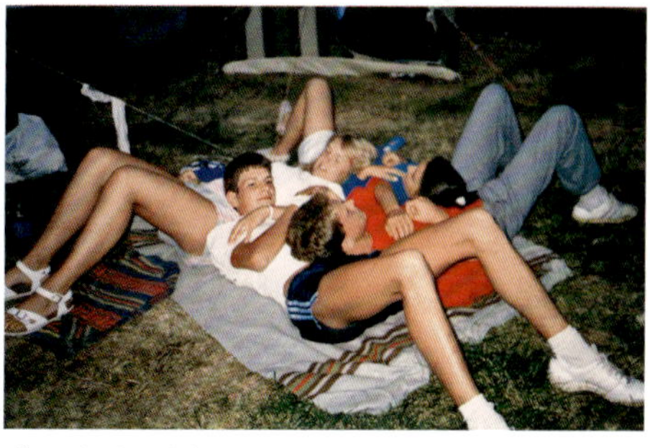

Zelten 1986 mit Freunden in Domburg (Niederlande).

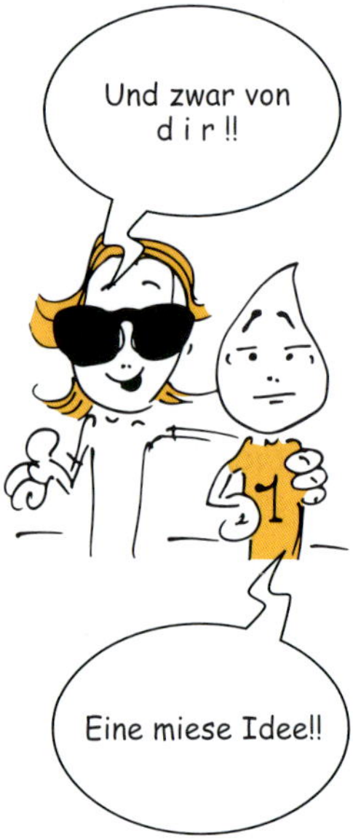

für mich hieß das auch Ferien von meinem disziplinierten Leben mit Diabetes. Ich schätze, die Werte waren also eher im Bereich zwischen 200 mg/dl (11,1 mmol/l) und 400 mg/dl(22,2 mmol/l), aber richtig schlecht ging es mir nie.
Meine Freunde wussten in diesen Urlauben immer, was mit mir los ist, mein damaliger Freund Kai und meine beste Freundin Karina waren oft dabei und wussten zudem noch, was zu tun war, wenn es mir nicht gut ging. Beide erinnern sich auch daran, dass sie sich selbst einmal eine Spritzennadel in den Bauch setzen sollten, um zur Not Bescheid zu wissen. Beide fanden es ganz schön komisch.

Meine Freundin Karina: *„Du hast mir von deiner Krankheit erzählt und mir erklärt, dass dein Körper aus eigener Kraft kein Insulin produzieren kann. Dass du jetzt Insulin spritzen musstest, fand ich damals ziemlich mutig von dir – gruselige Vorstellung, das bei sich selbst zu machen ... Es tat mir schon auch leid, dass du jetzt auf einmal so selbstdiszipliniert sein musstest – für ein Kind beziehungsweise eine Jugendliche ist es schon besonders hart, sich ständig zu testen und immer darauf achten zu müssen, was man isst.*

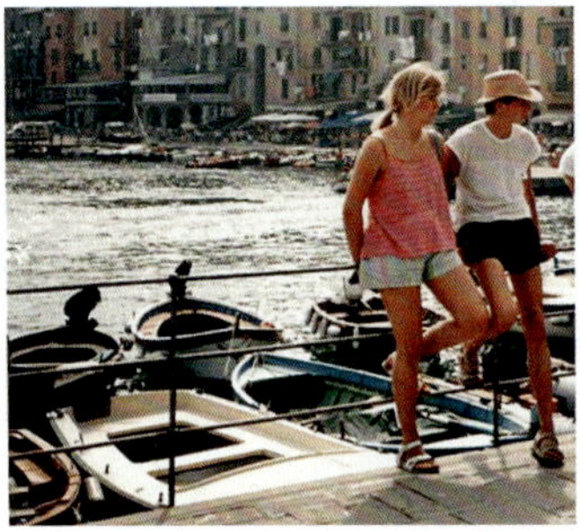

Sommerurlaub 1987 mit meinem damaligen Freund Kai in Italien.

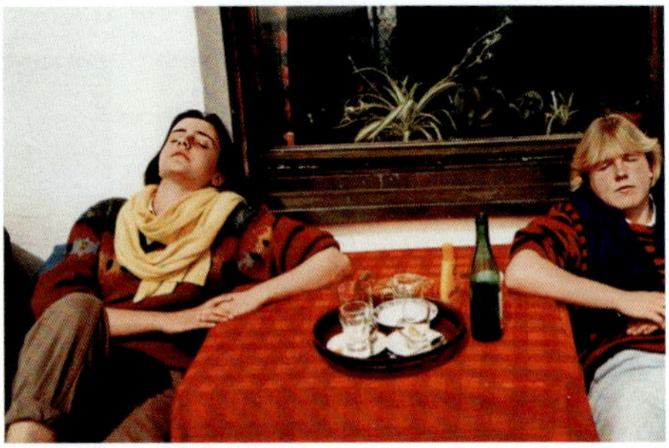

Osterurlaub 1985 mit meiner besten Freundin Karina in Südtirol.

Soweit ich mich erinnere, sind wir beide mit deinen Eltern so im Alter von sechzehn oder siebzehn Jahren in den Osterferien nach Südtirol gefahren und haben dort auch einige Wanderungen gemacht. Da hast du mir dann etwas ausführlicher erklärt, was im Falle einer Unterzuckerung zu tun ist. Ich musste sogar zur Probe spritzen, was etwas Überwindung kostete, damit ich dir im Fall eines Falles am Berg oder in anderen Situationen eine Glukagonspritze geben konnte (was glücklicherweise nicht notwendig war, aber gut zu wissen, wie es geht). Da ist mir sehr bewusst geworden, dass Diabetes auch tödlich sein kann, wenn man nicht weiß, wie man in bestimmten Situationen reagieren soll."

Am Tag war das mit mir und meinem Diabetes recht leicht. Aber in der Nacht konnte es für meine Mitmenschen anstrengender sein, da ich meine Hypos eine Zeit lang erst spät merkte.

Meine Freundin Marina: *„Es war um Christi Himmelfahrt 2002, als Anja, du und ich uns eine Woche Auszeit von der Familie auf Sylt gönnten.*
Wegen deines Diabetes bekamen wir von Hajo eine kleine Unterweisung für den Fall, dass du ohnmächtig werden solltest. Bei den Vorbereitungen für diese Woche gestand uns Anja, dass sie nachts schon mal schlafwandeln würde. Für mich war das im Vorfeld schon sehr aufregend, da ich mit Urlauben generell noch nicht so vertraut war.
Unsere Ferienwohnung auf Sylt ging über zwei Etagen, wobei die Schlafräume im Souterrain lagen. Man musste durch das Kinderzimmer gehen, um ins Schlafzimmer zu gelangen. Du bezogst das große Bett im Schlafzimmer mit genügend Traubenzucker und Saft (für den Fall einer Hypo)

auf dem Nachttisch und Anja und ich die zwei Einzelbetten im Kinderzimmer. Die Tür zu dir stand jede Nacht auf und so konnte ich genau auf dein Bett gucken.
Es war eine schöne Woche. Wir hatten viel Spaß und wenig Schlaf. Vor allem ich! Bei jedem Seufzer oder Räuspern von dir wurde ich wach und schaute, ob du dich noch regst. Und wenn von dir nichts kam, stand Anja schlafwandelnd auf und schraubte an der Deckenlampe oder ging erzählend durch den Raum. Zum Glück wart ihr Langschläfer, sodass ich auch später aufstehen konnte.

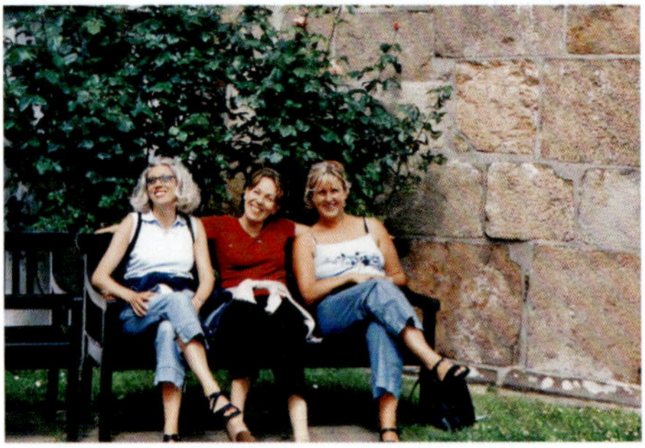

Drei Mütter erholen sich auf Sylt: Marina, Anja und ich 2003 in Keitum.

Tagsüber lief alles prima, ab und zu musstest du Traubenzucker essen. Manchmal bemerkte ich schon vor dir, dass es nötig war, und sprach dich darauf an, aber das war kein Problem. Es war einer meiner schönsten Urlaube und zum Glück ist mit dir nichts passiert. Ich kenne auch keinen Menschen, der so diszipliniert ist wie du!"

Die Zahl der Reisen nahm im Laufe der Jahre zu und auch die Ausstattung eines Menschen mit Diabetes vergrößerte sich. Zunächst wurde die Thermosflasche etwas größer, da ich statt der Insulinfläschchen und Spritzen nun Pens mitnahm, die deutlich leichter zu handhaben, aber auch größer waren.
Ein paar Jahre später wurde das Gepäck noch umfangreicher, denn zu den Pens kamen nun auch die Blutzuckerteststreifen in ausreichender Anzahl, das Blutzuckertestgerät und die Einstichhilfe mit Ersatzlanzetten. Wenn

wir auf Flugreisen waren, hatte ich diese Dinge im Handgepäck dabei und meine Eltern oder Freunde ebenfalls, damit es bei einem Verlust des Gepäcks noch ein Ersatzequipment gab. Außerdem hatte ich stets eine mehrsprachige Bescheinigung dabei, dass ich Diabetes habe und diese Dinge mitführen muss.
Wieder einige Jahre später wurde das Gepäck weiter ergänzt durch die Insulinpumpe, für die ich wieder Insulinampullen und zusätzlich ausreichend Katheter mitführen musste. Außerdem gab es bei der ein oder anderen Pumpe in meiner Karriere auch sogenannte Setzhilfen, mit denen die Katheter platziert wurden. Die Pens mussten ebenfalls mit, denn die Pumpe könnte ausfallen (was nie geschah), oder ich musste ausnahmsweise mit dem Pen spritzen, da ich die Pumpe für den Strand ein paar Stunden ablegte. Auch hier gab es alles wieder doppelt und oft schleppten wir sogar eine Ersatzpumpe mit. Dafür blieb die Waage inzwischen zu Hause. Das Selbsteinschätzen hatte Einzug gehalten und funktionierte manchmal mehr oder auch mal weniger gut.

Mein Sohn Jan: *„Die Relevanz von Diabetes für meine Mutter habe ich meist kurz vor Urlauben gespürt, bei denen ein großer Teil des Packvorgangs darin bestand, alle notwendigen Diabetesutensilien parat zu legen, damit sie nicht vergessen werden. Bei der Abfahrt am Haus wurde dann jedes Mal die gesamte Packliste durch meinen Vater und meine Mutter durchgegangen. Ich kann mich daran erinnern, dass, gerade als ich noch jung war, es hierbei immer wieder zu Diskussionen kam, da wichtige Dinge vergessen wurden oder mein Vater und meine Mutter sich uneinig über die Menge an Insulin, Kathetern und dergleichen waren. Dieser Stressmoment wurde aber geringer, je mehr Routine in die Urlaubsplanung kam."*

Seit ein paar Jahren wird das Equipment ergänzt durch die ersten CGM-Systeme. Erst der FreeStyle Libre (erste Generation), der nur mit dem Reader abgelesen werden konnte, dann der Eversense, dessen Transmitter täglich mit neuen Pflastern versehen werden muss, und die entsprechende Ladeschale dazu und heute der Dexcom G6, der alle zehn Tage mit einer sehr großen Setzhilfe unter die Haut platziert wird.
In der folgenden Auflistung fällt tatsächlich auf, dass in all den vielen Jahren nur die Urinteststreifen weggefallen sind. Alle anderen Dinge werden immer nur ergänzt und das „alte“ Material bleibt erhalten.

Zum aktuellen Standard für Reisen gehören bei mir:

- Pumpe und Ersatzpumpe mit Ladegerät
- Insulinampullen, Reservoire, Spritzen zum Auffüllen des Reservoirs, Katheter und Nadeln, alles mindestens doppelt so viel, wie regulär benötigt
- Ausgedruckte Übersicht über Basalrate, Bolusrate und Pumpeneinstellung
- Mindestens zwei Insulineinmalpens mit kurzwirksamem Insulin, ausreichend Pennadeln
- CGM-Sensoren (Dexcom G6) in doppelter Anzahl als notwendig, Ersatztransmitter, Desinfektionsmittel (nicht rückfettend, zum Beispiel Cutasept F)
- Blutzuckermessgerät, Blutzuckerteststreifen, Einstichhilfen
- Ketonteststreifen
- Traubenzucker, Gummibärchen
- Kühlsystem für Insulin
- Ärztliche Bescheinigung
- Hypo Nasenspray
- Tagebuch
- Kohlenhydrattabelle in der App auf dem Handy

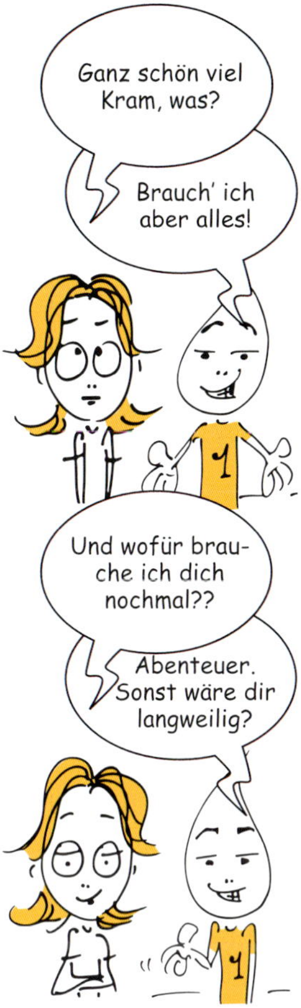

Tatsächlich eine ganze Menge Kram. Wobei ein Großteil des Volumens die Verpackung ausmacht. Wenn ich an einem Morgen sowohl den Katheter der Pumpe als auch das CGM-System wechsle, sieht es auf dem Tisch aus wie nach einem Essen mit zwei Personen in einem Fast-Food-Restaurant. Eben ein riesiger Berg Müll! Klar müssen die meisten Artikel steril verpackt sein, aber nicht alles muss Einmalmaterial sein. Zum Glück lässt sich aber der meiste Müll in Papier- und Plastikmüll trennen.

Dank meiner t:slim-Pumpe benötige ich zumindest keine Batterien mehr. Ich habe stets eine kleine Powerbank dabei, mit der ich die Pumpe auch beim Spazierengehen laden kann, denn die Powerbank passt locker in die Hosentasche. Für meine Reisen komme ich mit einer einfachen Handtasche als Handgepäck nicht mehr aus! Mir ist es sehr wichtig, dass ich zum Beispiel bei Flugreisen den kompletten Bedarf für zwei bis drei Tage mit ins Handgepäck nehme, damit ich jederzeit darauf Zugriff habe und auch bei Gepäckverlust für die ersten Tage am Zielort versorgt bin. Auch das gesamte Insulin ist im Handgepäck verstaut. Den Rest des Diabetesequipments verteile ich auf meinen Koffer und den Koffer meines Mannes. Meinen großen Rucksack habe ich möglichst vor meinen Füßen stehen. Für den Fall, dass es sehr eng ist, befindet sich im Rucksack immer

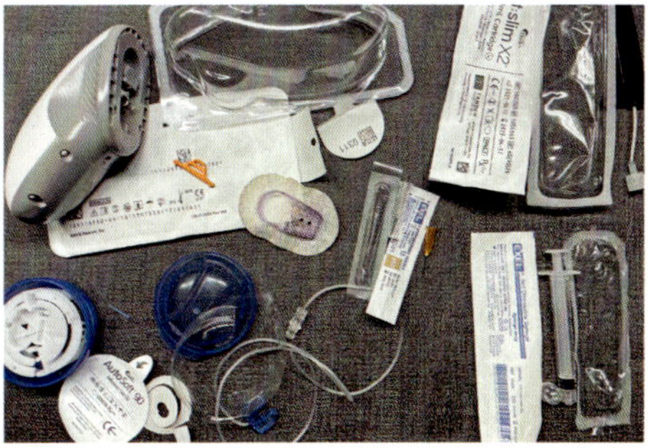

Eine kleine Müllansammlung nach dem Wechsel von Katheter und Sensor.

eine kleinere Extratasche, in der sich mein Diabetesequipment befindet. Dann kommt der große Rucksack oben in die Ablage und die kleine Tasche passt auch noch bei einem Sitzplatz am Fenster oder mittig zu meinen Füßen, sodass ich auf meinen Diabetesbedarf schnell zugreifen kann. Das Handy stelle ich zu Beginn des Fluges auf Flugmodus, lasse aber das Bluetooth an. Dann läuft die Anzeige der Glukosewerte problemlos weiter. Ich habe nie nachgefragt, ob es zu Störungen kommen könnte, frei nach dem Motto: „Wer viel fragt, bekommt viele Antworten." Es stellt aber wohl wirklich kein Problem dar.

Tatsächlich habe ich allerdings einmal Probleme mit dem Druck im Flugzeug erlebt. Ich wollte kurz nach dem Start Insulin aus meiner Pumpe abrufen, konnte aber keine Tasten mehr drücken. Da ich mit so etwas nicht gerechnet hatte, bekam ich im ersten Moment leichte Panik. Nach kurzem Nachdenken – „Ruhe bewahren" ist das Stichwort meines Mannes in allen Lebenslagen – erklärten wir es uns mit dem Druck im Flugzeug. Ich rief mein Insulin für die Mahlzeit also zunächst mit dem Pen ab und im Laufe des Fluges ließen sich die Tasten der Pumpe wieder bedienen. Es ist schon viele Jahre her und es war eine meiner ersten Pumpen. Auf all den vielen Flügen danach hatte ich nie mehr ein Problem mit der Pumpe aufgrund von Druckschwankungen.

Aber bevor ich in ein Flugzeug steige, muss ich ja erst durch den Sicherheitscheck. Wegen meiner Pumpe piept es dort fast jedes Mal und daraufhin findet bei mir eine gründliche Kontrolle statt: Abtasten mit einer netten Angestellten und dann zum Sprengstofftest. Hier wird die Pumpe mit einem Tuch abgewischt und dieses in einem Gerät ausgewertet. Während alle anderen Familienmitglieder sich schon wieder angezogen und die Rucksäcke angelegt haben, darf ich dann auch wieder zu meinem Gepäck. Dieses wird trotz der Spritzen und Nadeln eigentlich nie beanstandet. Inzwischen finde ich das Prozedere schon amüsant, weiß ich doch stets, was als Nächstes kommt.

Seitdem ich offener mit meiner Erkrankung umgehe, klemme ich die Pumpe inzwischen deutlich sichtbar an meine Kleidung. Die Sicherheitskräfte wissen dann oft schnell Bescheid und im Ausland wundert man sich dann weniger über herausschauende Katheterschläuche, wie es Susanne Löw in ihrem Buch „Zucker im Gepäck" detailgenau beschreibt. Wirkliche Probleme habe ich noch nie erlebt. Meine offizielle Bescheinigung des Arztes, dass ich Diabetes habe, musste ich noch nie vorzeigen, aber da gibt es sicher unterschiedliche Erfahrungen. Flugurlaube sind jedenfalls kein Problem für Menschen mit Diabetes. Bei Zeitumstellungen habe ich immer zuvor mit meinem Arzt besprochen, wann und wie ich meine Pumpe in der Uhrzeit umstelle und wann und wie ich jeweils esse und spritze. Meist stelle ich die Uhrzeit erst am Zielort um. Das funktioniert bei mir auch recht gut, da ich nur wenig Insulin für die Basalrate benötige. Auf jeden Fall sollte man genug Gummibärchen einpacken. Diese befinden sich immer in meinem Handgepäck, aber auch zusätzlich im Koffer. Oft ist es nämlich an Urlaubsorten nicht so einfach und günstig, an diese einfachen Hypobekämpfer heranzukommen.

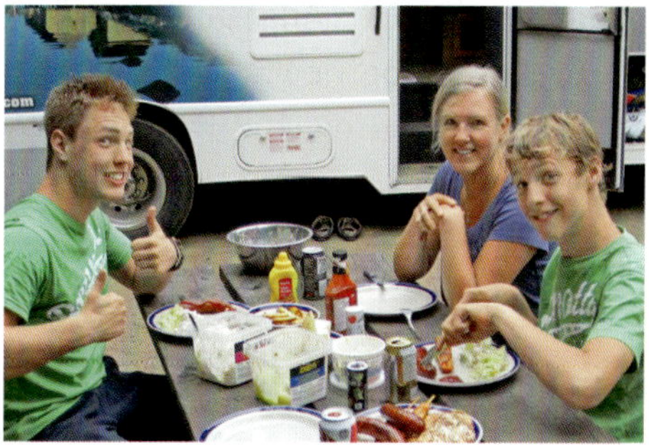

USA-Urlaub im Camper 2012.

Bei Urlauben in Hotels oder Kreuzfahrtschiffen hat man meist eine größere Auswahl an Speisen und ich suche mir das heraus, was zu meinem Tag passt. Leider oft viel zu viel.

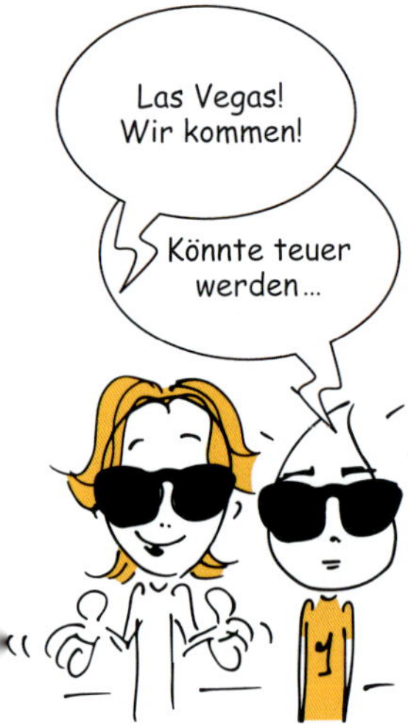

Beim Frühstücksbuffet esse ich zum Beispiel gerne etwas Brot, aber auch etwas Obst und Joghurt. Hier habe ich mir zur Regel gemacht, dass – bei einem Blutzucker zwischen 140 mg/dl (7,8 mmol/l) und 180 mg/dl (10,0 mmol/l) und bei einem eingehaltenen Spritz-Ess-Abstand – ich erst das Brot und später das Obst esse. Liegt er dagegen unter 100 mg/dl (5,6 mmol/l), esse ich erst das Obst und dann das Brot. Es ist bei einem Buffet leichter den Spritz-Ess-Abstand zu beachten, da das Essen ja direkt zur Verfügung steht und man nicht darauf warten muss. So zumindest in der Theorie. Was mich aber immer wieder schockiert, ist, dass ich es schaffe, auch nach vierzig Jahren meinen Diabetes so zu vergessen, dass ich eben auch vergesse, Insulin abzurufen. Gerade im Urlaub, wenn ich raus aus meinem Alltagstrott bin, sitze ich häufiger am Tisch, will essen und frage mich: „Habe ich überhaupt Insulin gespritzt?“

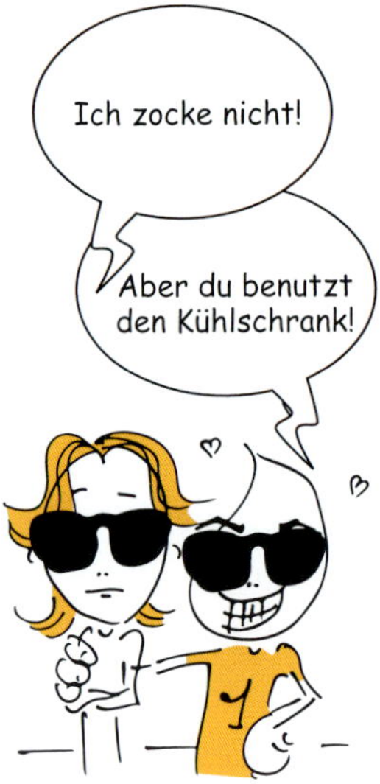

In Hotels oder auf Schiffen ist es mir immer wichtig, einen kleinen Kühlschrank auf dem Zimmer zu haben. Um mein Insulin zu kühlen, nehme ich meist ein paar Flaschen aus der Minibar und lege Pens und Insulinampullen hinein. Achtung: Genau das tat ich einmal in einem Hotelzimmer in Las Vegas und schon wurden diese Flaschen in Rechnung gestellt, da sie im Kühlschrank digital erfasst wurden. Das ließ sich aber zum Glück klären.
Häufig haben wir Urlaub in Ferienhäusern oder Ferienwohnungen verbracht. Dort fällt es mir meist recht leicht, mich mit meinem Diabetes zurechtzufinden. Das Insulin kann in den Kühlschrank und ich kann einkaufen, was ich benötige. Die Mahlzeiten können so gehalten werden wie zu Hause. Natürlich gehen wir im Urlaub auch ab und zu auswärts essen und da muss ich natürlich gerade im Ausland darauf achten, was ich bestelle, eventuell nachfragen und es riskieren, dass ich mich auch mal verschätze.

Wichtig ist mir unbedingt für alle Urlaube eine gute Vorbereitung und Planung. Rechtzeitig zu überlegen, was ich alles benötige, dies auch schon einige Wochen vor Abreise zu besorgen und zusammenzulegen, beruhigt mich und gibt mir Sicherheit.

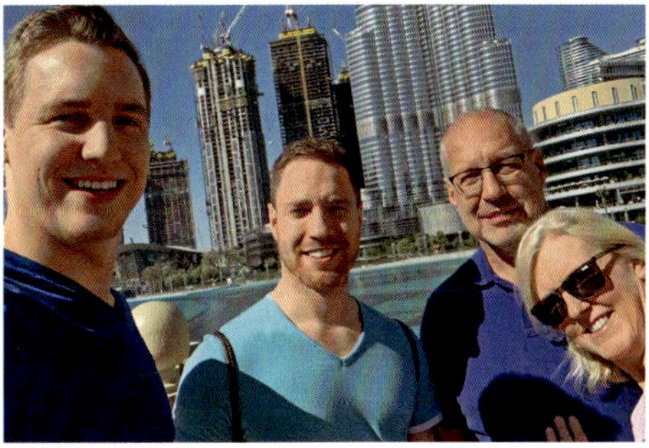

Weihnachtsurlaub 2019 in Dubai vor dem Burj Khalifa.

Wie schon erwähnt versuche ich im Urlaub, immer auch ein wenig Urlaub von meinem Diabetes zu machen. Ich versuche, meinen Typ No 1 für eine Zeit nicht so ernst zu nehmen. Aber ehrlich gesagt sind in dieser Zeit auch meine Blutzuckerwerte nicht immer gut und es gibt häufig größere Schwankungen als im Alltag. Somit ist die Erholung von meinem Diabetes trügerisch. Denn kann man zu hohe Werte ignorieren? Mir fällt das dann doch immer wieder schwer. Grundsätzlich mache ich allerdings auch meinen HbA_{1c}-Kontrolltest immer vor den Urlauben, weiß ich doch, dass der Wert danach etwas schlechter ausfallen würde. Ich betrüge mich halt ab und zu doch gerne selbst. Irgendwie ein klein wenig bekloppt!

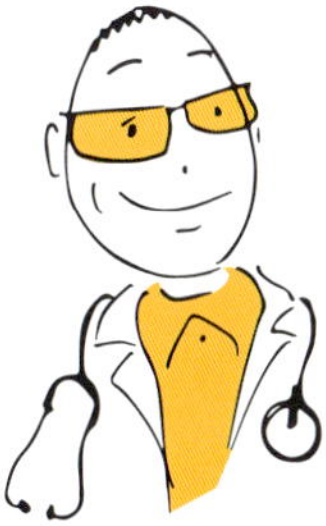

Diabetes und Urlaub, Umgang mit Zeitverschiebung

Der Diabetologe hört den Satz „Urlaub vom Diabetes“ natürlich nicht gern. In den Ferien tritt das Diabetesmanagement aber wohl häufig in den Hintergrund. Anders als von vielen anderen Erkrankungen kann man vom Typ-1-Diabetes aber leider keinen Urlaub machen. Der

Körper braucht immer sein Insulin, am besten angepasst an die körperliche Belastung (was im Urlaub oft erheblich mehr oder erheblich weniger ist als zu Hause) und die Mahlzeiten (die je nach Art des Urlaubs und des Landes oft schlecht oder gar nicht abzuschätzen sind).
Also stellt manchmal der Urlaub für Menschen mit Diabetes eine größere Belastung bezüglich des Diabetes dar als die Alltagsroutine.
Zu den Ausführungen von Andrea oder von Susanne Löw kann und will ich nichts ergänzen.
Im Zweifelsfalle macht es Sinn, sich eine Zeitschiene mit der Zeit zu Hause und des Zielortes aufzumalen und einzuzeichnen, wann man welche Mahlzeit oder körperliche Belastung erwartet und wie das Insulin am besten angepasst werden kann.

Zum Thema ***Zeitverschiebung***
Die besten Erfahrungen habe ich sowohl privat als auch bei meinen Patienten mit folgendem Vorgehen gemacht.

1. ***Bei einer ICT***

   Bolusinsulin
   - *Weiterhin mahlzeitenbezogen nach BE-/KE-Faktor und Korrekturfaktor berechnen*
   - *Am Zielort anfangs den niedrigsten Faktor wählen und nach drei Tagen auf die gewohnten Faktoren umstellen*

   Basalinsulin
   - *Zeitunterschied unter drei Stunden: am Zielort zu den gleichen Zeiten wie zu Hause spritzen (z. B. zu Hause um 22 Uhr, am Zielort auch um 22 Uhr)*
   - *Zeitunterschied unter zwölf Stunden und Aufenthalt bis zu sieben Tagen:*

     Bei Basalinsulin mit zwölfstündiger Wirkdauer: am Zielort zu den gleichen Zeiten wie zu Hause spritzen

Bei Basalinsulin mit vierundzwanzigstündiger Wirkdauer: entweder am Zielort die Insulinlücke durch Bolusinsulin ausgleichen und dann zu den gleichen Zeiten wie zu Hause spritzen oder die halbe Dosis Basalinsulin zweimal nach acht bis vierzehn Stunden und dann zu den gleichen Zeiten wie zu Hause spritzen

2. **Bei Insulinpumpe (und CGM)**
   - *Uhrzeit der Insulinpumpe und des CGM-Systems am Zielort auf die Ortszeit umstellen. Insbesondere, wenn die Basalrate nur geringe Schwankungen aufweist oder die Basalrate deutlich unter 50 % des Tagesbedarfs abdeckt, ist diese Methode problemlos.*
   - *Bei großen Unterschieden in der Basalrate von Stunde zu Stunde oder wenn mehr als 50 % des Tagesbedarfs über die Basalrate gedeckt werden, kann man zu Hause schon Urlaubsbasalraten voreinstellen, damit am Zielort nur noch die Uhrzeit umgestellt und eine andere Basalrate ausgewählt werden muss. Oft kann sich diese Basalrate auch direkt an die veränderte körperliche Belastung anpassen. Die Urlaubsbasalrate sollte man mit seinem Diabetes-Team besprechen.*

Die meisten Probleme im Urlaub machen eher die andere Ernährung und die andere Bewegung. Der Schreibtischarbeiter macht auf einmal eine Wanderung und der Lagerarbeiter freut sich auf Faulenzen am Strand. Hier macht eine Zeitverschiebung das kleinere Problem.
Zudem höre ich auch oft: „Im Urlaub brauch ich kaum noch Insulin.“ Hier spielen neben der Zeitumstellung auch andere Mechanismen eine Rolle.

Der natürliche Feind einer Insulinpumpe ist Sand, insbesondere der feine Sand am Strand, den der Wind in jede Ritze bläst und den man noch nach Wochen an Stellen findet, die nie den Strand gesehen haben. Einfach die Pumpe vor dem Strandgang abzulegen hätte zur Folge, dass man bereits nach zwei bis drei Stunden eine ketotische Stoffwechsellage entwickelt. Daher sollte zwischendurch mit einem Pen Insulin zur Korrektur gespritzt werden. Es haben sich hierfür die Einmalpens bewährt, die eventuell das gleiche Insulin haben, wie die Insulinpumpe.
Erstens hat man für die Pumpe eine Reserve, zweitens hat man einen Ersatz, wenn die Pumpe ausfallen sollte, drittens kann bei diesen Pens kein Sand in die Mechanik kommen und sie unbrauchbar machen, wie es bei den wiederverwendbaren Pens der Fall sein kann. Nach dem Strandgang und der Dusche wird die Pumpe wieder angelegt, sodass für den Rest des Tages und das Abendessen die gewohnte Insulintherapie fortgesetzt werden kann. Wichtig: Bei den neuen AiD-Systemen nicht vergessen, dem System die Unterbrechung der Insulinzufuhr zu melden, da sonst der Algorithmus verwirrt wird und eventuell falsche Korrekturen berechnet.

Kap. 11 Ein Erfahrungsbericht

Tauchen auf Bonaire – Bewältigung von Ängsten

In diesem Kapitel möchte ich einmal meine sehr aktuellen Erlebnisse als eine Art Tagebuch und Reisebericht wiedergeben. Es verbindet die beiden vorherigen Kapitel über das Tauchen und das Reisen und gibt etwas detaillierter wieder, wie ich diese beiden Dinge erlebt und empfunden habe, allerdings auch mit einem zwinkernden Auge!

Die Geschichte begann vor fast zwei Jahren, als mein Mann und ich auf der Messe boot Düsseldorf einen Freund meines Mannes trafen, der uns von seinen Tauchurlauben auf der Karibikinsel Bonaire erzählte. Thomas schwärmte, es wäre dort alles so großartig, so einfach zu organisieren, alle wären so locker drauf und wir müssten unbedingt einmal mitkommen. Bepackt mit einigen Katalogen über Bonaire ging es nach Hause, und als begeisterte Reiseplanerin studierte ich gleich, was es auf der Insel zu erleben gab (ehrlich gesagt, nicht so viel) und welche Hotels angesagt waren. Die Bilder sahen traumhaft aus, eben so, wie man sich die Karibik vorstellt. In meinem Kopf begannen die ersten Planungen – und dann kam Corona. Ungefähr eineinhalb Jahre später konnte man wieder an eine Reise dorthin denken. Alle Einreisebedingungen waren geklärt und gecheckt. Was war es vor Corona noch einfach gewesen, in andere Länder zu reisen. Wir buchten Flüge von Amsterdam aus und auch ein Appartement. Thomas sollte zur selben Zeit in der Nähe mit Freunden in einem Haus wohnen. So konnten wir gemeinsame Tauchtouren planen und wir lernten das Vorge-

Bepackt mit einigen Katalogen über Bonaire ging es nach Hause und als begeisterte Reiseplanerin studierte ich gleich, was es auf der Insel zu erleben gab.

hen auf der Insel kennen. Um es vorwegzunehmen, es gab nicht viel zu lernen. Aber dazu im Laufe des Berichts mehr. Für mich persönlich wurde diese Reise zu einem Trip an meine psychischen und teilweise auch physischen Grenzen. Ich ging durch Höhen und Tiefen und lernte Neues an mir kennen. Nicht alles hat mit dem Diabetes zu tun, aber dennoch möchte ich es teilen.

Wie schon weiter oben erwähnt liebte ich das Reisen immer sehr. Ich konnte nicht oft genug und nicht weit genug wegkommen. Wochenlang saß ich an Planungen und tüftelte die besten Optionen aus. Für Bonaire hatte ich nichts geplant. Tatsächlich hatte ich zum ersten Mal keine Lust auf eine Reise. Für mein Umfeld war es schwer zu verstehen. „Hey, du fliegst in die Karibik, wie geil ist das denn?“ Alle bekamen einen neidvollen Blick, wenn ich es erzählte, und mir war natürlich bewusst, dass es etwas Besonderes war. Aber ich wollte nicht. Ich hatte keine Lust, keine Vorfreude und wäre am liebsten zu Hause geblieben. Wäre die Reise aus irgendeinem Grund abgesagt worden, hätte ich mich gefreut. Heimlich natürlich, weil mich jeder für verrückt erklärt hätte. Diese Belastung, dieser selbst gemachte Stress bekam natürlich auch mein No. 1 mit und meine Blutzuckerwerte waren oft erhöht, was die sowieso schon angespannte Stimmung noch verschlimmerte.

Wäre die Reise aus irgendeinem Grund abgesagt worden, hätte ich mich gefreut. Heimlich natürlich, weil mich jeder für verrückt erklärt hätte.

Die Reise wurde nicht abgesagt. Aber warum hatte ich keine Lust? Warum sträubte ich mich? Natürlich fragte ich mich das immer wieder und ein wichtiger Punkt war sicher das Tauchen. Ich war seit über einem Jahr nicht mehr getaucht, war eh schon immer ängstlich und setzte mich wohl auch damit unter Druck, dass wir in das Tauchparadies schlechthin fuhren und ich nicht tauchen gehen wollte. Wie be-

scheuert war das denn? Um es klarzustellen, diesen Druck machte ich mir ganz alleine in meinem Kopf, niemand anderes dachte das wahrscheinlich. Andererseits wollte ich doch gerne bunte Fische sehen und vielleicht auch eine Meeresschildkröte. In dieser Zeit hatte ich, so deutlich wie niemals zuvor, ständig zwei Stimmen in meinem Kopf.
Die Gedanken zum Tauchen waren das eine, das andere waren die Sorgen zum Diabetes.

Was muss ich denn bitte alles mitschleppen?

> Stell dich nicht so an, du fährst doch nicht zum ersten Mal in einen größeren Urlaub!

Aber es ist doch so heiß da. Wie soll ich denn da mein Insulin ständig kühl halten?

> Das Appartement hat einen Kühlschrank und für unterwegs nimmst du eine kleine Isoliertasche mit einem Kühlpack mit. Das wird schon gehen!

Meinst du wirklich? Mir ist das alles zu viel, ich will das eigentlich gar nicht mehr!

> Jetzt stell dich nicht so an. Du hast jeden Urlaub prima gemeistert und das funktioniert auch dieses Mal!

Ist das vielleicht genau der Punkt? Ist mir alles im Moment zu viel? Zwar befinde ich mich gerade in meinem Sabbatjahr, aber eigentlich ist immer etwas los. Wirklich zur Ruhe gekommen bin ich in den ersten Wochen des Sabbatjahrs noch nicht. Wahrscheinlich kam alles zusammen, und dann auch noch Corona. Sollte mich diese Pandemie so runterziehen?

Sonntag

Wir packten unsere Koffer, die gemeinsame Tauchtasche, alle Dokumente und unser Handgepäck und machten uns am Nachmittag auf den Weg nach Amsterdam.

Für die zehn Tage nahm ich zwei Dexcom-Sensoren, einen neuen Transmitter, eine Ersatzpumpe (aus dem Bestand der Praxis meines Mannes), sechs Kartuschen, drei Insulinfläschchen, drei Pens mit genügend Ersatznadeln, neun Infusionssets, Teststreifen, Testgeräte, Stechhilfe, eine kleine Kühltasche mit Kühlpack (FRIO), eine kleine Powerbank für die Pumpe (passt in die Hosentasche) und die Bescheinigung des Arztes, außerdem drei Tüten Haribo und Traubenzucker mit. Alles war aufgeteilt auf meinen Koffer, mein Handgepäck und Hajos Gepäck. Ich hatte keine Ahnung, wie die Versorgungslage auf einer kleinen Karibikinsel ist. Aber sicher schlechter als bei uns in Deutschland.

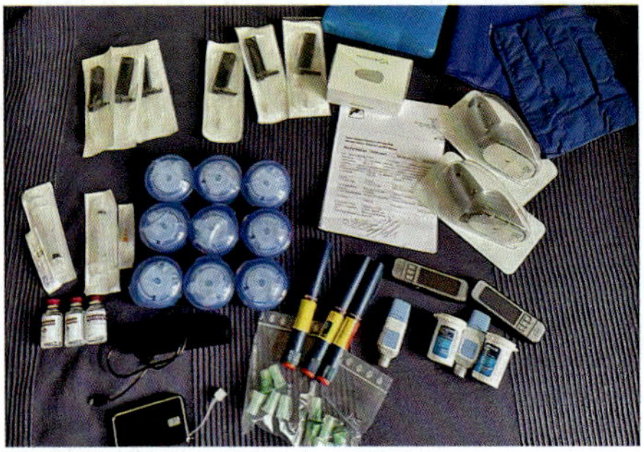

Diabetesbedarf für zehn Tage!

Da unsere Freunde von langen Staus am Terminal am Morgen erzählt hatten, hatten wir kurzfristig ein Zimmer in einem Flughafenhotel gebucht, um den Stress vor dem Abflug etwas zu reduzieren. Nachdem wir das Zimmer bezogen hatten, gingen wir noch bei einem Italiener eine Pizza essen. Mein Zucker war den ganzen Tag erhöht. Trotz regelmäßiger Korrekturen bekam ich ihn nicht richtig runter. Hier war wohl mein Stress der Initiator. Für die Pizza wählte ich dann zu viel Insulin mit dem Pen aus und durfte im Hotelzimmer die ersten Haribos vernichten.
Natürlich sprach ich immer wieder mit meinem Mann über meine Gedanken und Gefühle zu dieser Reise, aber es ist sicher sehr schwer, sich in die Gefühlswelt eines anderen hineinzudenken. Für mich war es nicht einfach damit abgetan, den Urlaub auf mich zukommen zu lassen und mich

einfach darauf zu freuen. Das ging einfach nicht. Wir hatten auch darüber gesprochen, dass er mich mit dem Tauchen überhaupt nicht unter Druck setzte, ich ja auch gar nicht tauchen müsste, und ich gab ihm alle Freiheit, so oft tauchen zu gehen, wie er wollte.
Dennoch brach ich an diesem Abend zusammen, wollte nach Hause und meine Ruhe haben. Ich ging mit dem festen Gedanken ins Bett, meinen lieben Mann am nächsten Morgen zum Flughafen zu bringen und selbst nach Hause zu fahren.

Du musst nicht fliegen. Du bist alt genug, um Entscheidungen zu treffen!

> Ja, aber ich kann ihn doch jetzt nicht alleine fliegen lassen?

Warum nicht? Er will ja tauchen und freut sich seit Wochen darauf, du nicht.

> Vielleicht muss ich mich aber auch nur überwinden und es wird ja vielleicht doch schön.

Zu Hause ist es auch schön!

> Ja, aber ich will doch immer Neues kennenlernen, vielleicht muss ich ja herausfinden, wo mein Problem liegt, und dann geht es besser.

Dabei freust du dich jetzt schon auf den Rückflug! Oder?

> Ja, stimmt, aber ich muss das jetzt durchziehen!

Montag

Nach einer nicht so gut geschlafenen Nacht gab es ein einfaches Frühstück. Viel essen konnte ich eh nicht. Mein Zucker hatte sich über Nacht nicht gebessert, war wieder erhöht, und ich beschloss, zur Sicherheit einen neuen Katheter zu legen. Wir fuhren zum Flughafen und ich stieg mit meinem Gepäck aus.

Das Einchecken verlief dann schneller als gedacht. Da ich gerne ein bequemes Kleid auf Reisen trage, befand sich meine Pumpe am BH. Aber inzwischen war es mir ziemlich egal, von wo ich meine Pumpe hervorholte. Für die Sicherheitskontrolle steckte ich die Pumpe wieder sichtbar so in den Ausschnitt, dass sie schon von Weitem gesehen werden konnte. Eine freundliche Angestellte kam auch gleich herbei und tastete mich ab. Mit dem Blick auf meine Pumpe forderte sie mich auf, ihr zu folgen. Die Pumpe würde also ihren nächsten Sprengstofftest bestehen müssen.

Einige Zeit später saßen wir in der Maschine auf unseren Plätzen, die zu unserem Ärger kurz vor Abflug von der Fluggesellschaft geändert worden waren.

Als wir dann in der Mittelreihe vor den Toiletten saßen, fanden wir es gar nicht mehr so schlimm. Positiv denken. Kurz vor dem Start wollten wir unsere Anschnallgurte anlegen, aber was war das? Die Sitze, auf denen wir saßen, hatten keine Gurte! Leichte Hektik bei den Flugbegleiterinnen folgte. Gleich drei von ihnen mussten kontrollieren, dass da tatsächlich nichts zum Anschnallen war. Wohin mit uns? „Wollen Sie zusammensitzen?", fragte uns eine Flugbegleiterin ernsthaft. „Ja, bei einem Zehn-Stunden-Flug sehr gerne!", entgegneten wir. „Okay, Moment." Zwei Minuten später saßen wir auf den Plätzen, die wir eigentlich reserviert hatten. Ich dachte, ich sitze im Flugzeug und nicht in einem Zug der Deutschen Bahn!

Kurz vor dem Start wollten wir unsere Anschnallgurte anlegen, aber was war das? Unsere Sitze hatten keine Gurte!

Der Flug selbst verlief gut. Mit meinem Blutzucker musste ich etwas jonglieren. Abzuschätzen, was in den Mahlzeiten genau an Kohlenhydraten enthalten war, fiel mir irgendwie schwer. Außerdem ging es meist sehr schnell mit dem Servieren los und der Spritz-Ess-Abstand war schwer einzuhalten. Was soll ich sagen, die Werte waren trotz CGM

und Control-IQ nicht optimal. Aber ich befand mich in einer außergewöhnlichen Situation gepaart mit Stress, was sollte ich also erwarten. Ich versuchte eine Schadensbegrenzung, was ganz gut gelang. Nur nicht aufregen, dann wird es noch schlimmer, in diesem Fall höher.
Was zusätzlich noch zu bedenken war, war die Zeitverschiebung bei einem Interkontinentalflug. Wir sollten am Zielort sechs Stunden hinter unserer Zeit sein. Ich beschloss, die Zeit in der Pumpe erst am Zielort umzustellen und die Zeit im Flugzeug so zu belassen, wie sie war. Das funktionierte gut und ich kann es empfehlen.
Auf Bonaire gelandet erschlug uns erst einmal die Hitze. Aber wir wussten ja, dass es warm werden würde. Die Einreise verlief dank aller vorhandener Papiere zügig. Unsere Freunde holten uns vom Flughafen ab, fuhren kurz mit uns einkaufen und brachten uns dann in unsere Unterkunft. Der erste Eindruck war gar nicht so schlecht. Wir packten unsere Sachen aus, ich legte alles Insulin in den Kühlschrank und das Kühlpack gleich ins Eisfach. Nach einem Bad im zweiunddreißig Grad warmen Pool gab es im sechsunddreißig Grad warmen Wohnraum ohne Klimaanlage noch etwas Käse und Brot und eine Flasche sehr warmen Rotwein – Letzteres sollte sich noch ändern. Todmüde fielen wir im klimatisierten Schlafzimmer ins Bett.

Dienstag

Dank des langen vorherigen Tages hatte ich gut geschlafen, aber wir waren aufgrund der Zeitverschiebung früh wach. Als wir aus dem Schlafzimmer traten, erschlug uns die schwüle, warme Luft. Ich mag es gerne warm, aber diese Feuchtigkeit war schon gewöhnungsbedürftig.
Am Morgen waren wir zu unseren Freunden eingeladen. Ich hatte meinen ersten Tauchgang schon von vornherein erst

für den zweiten Tag eingeplant. Die „Ausrede“, erst einmal anzukommen, konnten alle anderen verstehen. Sie hätten auch verstanden, wenn ich überhaupt nicht getaucht wäre, aber ich bin da in meinem Denken recht kompliziert. Die Hoffnung, dass unter den anderen elf Tauchern noch jemand wäre, der ebenfalls nicht so begeistert war wie ich, zerplatzte sofort. Alle fuhren zum Wracktauchen die Küste hinunter. Ich blieb allein auf der Terrasse. Immerhin ging ich schnorcheln und sah erste bunte Fische. Die Pumpe hatte ich ausgezogen und sie vorsichtshalber ins etwas kühlere Wohnzimmer gelegt. Außerdem hatte ich mein Kühlpack und den Pen in einer kleinen Kühltasche dabei, die ich auch schon aus der Sonne genommen hatte. Was allerdings in der Sonne lag, waren meine Gummibärchen. Diese hatten sich im Laufe der Zeit verflüssigt, um dann im kühleren Auto zu einem ekligen Klumpen zu verschmelzen. Der Klumpen landete schon einmal im Müll. Hätte ich auch vorher drüber nachdenken können!

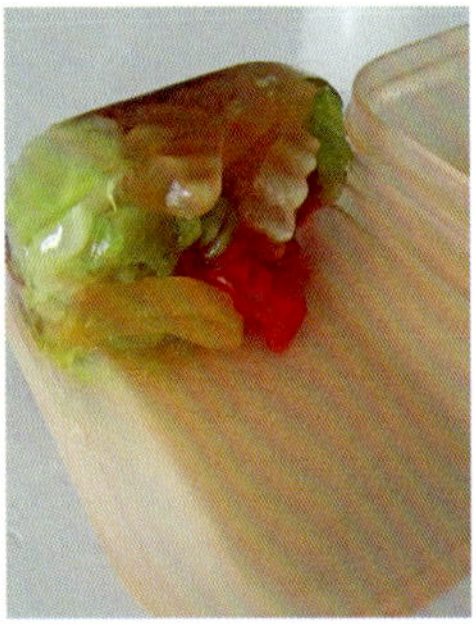

Das waren mal genießbare Hypohelfer!

Die Taucher kamen irgendwann begeistert zurück und machten kurz danach einen zweiten Tauchgang ohne mich. An diesem Tag war ich damit völlig im Reinen, auch wenn ein mulmiges Gefühl tief in mir arbeitete.

Am Abend führte mich mein Mann zum Essen aus. Spontan landeten wir in einem sehr schön gelegenen Restaurant mit Terrasse über dem Meer. Überraschend wurde uns der Rotwein eisgekühlt serviert. Erst waren wir etwas verwundert, um dann aber den Rest des Urlaubs nur noch gekühlten Rotwein zu trinken. Wahrscheinlich wären wir selbst nie auf die Idee gekommen, unsere gekauften Rotweinflaschen in den Kühlschrank zu legen. Das Essen hatte ich gut weggespritzt und auch das anschließende Eis von Gio in Kralendijk – sehr empfehlenswert – hatte ich zufriedenstellend abgeschätzt.

Mittwoch

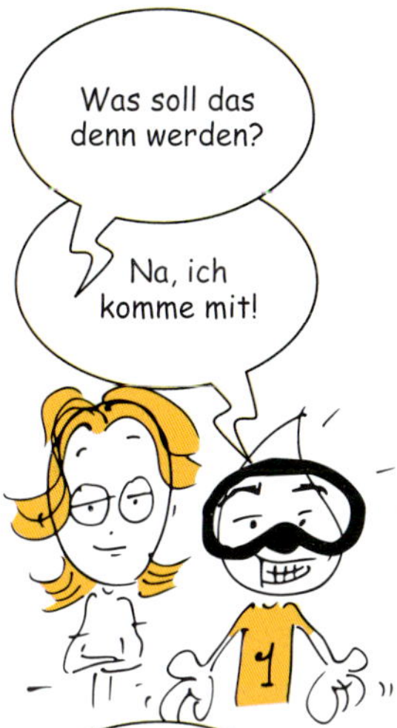

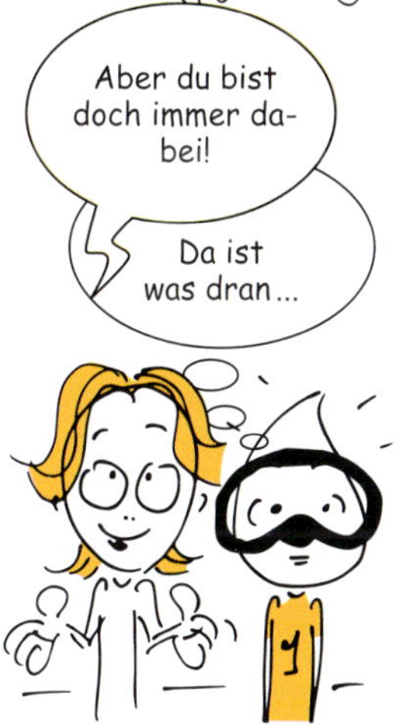

Heute wollte ich also das Tauchen im Atlantik ausprobieren. Wir beschlossen, zu zweit und direkt vor unserer Unterkunft an den Strand zu gehen und dort nach ein paar kleinen Wiederholungsaufgaben, wie die Maske fluten und auspusten sowie den Automaten raus- und wieder reinnehmen, weiter zum Riff zu tauchen.
Es ging alles einigermaßen gut, aber ich dachte sofort: Warum tue ich das hier? Aufgrund der starken Strömung blieben wir dann nicht so lange unten und tauchten nach etwa dreißig Minuten wieder auf. Mein Blutzucker lag vor dem Tauchen bei 180 ml/dl (10,0 mmol/l) und nach dem Auftauchen bei 178 ml/dl (9,9 mmol/l). So weit war also alles gut. Wir beschlossen, nach einer kleinen Pause zu einem anderen Tauchspot ungefähr zehn Minuten mit dem Mietauto entfernt zu fahren. Auch diesmal ließ ich die Pumpe gleich im gekühlten Schlafzimmer und nahm nur das Handy mit, um den Blutzuckerwert aktuell zu haben. Den Sensor hatte ich mit Folie abgeklebt, sodass das eigentliche Pflaster nicht durch das viele Wasser abgelöst werden konnte. Das funktionierte auch prima. Bei diesem Tauchgang wollten wir etwas ausprobieren, denn für mich als Mensch mit Diabetes stellt sich immer wieder die Frage, was bei einer Unterzuckerung unter Wasser passieren würde. Ich habe inzwischen doch etwas Angst vor einer Hypo unter Was-

ser, weiß ich doch nicht, wie ich reagieren würde. Würde ich mich und meinen Tauchpartner womöglich in Gefahr bringen? Würde ich wild um mich schlagen und den Automaten aus dem Mund nehmen? Eigentlich müsste man so eine Situation bewusst herausfordern. Aber das traue ich mich nicht, da ich ja schon so genug Angst habe. In einem Artikel hatte ich mal gelesen, dass bei der Tauchausbildung von Diabetikern eine Hypo unter Wasser provoziert werden soll, damit sie lernen, wie es sich anfühlt. Darauf meinte mein Mann allerdings: „Das sollte man auf keinen Fall tun. Hiervor muss man dringend warnen! Erstens sind die Hyposymptome unter Wasser je nach Umgebung und Temperatur unterschiedlich, also hat man von einer solchen Hypo nur sehr wenig Lerneffekt. Zweitens ist eine Hypo unter Wasser ein potenziell lebensbedrohlicher Zustand, und den zu provozieren wäre fahrlässig.“ Was wir nochmals übten, war, den Automaten unter Wasser aus dem Mund zu nehmen, um uns dann ein zuckerhaltiges Gel aus einer kleinen Tube in den Mund zu drücken, es zu schlucken und den Automaten wieder aufzunehmen. Das funktionierte recht gut. Dennoch hatte ich auch bei diesem zweiten Tauchgang kein Gefühl der Euphorie. Nach fünf Minuten schaute ich auf den Tauchcomputer und hörte meinen kleinen Mann im Ohr:

Eine Hypo unter Wasser ist ein potenziell lebensbedrohlicher Zustand, und den zu Übungszwecken bewusst zu provozieren wäre fahrlässig.

Oh nein, noch vierzig Minuten lang durchhalten! Das ist definitiv dein letzter Tauchgang!

Aber die Fische sind wirklich toll und ich habe fünfundvierzig Minuten durchgehalten und so manche Angstwelle unterdrückt. Ich bin stolz auf mich. Hör auf zu nörgeln!

Donnerstag

Am Vormittag planten wir einen Tauchgang am Spot Andrea. Ja, alle Tauchspots hier haben bestimmte Namen. Leider konnte ich nicht herausfinden, nach welcher Andrea dieser Spot benannt ist.

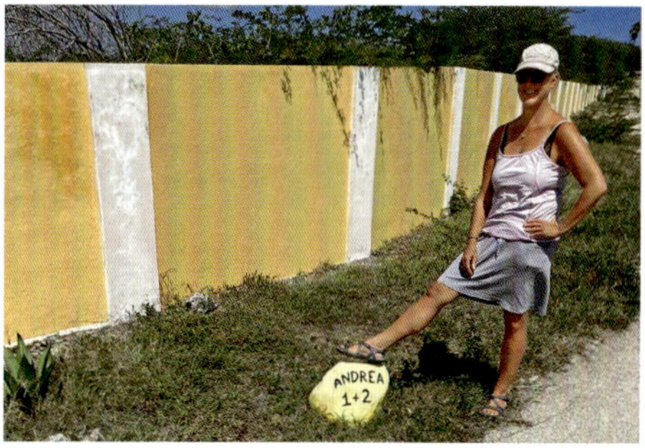

Bonaire 2021: Abzweig zum Tauchspot Andrea.

Wir kamen recht gut ins Wasser. Mein Blutzucker lag bei 160 ml/dl (8,9 mmol/l) mit gleichbleibender Tendenz, aber es war noch Restinsulin aktiv. Daher aß ich noch drei Traubenzuckerplättchen. Der Tauchgang verlief recht gut und wir sahen viel. Dennoch beschloss mein „Ich" wieder:

Das war auf jeden Fall dein letzter Tauchgang! Wenn's am schönsten ist, soll man aufhören!

Zum Ende des Tauchgangs – wir waren schon auf dem Rückweg zum Einstieg – wurde ich unruhig und konnte meine Tarierung nur schwer finden. Das bedeutet, dass ich nicht mehr waagerecht im Wasser schwebte, sondern auf- und ab stieg. Dann bekam ich unangenehme Krämpfe in den Zehen. Ich kenne diese Krämpfe. Ab und zu, wenn mein Blutzucker sehr schnell abfällt, habe ich solche Krämpfe in den Zehen oder Fingern. Ich muss dann schnell viel trinken, was unter Wasser nicht so einfach ist. Da es nicht mehr so weit war, tauchten wir auf und paddelten mit unseren Flossen rückwärts zum Ufer. Das ging besser mit den Krämpfen, die sich langsam auflösten. Mein Blutzucker lag aber dann beim ersten Testen kurze Zeit später bei unter 60 ml/dl (3,3 mmol/l). Ich hatte also eine Unterzuckerung, ohne, dass ich es vorher wirklich wahrgenommen hatte. Solche Ereignisse schreibe ich dann auch in mein Logbuch, um mich daran zu erinnern. Ich hätte vorher doch mehr Kohlenhydrate essen sollen. Später saßen wir im Pool und sprachen über den Tauchgang und dass es mein letzter gewesen sei. Ich hatte wieder einige Angstattacken weggeatmet und wollte nicht mehr.

Freitag

Zum Glück schliefen wir die Nächte recht gut. Die Klimaanlage schaffte es, die Luft im Schlafzimmer bis auf vierundzwanzig Grad abzukühlen.
Heute hatten wir einen Ausflug mit dem Auto geplant. Wir wollten in den Nationalpark der Insel. Der Washington-Slagbaai-Nationalpark liegt im Nordwesten der Insel und besteht aus Stränden, Dünen, Mangrovenwäldern, Salzfeldern, Waldgebieten und vor allem Kakteen. Zunächst einmal fuhren wir mit unserem Gelände-Pick-up, wieder bepackt mit Kühltasche für Getränke, Notfall-Pen und ein paar Keksen, die Küstenstraße entlang, um die unzähligen Tauchspots wahrzunehmen. Überall war es die gleiche Prozedur. Gelber Stein, parken, aufrödeln und ab ins Wasser. Es ist so wirklich sehr unkompliziert hier. Einfach unglaublich.

Immer wieder mussten wir auf dem Weg aussteigen, um uns die Natur anzusehen. Es war wirklich schön hier.

Schließlich führte uns die Straße weg vom Meer ins Landesinnere und zum Park. Durch den Park selbst verliefen zwei nicht befestigte Schotterpisten. Immer wieder mussten wir auf dem Weg aussteigen, um uns die Natur anzusehen. Es war wirklich schön hier. Wir entdeckten Flamingos und Leguane und hörten unzählige Papageienrufe, die aber aufgrund der Mittagshitze nirgends zu sehen waren. Am Wayaka-Strand beschlossen wir, schnorcheln zu gehen. Ich legte meine Pumpe ab und packte sie in die nicht mehr ganz so kühle Kühltasche. Das Auto erhitzte sich bei jedem Halt enorm und der Kühlakku reichte so nicht wirklich aus. Aber dank der zusätzlichen FRIO-Kühltasche klappte es gut, und ich muss sagen, dass ich nie Problem mit der Wirkung des Insulins hatte. Es ist also gut möglich, so einen Ausflug zu unternehmen. Dann zogen wir uns am Pick-up um und ließen alle Sachen darin liegen. Übrigens konnte man das Auto nicht abschließen, aber man sagte uns, das sei normal auf der Insel. Die meisten dieser Leihwagen würden bei uns sofort aus dem Verkehr genommen. Unseren Reifen, zumindest sollten die Gummiklumpen an den Felgen so etwas in der Art sein, haben wir bis zum letzten Tag nicht getraut. Ansonsten hatten wir mit unserem Gefährt Glück, da die Klimaanlage funktionierte, was hier die Ausnahme ist. Anders wäre diese Tour in der Gluthitze auch nicht zu überstehen gewesen. Noch schnell einen Blick auf den Zuckerwert, 142 mg/dl (7,9 mmol/l), das sollte für den Schnorchel-Ausflug in Ordnung gehen. Ungefähr fünfundvierzig Minuten waren wir im Wasser und es war wieder einmal wunderschön.

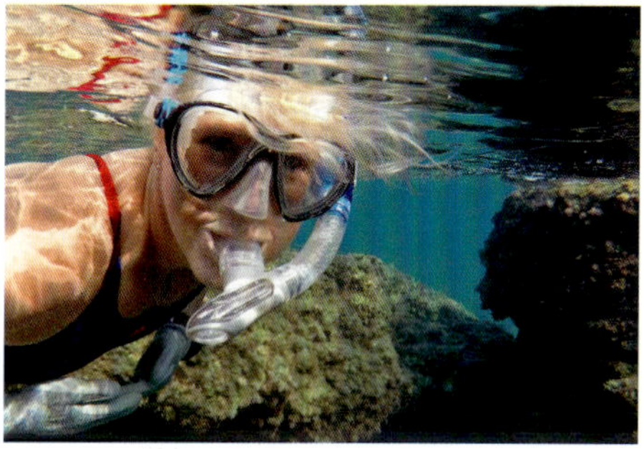

Schnorcheln vor der Küste.

Wir schwammen mit Fischschwärmen, die sich unglaublich nahe an der Oberfläche tummelten, und was noch unglaublicher war, wir sahen auch hier an einem öffentlichen Strand keinen Müll. Auch im Wasser lag nichts, was da nicht hingehörte. Selbst vor unserem Hotel, wo viele Schiffe vor Anker lagen, entdeckten wir keinen Abfall, keine noch so kleine Plastiktüte. Einzig einen Autoreifen hatte

mein Mann beim Tauchen gesehen und der war bereits so von Algen besetzt, dass er inzwischen ein eigenes kleines Biotop darstellte.
Nach dem Schnorcheln zogen wir uns am Auto um, unter Beobachtung eines großen Leguans, der plötzlich im Gebüsch raschelte.

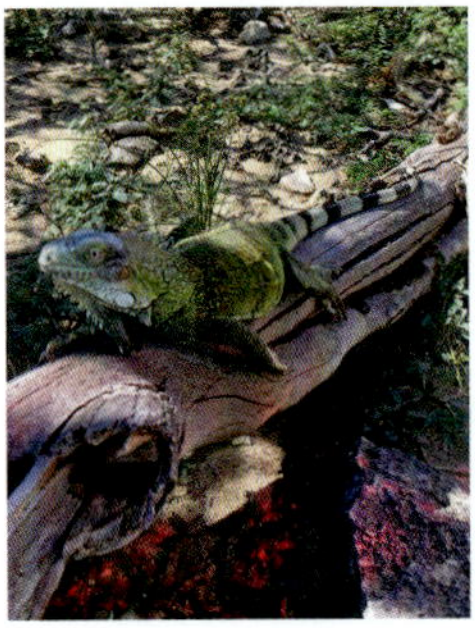

Ein Leguan im Washington-Slagbaai-Nationalpark.

Mein Zucker war auf 65 mg/dl (3,6 mmol/l) abgesunken. Da passten doch jetzt hervorragend die mitgenommenen Kekse. Ich legte die Pumpe wieder an und weiter ging die Fahrt. Wir verließen den Park nach etwa viereinhalb Stunden und waren froh, diesen Ausflug gemacht zu haben. Bei anderen Temperaturen hätten wir sicherlich die eine oder andere Wanderung mehr gemacht und hätten vielleicht noch andere Tiere gesehen. Das war aber aufgrund der Temperaturen nicht möglich.
Den Abend ließen wir in unserem neuen Stammlokal bei einem leckeren Essen ausklingen und freuten uns auf den gekühlten Rotwein in unserem Appartement.

Samstag

Heute früh gingen wir vor unserem Appartement zusammen schnorcheln. Mein Zucker war nach dem Frühstück bei 132 mg/dl (7,3 mmol/l). Ich hatte zur Abwechslung mal den Spritz-Ess-Abstand beachtet und da unser Frühstück recht übersichtlich war, hatte ich auch nicht zu viel abgerufen. Es war schön, hier so unkompliziert ins Wasser zu gehen. Das Schnorcheln machte mir viel Spaß. Ich genoss es, einfach auf dem Wasser zu liegen, die Arme auf dem Rücken abgelegt, und mich mit leichten Bewegungen mit den Flossen vorwärtstreiben zu lassen. Dabei noch so viele bunte Fische zu sehen war traumhaft. Ungefähr dreißig Meter von der Küste weg begann das Riff. Von oben betrachtet schimmerte das Wasser dann nicht mehr karibisch hellblau, sondern wurde dunkler. Und zum ersten Mal nahm ich an mir wahr, dass meine Arme, sobald ich diese Riffkante überschwamm, nicht mehr auf dem Rücken lagen, sondern ich mit ihnen zu paddeln begann. Ich wurde genauso unruhig wie beim Tauchen, und plötzlich kam mir der Gedanke, dass ich vielleicht ein Problem mit der Tiefe hatte, also keine Höhenangst, sondern eine Tiefenangst. Das würde auch erklären, warum ich in anderen Urlauben problemlos bis zu zwanzig Meter tief getaucht war. Dort konnte ich immer den Sandboden unter mir erkennen und es ging nicht in eine Tiefe, die ich nicht abschätzen konnte. Beim Schnorcheln konnte ich dieses Gefühl aber recht leicht bekämpfen und wir schwammen weiter.

Den Rest des Tages ließ ich es ruhig angehen. Ich blieb am Pool und entspannte mich. Mein stetiger Begleiter war ebenfalls entspannt.

Sonntag

Nachdem mein Mann gestern mit den anderen den Tauchspot Salt Pier kennengelernt hatte, wollten wir heute zu zweit dorthin. Ja, ich wollte doch noch einmal den Kopf unter Wasser stecken.

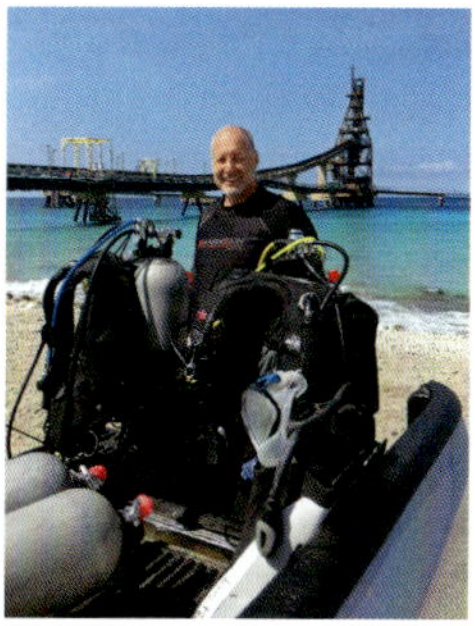

Beladener Pick-up vor dem Tauchspot Salt Pier.

Wir luden das Auto mit allem Tauchequipment voll und ich hatte wieder allen Diabeteskram inklusive Kühltasche dabei. Dieses Mal fuhren wir in den Süden der Insel. Dort gibt es große Salzseen und hier wird auch das Salz, das schon seit Jahrhunderten auf Bonaire abgebaut wird, auf große Schiffe geladen. Dazu hat man ein großes Förderband ins Meer gebaut, an dessen

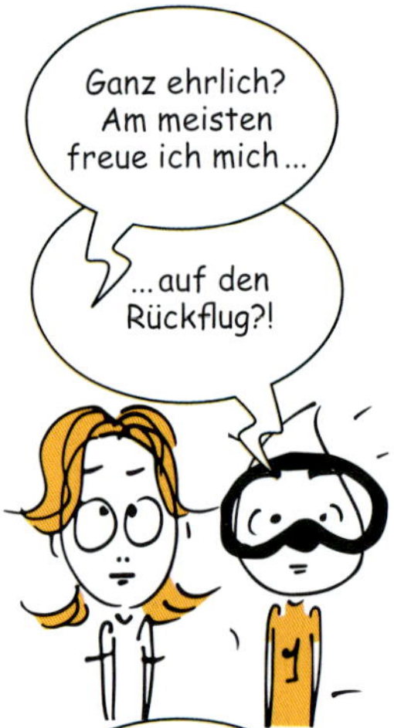

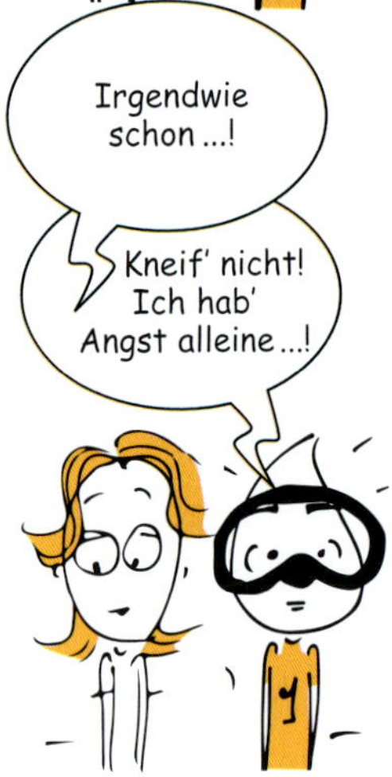

Ende die Schiffe zum Aufladen anlegen. Dieses Förderband ist an großen Stahlträgern auf dem Meeresboden befestigt. Die Träger sind über die Jahre von zahlreichen Meereslebewesen besiedelt worden und bilden zusammen einen spektakulären Tauchspot. An diesem Spot, eben jenem Salt Pier, sollte heute unser erster Tauchgang stattfinden. Wie überall hier parkten wir das Auto kurz vor dem Wasser und machten uns fertig. Für den heutigen Ausflugstag hatte ich die Pumpe komplett in der Wohnung gelassen. Ich schaute per Handy nach meinem Blutzucker, auch das Testgerät hatte ich wie immer für den Notfall dabei, und da der Wert bei 183 mg/dl (10,2 mmol/l) lag, machte ich nichts weiter. Bei solch einem Wert zu Beginn des Tauchens fühlte ich mich gut. Außerdem dürfte ich kein Restinsulin mehr haben, das seine Wirkung abgibt, und das Basalinsulin fiel wegen fehlender Pumpe nicht ins Gewicht. All diese Gedanken sind sehr wichtig. Dank der CGM-Systeme und der Tendenzpfeile ist es leichter geworden, den Verlauf des Blutzuckers nachzuvollziehen. Bei sinkenden Pfeilen würde ich immer noch etwas essen, lieber etwas mehr als zu wenig. Ich beließ es also bei den 183 mg/dl (10,2 mmol/l), denn auch mein Tendenzpfeil zeigte einen gleichbleibenden Wert an, und so ging es ins Wasser. Durch die vielen Pfeiler, durch die man hindurchtauchen und die man auch umrunden konnte, wirkte die Unterwasserwelt geradezu bizarr. Ich fühlte mich gut und nach zweiundfünfzig Minuten tauchten wir wieder auf. Nach dem Ablegen der Tauchausrüstung prüfte ich direkt meinen Blutzucker. Dieses Mal gleich mit dem Testgerät, da mein Handy ja fast eine Stunde lang keine Daten empfangen hatte. Mein Blutzucker lag bei 167 mg/dl (9,3 mmol/l), alles war gut. Kurze Zeit später hatte sich mein Dexcom-Transmitter auch wieder mit dem Handy verbunden und lieferte die Werte. Es war eine enorme Erleichterung, dass dieser Sensor und Transmitter, gut abgeklebt, solch einen Sport wirklich ohne Problem mitmacht. Er hat mich die ganzen zehn Tage trotz Hitze, Schweiß und Wasser nicht im Stich gelassen. Nach einer kurzen Pause fuhren wir weiter zum Tauchspot Nr. 53, genannt Pink Beach. Hier gab es wieder unzählige Möglichkeiten, unser Auto abzustellen und abzutauchen. Auch dieser Tauchgang verlief in jeder Hinsicht ohne Probleme. Ich hatte während der Oberflächenpause im Auto mit dem Pen gespritzt und ein paar Kekse gegessen. Außerdem musste ich natürlich auch die fehlende Basalabgabe der Pumpe mit dem Pen ergänzen. Dank des Sensors wusste ich, wo meine Werte lagen und welche Tendenz zu erwarten war. Da der Pfeil diesmal bei einem Blutzucker von 146 mg/dl (8,1 mmol/l) nach unten zeigte, aß ich noch 2 bis 3 BEs zusätzlich. Nach dem Tauchgang lag der Wert bei 211 mg/dl (11,7 mmol/l), aber damit konnte ich gut leben und dank des Pens war dieser Wert schnell korrigiert. Wir fuhren mit unserem nicht abschließbaren Pick-up noch etwas einkaufen und ich bleib am Auto, wobei ich weniger das Auto selbst – die meisten werden ja, wie schon erwähnt, eh nicht verschlossen –, sondern unsere Tauchausrüstung auf der Ladefläche bewachte.

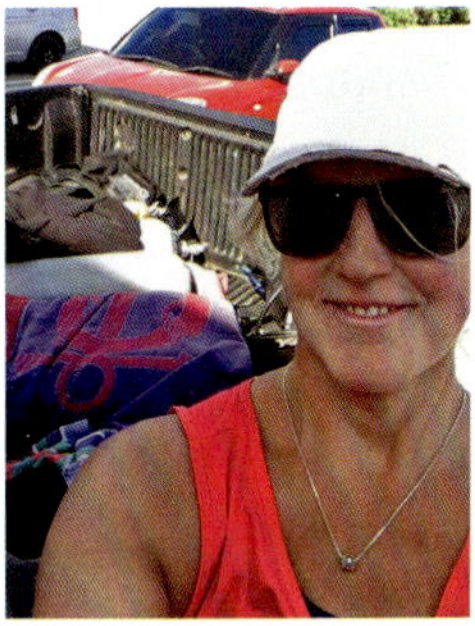

Alles liegt offen auf der Ladefläche des Pick-ups.

Montag

Heute wollte ich meinen letzten Tauchgang machen. Am Vormittag gingen wir vor unserem Appartement ins Wasser, ab der Riffkante begann mein Herz wieder zu rasen und ich musste mich auf ein ruhiges Atmen konzentrieren. Nach zwanzig Minuten in die eine Richtung wollte ich zurück, ich fühlte mich nicht gut, was aber diesmal nicht am Zucker, sondern an meiner Tauchpanik lag. Es reichte mir.

Bisher waren alle Tauchgänge gut verlaufen und so sollte es bleiben. Daher tauchten wir nach vierzig Minuten wieder auf und ich atmete tief durch. Ich hatte sechs Mal meinen Schweinehund besiegt und für mich herausgefunden, dass ich wohl immer mehr oder weniger im Schnuppertauchstadium bleiben werde. Aber das war doch was! Ich war auch stolz auf mich und dankbar, dass mein Mann mich immer wieder so geduldig begleitet hatte.

Ja, ist ja schon gut. Sei ruhig stolz! Hast dich wacker gehalten und mich ein wenig besiegt. Bist aber auch froh, dass es überstanden ist, oder?

Das stimmt und ich freue mich immer noch auf den Rückflug. Und jetzt kann ich die restliche Zeit auch wieder anders genießen.

Während Hajo am Nachmittag noch einen tieferen Tauchgang mit der Gruppe machte, schnorchelte ich noch einmal allein an unserem Hausriff. Dabei beobachtete ich zwei Taucher, die gerade ins Wasser stiegen. Ich begleitete sie ein Stück hinaus und entdeckte von oben genau das, was die beiden auf etwa sechs Metern Tiefe sahen – eine Schildkröte! Sie schreckte schließlich auf und verschwand. Ich sah sie noch kurz an der Wasseroberfläche Luft holen und dann war sie leider auch schon wieder verschwunden. Egal, ich hatte eine Schildkröte gesehen. Schöner hätte der Tag nicht enden können. Auch vor dem Schnorcheln beachtete ich meinen Blutzucker und den Blutzucker-

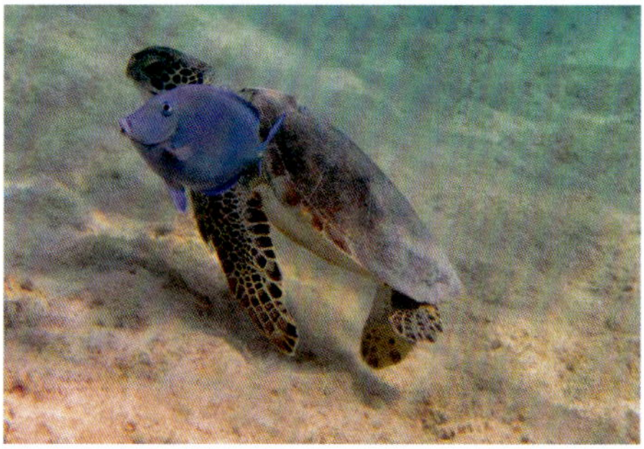

Wasserschildkröte vor Salt Pier.

verlauf der letzten Stunden einschließlich der Trendpfeile. Und mein Zucker war auch dieses Mal von 154 mg/dl auf 95 mg/dl (8,6 mmol/l auf 5,3 mmol/l) abgesunken. Ich musste also auch beim Schnorcheln meine Werte gut im Blick haben. Eigentlich logisch, auch wenn man im Wasser das Gefühl hat, sich körperlich eigentlich nicht anzustrengen. Den Abend verbrachten wir mit den Bekannten beim Barbecue und erzählten uns von unseren Erlebnissen.

Dienstag

Ein ruhiger letzter Tag stand an. Nach dem Frühstück wollte ich ein letztes Mal schnorchelnd ins Wasser. Mein Mann ging mit einigen unserer Bekannten auch bei uns vor dem Haus tauchen und ich beschloss sie schnorchelnd zu begleiten. Bei dieser Aktion sah ich an derselben Stelle wie am Tag zuvor wieder eine Schildkröte, die die anderen, zwei Meter unter mir, nicht sehen konnten, da sie bereits zu tief am Riff tauchten. Diesmal schwamm sie zwischen zwei bunten Fischschwärmen vor mir durchs Wasser. Ein wunderschöner Abschluss.

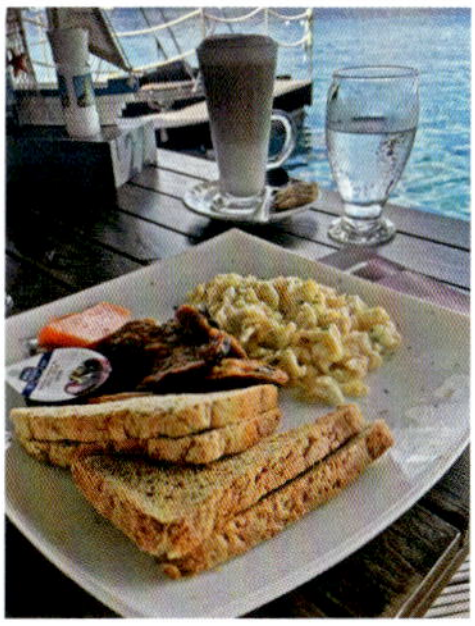

Frühstück direkt am Wasser in Karel's Beach Bar in Kralendiijk.

Den Nachmittag verbrachte ich mit Buch unter dem Sonnenschirm am Pool, unterbrochen von Erholungspausen im kühleren Schlafzimmer. Mein Typ No. 1 war heute sehr still. Freute er sich auch auf zu Hause?
Abends gingen wir ein letztes Mal essen und beschlossen, auch das Frühstück am nächsten Morgen in unserer Beachbar einzunehmen.

Mittwoch

Es geht nach Hause!
Zum Frühstück gab es das Bonairian Breakfast. Wenn schon,

denn schon! Na ja, ein „bagel with cheese“ wäre für mich sicher die bessere Wahl gewesen. Mein Blutzucker schoss nach dem Frühstück in die Höhe, denn die karibischen Pfannkuchen hatten es in sich, obwohl ich sie noch nicht einmal lecker fand. Dennoch war es ein schöner Abschluss, schwammen doch direkt die Fische neben uns im Meer. Ein wirklich lohnender Ort zum Entspannen.

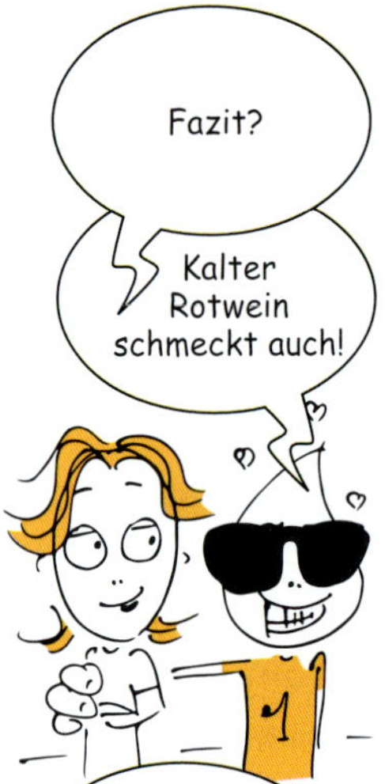

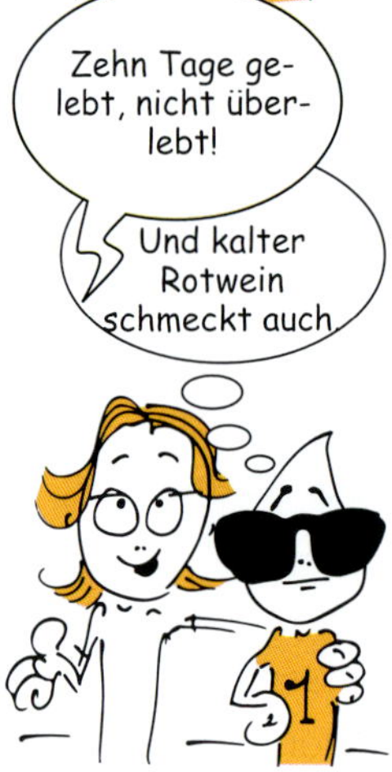

Am frühen Nachmittag brachte uns ein Taxi zum Flughafen. Wir flogen zum ersten Mal Businessclass, hatten Priority Check-in und durften in der VIP-Lounge kostenlos essen und trinken. Nun wird sicher jedem klar, warum ich mich auf den Rückflug freute. Mit einem Zwischenstopp in Aruba sollte es nach Amsterdam weitergehen. Interessanterweise wurden wir erst in Aruba durch den Sicherheitsbereich gelotst und erstaunlicherweise erkannte eine Frau beim Sicherheitscheck sofort meine Pumpe und winkte mich schon zu sich, bevor ich durch die Lichtschranke ging. Nach dem Sprengstofftest wünschte sie mir alles Gute und meinte: „I know it. There are a lot of diabetics on Bonaire.“ Leider konnte ich aus zeitlichen Gründen nicht mehr erfragen, wie denn die medizinische Versorgung auf der Insel sei.
Auf dem Flug musste ich wieder mit meiner BE- Berechnung jonglieren. Ich hatte es aber dank CGM gut unter Kontrolle. Die Uhrzeit meiner Pumpe stellte ich erst wieder bei der Landung in Amsterdam auf die richtige Uhrzeit und auch das verlief, wie schon beim Hinflug, ohne Auswirkungen auf meinen Blutzucker ab.
Unsere Koffer kamen als einige der ersten und kurze Zeit später traten wir hinaus in die kühle niederländische Luft. Tat das gut!

Mal sehen, wann du wieder nach Wärme schreist!

Ja, ich habe mich nicht immer wohlgefühlt und es ist mir schwergefallen, die Situation mit all den nicht veränderbaren Gegebenheiten anzunehmen und zu akzeptieren. Gelassenheit wäre hier wohl das richtige Stichwort. Es war manchmal anstrengend, aber ich habe mich jedem Tag neu gestellt und versucht, das Beste daraus zu machen. Am Ende kann ich sagen, dass es trotz aller äußeren und meiner inneren Umstände ein toller Urlaub war. Ich bin dankbar, diese Erinnerung zu haben.

Wieder einmal habe ich erfahren, wie unproblematisch man mit dem Diabetes reisen und auch den Tauchsport betreiben kann, wenn man sich entsprechend vorbereitet.

Bezüglich des Tauchens habe ich für mich herausgefunden, dass die äußeren Bedingungen für mich eine wesentliche Rolle spielen, um entspannt ins Wasser zu gehen. Ich muss mir und niemand anderem etwas beweisen. Wie oft und wie lange ich mich meinem Schweinehund noch stelle, wird die Zeit zeigen. Auf jeden Fall bin ich glücklich, dass ich mich getraut habe, all diese Tauchgänge zu machen. Die Sorgen in Bezug auf meinen Diabetes hingegen waren vollkommen unnötig. Wieder einmal habe ich erfahren, wie unproblematisch man mit dem Diabetes sowohl in viele Länder reisen als auch den Tauchsport betreiben kann, wenn man sich entsprechend vorbereitet. Natürlich bedeutet das oft eine Menge Aufwand für Eventualitäten, die vielleicht gar nicht eintreten. Aber ich schleppe lieber etwas mehr mit, das ich dann wieder ungenutzt mit nach Hause nehme, als dass ich plötzlich ohne Insulin oder Testmöglichkeiten in Probleme gerate. Der Spruch „Weniger ist mehr" gilt für mich hier definitiv nicht. Vielleicht musste ich nach zwei Jahren Urlaub in der Heimat, Corona sei Dank, erst wieder lernen, dass mich der Diabetes nicht vom Reisen abhalten kann.

Kaum zurück aus Bonaire plane ich schon die nächsten zwei Reisen in meinem Sabbatjahr.

„Investiere in Erinnerungen", ein sehr passender Spruch meiner lieben Kollegin Gesche, den sie mir nach dem Betrachten meiner ständig wechselnden Profilfotos als Zitat ihrer Mutter mit auf den Weg gab. Diese drei einfachen Worte habe ich verinnerlicht, da sie genau das widerspiegeln, was man tut, wenn man seinen Alltag einmal unterbricht. Ich investiere in Erinnerungen, die mir niemand mehr nehmen kann, und es tut oft gut, sich an solch schöne Gegebenheiten zurückzuerinnern.

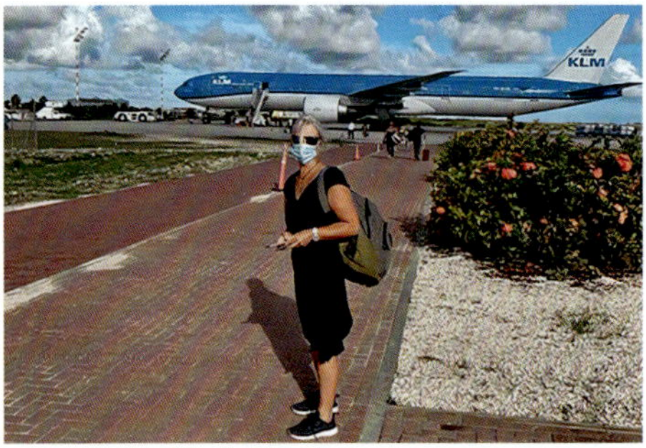

Abflug Bonaire 2021

Kap. 12 Mein Gewicht – meine Ernährung

Was tue ich da?

Insulintherapie und Gewichtszunahme
Gewichtsabnahme bei Diabetes
Adipositas – eine Krankheit

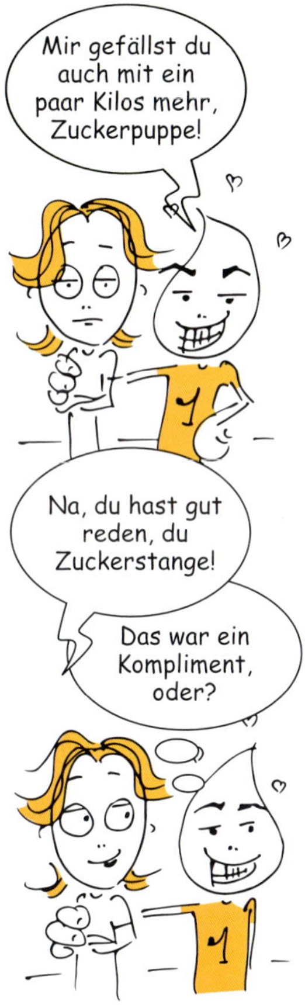

Mein Neffe Florian führte 2016 während seines Psychologiestudiums ein Interview mit mir:

„Zum Zeitpunkt des Interviews warst du meines Erachtens gar nicht so sehr beschäftigt mit deiner Krankheit. Auch wenn du jeden Tag darüber nachdachtest, konntest und kannst du deinen Alltag hiermit sehr gut bestreiten. Das war (vielleicht) zu Kinder- und Jugendzeiten anders. Hier haben wir im Interview nur kurz drüber gesprochen, aber du erzähltest mir, dass es Momente gab, in denen du dich eingeschränkt gefühlt hast, wegen der Einhaltung eines bestimmten Ernährungsplans. Hier wäre es sicher interessant, noch mal zu überlegen, inwiefern dich das beeinflusst hat beziehungsweise dich auch heute noch beeinflusst und welche Gefühle es damals in dir hervorgerufen hat."

Lieber Florian, hier vielleicht ein Ansatz zu deinen Worten, für den ich etwas ausholen muss.
Ich habe leider einen Körper, der jedes Zuviel an Nahrung auch gleich in Fettrollen umsetzt. So

kommt es mir jedenfalls vor. Mein Stoffwechsel könnte besser sein. Ich war nie in meinem Leben schlank und hatte nie eine Modelfigur. Seit ich denken kann, sind mein Gewicht und daraus resultierend meine Nahrungsaufnahme ein wichtiges Thema in meinem Leben, dem ich allerdings bis heute auch zu viel Bedeutung beigemessen habe. Das ist mir bewusst, aber mit diesem Problem komme ich nicht klar. Als mein Diabetes im Alter von dreizehn Jahren erkannt wurde, wog ich etwa achtundsechzig Kilo bei einer Größe von einem Meter fünfundsechzig. Bei meiner Einstellung im Krankenhaus erhielt ich meinen Diätplan, an den ich mich halten sollte. Was das Wort „Diätplan" im Kopf eines jungen Mädchens anrichten kann? Für mich war es gleichbedeutend mit: „Du bist dick, du musst abnehmen!" Gut, dass es heute „Ernährungsplan" heißt. Für meinen Alltag hatte ich mir diesen Plan mit bestimmten Nahrungsmitteln, die ich besonders mochte, zusammengestellt. Morgens und abends aß ich eigentlich immer das Gleiche. Nachmittags kochte meine Mutter und wir wogen meinen Anteil an Kohlenhydraten in Form von Kartoffeln, Nudeln oder Reis ab. Ich sehe mich heute noch in der Küche meines Elternhauses sitzen und abends ein Körnerbrötchen essen mit Diätmargarine, einer Scheibe Schmelzkäse und einer Tomatenscheibe belegt. Gefühlt war das über Jahre meine Abendmahlzeit. Langweilig? Ja! Aber so war ich mir sicher, dass mein Blutzucker in Ordnung war. Es passte in meinen Ernährungsplan, es schmeckte mir und ich musste mir keine weiteren Gedanken machen. Mein Urinzucker zeigte mir, dass er im Einklang mit der Insulinmenge stand, und das gab mir Sicherheit.

Seit ich denken kann, sind mein Gewicht und daraus resultierend meine Nahrungsaufnahme ein wichtiges Thema in meinem Leben …

Schon früh hatte ich also gelernt, dass ich nicht zu viele Kohlenhydrate essen durfte (zur Erinnerung, ich spritzte nur morgens und abends für die eingeplanten BEs mein Insulin), aber zusätzliche Eiweiße oder Fette waren durchaus in Maßen erlaubt. Hierfür gab es keine Mengenangaben, sie gefährdeten nicht meinen Blutzucker und so nutzte ich diese zusätzlich erlaubte Nahrungsaufnahme immer mal wieder aus.

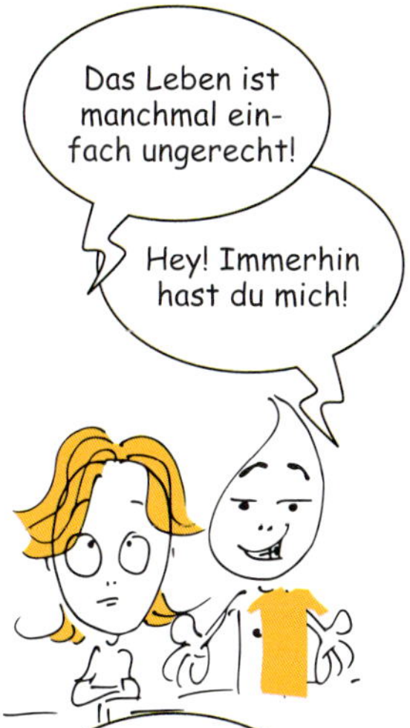

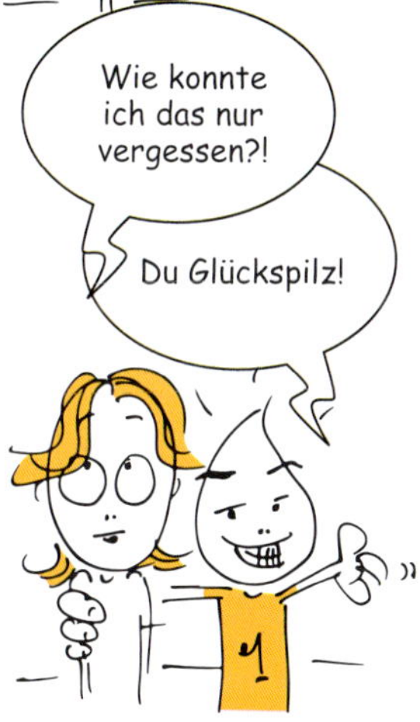

Bis zu meinem zwanzigsten Lebensjahr stieg mein Gewicht auf sechsundsiebzig Kilo bei einer Größe von einem Meter zweiundsiebzig und bei einer meiner Kontrollen im Krankenhaus wurde mein Diätplan gleich auf 1300 kcal runtergesetzt. Ich sollte ein paar Kilos verlieren und unter der strengen Kontrolle während des Aufenthalts nahm ich auch in den zwei Wochen zwei Kilo ab. Zu dieser Zeit war ich Studentin und lebte allein in meiner Studentenbude in Münster. Mal ehrlich, 1300 kcal sind übersichtlich, oder? Wie schon erwähnt, war das die Zeit, in der ich meinen Diabetes und auch meine Ernährung regelmäßig vernachlässigte. Wir feierten, wir trafen uns zum Frühstück, in der Mensa und zum Kochen am Abend. Die 1300 kcal waren schnell aufgebraucht und ich verdrängte diese Angabe schnell. Vielleicht lag es an dem vielen Fahrradfahren, dass mein Gewicht nicht ganz so stark gelitten hatte. Mein HbA_{1c} war mit 9,6 % tatsächlich recht hoch! Allerdings lag bei solch einem erhöhten Wert sicher auch ein Insulinmangel vor. Denn wenn kein Insulin abgegeben wird, findet auch keine Verstoffwechselung der Kohlenhydrate statt und dadurch auch keine Gewichtszunahme.

Zwei Jahre später kam die Umstellung auf die intensivierte Therapie mit Pen und einem angesetzten Richtwert von 1100 kcal. Durch diese Therapie konnte ich nach zehn Jahren mit meinem Diabetes endlich offiziell essen, was und wann immer ich wollte. Natürlich wurde ich mit dem Hinweis entlassen, weiterhin auf mein Gewicht zu achten. Das war mir klar, aber ich durfte nun alles essen und da waren 1100 kcal natürlich auch wieder schnell verbraucht. Mein Stoffwechsel verbesserte sich, da ich meinen Blutzucker öfter am Tag kontrollierte und hohe Werte mit zusätzlichen Insulinabgaben verbessern konnte. Mein Gewicht nahm dagegen zu. Ich durfte ja alles essen und auch in der Menge war ich nicht mehr wirklich festgelegt. Hierin sehe ich heute auch einen schwerwiegenden Punkt für meine Essstörung. Ich habe nie gelernt, normal mit Essen und Hungergefühlen umzugehen.

Ich habe nie gelernt, normal mit Essen und Hungergefühlen umzugehen.

Ich konnte mir seit meinem dreizehnten Lebensjahr nicht aussuchen, wann und was ich essen möchte. Der Plan sah damals vor, dass ich zum Beispiel um zehn Uhr einen Apfel oder etwas Obst essen sollte. Das war kein Wunschkonzert oder eine Möglichkeit unter vielen. Ich hatte das Insulin am Morgen gespritzt und musste (!) zu dieser Uhrzeit etwas essen, um eine Unterzuckerung zu verhindern, auch wenn mir schlecht war oder es gerade überhaupt nicht passte. Die Menge des Mittagessens oder der Snack am Nachmittag waren Pflicht. Ich hörte also nicht auf meinen Körper, ob er Hunger hatte, sondern ich guckte auf die Zahlen, die sagten zum Beispiel: Dreizehn Uhr, Mittagessen, 3 BE, also 36 g Kohlenhydrate. Nicht mehr und nicht weniger!

Zehn Jahre später begann dann die Freiheit beziehungsweise die Pflicht, endlich auf meinen Körper und seine Bedürfnisse zu hören. Aber ich verstand ihn nicht. Ich wusste nicht, was er mir sagen wollte. Ich aß und trank das, worauf ich Lust hatte oder das, was gerade da war, ohne zu spüren, ob ich wirklich Hunger hatte. Endlich durfte ich alles probieren, was vorher verboten war. Auch die Menge war plötzlich egal. Dank meines Insulinpens spritzte ich einfach alles weg. Diese Ernährung, gekoppelt mit der größeren Menge an Insulin, wirkte sich natürlich auch vermehrt auf mein Gewicht aus.

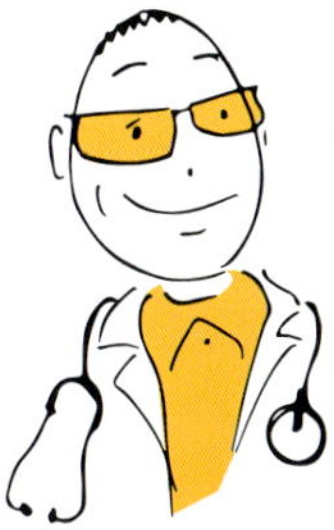

Insulintherapie und Gewichtszunahme

Die oben genannte Problematik ist der Grund, warum Insulin so einen schlechten Ruf hat und als „Masthormon" verschrien ist. Aber in diese Falle tappen leider die meisten Menschen mit Diabetes, die mit einer Insulintherapie beginnen, insbesondere Typ-2-Diabetiker.

Nach Einführung der ICT waren alle Therapeuten froh, den Menschen mit Diabetes eine neue Freiheit bieten zu können. Und allein vom Blutzucker aus betrachtet stimmte das in gewissen Grenzen auch. Um den Blutzucker zu regulieren, können mehr Kohlenhydrate durch mehr Insulin ausgeglichen werden. Allerdings zeigt die Erfahrung, dass auch mit den modernen Analoginsulinen und mit Insulinpumpen eine Mahlzeit mit mehr als 6 BE nur sehr schwer auszugleichen ist.

Kommt aber das Gewicht mit in die Rechnung beziehungsweise der Wunsch, das Gewicht zu reduzieren, ist die aufgenommene Energiemenge (Kalorien) entscheidend. Und hier lässt sich die Natur nicht überlisten. Auch wenn ich durch das Insulin den Blutzucker im Zielbereich halte, kann die aufgenommene Menge an Kalorien trotzdem viel zu hoch sein und zur Gewichtszunahme führen. Das arme Insulin macht nur seinen von der Natur vorgesehenen Job: Es sorgt dafür, dass die Kohlenhydrate in die Zellen kommen. Für die aufgenommenen Kalorien ist das

Insulin nicht zuständig, sondern nur der Mensch. Die neue Freiheit der ICT bezieht sich daher eher auf die Möglichkeit, in Ausnahmesituationen mit Insulin auszugleichen. Sie ist kein Freischein für ungezügeltes Essen.

So weit die Theorie, die mir vielleicht damals auch jemand nahegelegt hatte, die ich aber nicht verinnerlicht habe.
In den folgenden Jahren nahm ich zunächst zehn Kilo zu und nach den beiden Schwangerschaften wog ich schließlich hundertundein Kilo. Zwei Jahre später waren lediglich sechs Kilo runter. Ich fühlte mich nicht wohl. Da ich wegen einer Zyste im Unterleib operiert werden musste, entschied ich mich im Zuge dieser Operation zu einer Bauchdeckenplastik. Durch das jahrelange Spritzen in den Bauch hatte ich so gut wie kein Bindegewebe mehr. So hatte sich nach den Schwangerschaften trotz Rückbildungsgymnastik eine dicke Fettschürze gebildet. Bei der Operation wurde dieser überlappende Hautstreifen entfernt. Das klingt nach einem großen Eingriff und das war es auch. Zum Glück hatte und habe ich immer noch ein gut heilendes Gewebe. Dies ist bei Menschen mit Diabetes nicht grundsätzlich so. Natürlich lebe ich seitdem mit einer großen Narbe, aber ich bin froh, nicht mehr dieses Fettgewebe zu haben. Allerdings hatte ich auch gehofft, mehrere Kilo zu verlieren. Mit nur zwei Kilo weniger ging ich aus dem Krankenhaus wieder nach Hause. Es folgten Jahre, die durch die Kinder geprägt waren. Ich arbeitete wieder und der Alltag war vollgepackt mit der Organisation von Terminen. Die Zeit, auch noch an eine Diät, eine Ernährungsumstellung oder viel Sport zu denken, war nicht da. Der Kopf war genug ausgelastet.
Da sich aber durch das Entfernen der Fettschürze mein Körpergefühl geändert hatte, schaffte ich es dann doch, ein

paar Jahre später durch bewusstere Ernährung und mehr Bewegung weitere zehn Kilo abzunehmen. Regelmäßig verabredete ich mich mit einer Freundin und wir stellen uns auf die Waage. Der Ansporn half mir. Den größten Erfolg schaffte ich aber erst zehn Jahre nach der OP.

Uns stand eine zweiwöchige Kreuzfahrt in den Sommerferien bevor und mir war klar, dass dies mit einer Gewichtszunahme verbunden sein wird. Ich wusste genau, was auf mich zukam, und fasste den Plan, bis zu dieser Reise mehrere Kilos abzunehmen. Im folgenden halben Jahr nahm ich mit Unterstützung von Weight Watchers tatsächlich noch fünfzehn Kilo ab. Diese damit erreichten rund siebzig Kilo Körpergewicht halte ich nun seit wiederum zehn Jahren auf meine ganz eigene Vorgehensweise, meine An-und-Aus-Phase. Nach diesem Urlaub auf dem Schiff (ja, ich weiß, man muss auch auf einem Kreuzfahrtschiff nicht zunehmen – habe ich aber!) und den anschließenden drei Wochen Ferien zu Hause, in denen ich weiter aß und trank wie alle anderen in der Familie, hatte ich natürlich wieder ein paar Kilo zugenommen. Schließlich hatte ich davor sechs Monate auf viele leckere Dinge verzichtet. Ja, ich weiß auch, dass ich eben zuvor mehr eine Diät gemacht hatte und keine wirkliche Ernährungsumstellung, die, so weiß ich auch, viel sinnvoller wäre. In Theorie war ich schon immer gut. Aber zurück zur Praxis.

Den größten Erfolg schaffte ich aber erst zehn Jahre nach der OP.

Nach den Sommerferien beschloss ich, wieder mein Abnehmprogramm zu starten. Ziel sollten die Herbstferien sein. Bis dahin wollte ich die angesammelten Kilo loswerden. Der erste Schultag kam und ich nahm tatsächlich nichts Süßes, wenig Fett und keinen Alkohol zu mir. Natürlich nahm ich ab und mit dem letzten Schultag vor den Ferien aß ich wieder alles, was ich mir in den Wochen zuvor verboten hatte zu essen, alles war maßlos erlaubt. Essstörung? Normal ist es jedenfalls nicht.

Mein Sohn Lars: *„Ich lernte auch, wann meine Mutter besonders anfällig für Unterzuckerungen war. Besonders wenn sie wieder mit einer Diätphase begann. In dieser Zeit vermied sie, unnötigen Zucker zu sich zu nehmen. Die Anpassung der Insulintherapie gestaltete sich jedoch oft schwierig. Oder wenn sie am Vorabend mal etwas Wein getrunken hatte, war ich am nächsten Morgen aufmerksamer, was ihre Anzeichen für eine Hypo anging. Doch auch hier wurde es für alle leichter, als sie mehr technische Unterstützungen bekam."*

Während der Schulzeit hatte ich also eine recht gute Diabeteseinstellung und mein HbA_{1c}-Wert war vor den Ferien immer gut. Ob dieses Vorgehen gesund für den Körper ist, weiß ich nicht. Tatsache ist, dass ich mich tatsächlich seit zehn Jahren so ernähre. Ich kann mich so steuern, dass ich von heute auf morgen auf bestimmte Dinge komplett verzichte, die ich die Wochen vorher verschlungen habe und an denen ich mich auch nicht sattgegessen habe. Hefeteilchen würden nämlich täglich passen. Es zeigt mir auch, dass das Abnehmen eine reine Willenssache ist. Erst dachte ich, das schaffe ich nur, weil ich genug zu tun habe und durch den Stress abgelenkt bin. Als ich meine ersten größeren Operationen hatte und wochenlang wegen Krankschreibung zu Hause bleiben musste, funktionierte es aber auch. Ich habe nicht angefangen, aus Langeweile zu essen. Davor hatte ich im Vorfeld Sorge. Auf keinen Fall wollte ich wieder so viel wiegen wie Jahre zuvor. Da es mit den Jahren schwieriger wurde, bis zu den nächsten Ferien wieder auf niedrigstem Niveau zu sein, probierte ich noch eine weitere Abnehmstrategie aus. Ich beschloss, sechzehn Stunden nicht zu essen und meine Nahrungsaufnahme auf acht Stunden zu beschränken. Dieses Intervallfasten ist wie alle anderen Diäten und Ernährungsprogramme für Menschen mit Insulintherapie nicht so einfach durchzuführen. Die Absprache mit dem Diabetologen oder der Diabetesberaterin sind hier im Vorfeld wichtig. Ich kann mithilfe meiner Pumpe meine basale Insulindosis so steuern, dass auch ein sechzehnstündiges Fasten keine Probleme macht. Aber natürlich können Hypos aus unterschiedlichen Gründen vorkommen und dann ist jede Abnehmmethode dahin. In diesen Momenten muss ich etwas essen oder trinken, und das passt garantiert nicht in den Abnehmplan! Dies ist vor allem beim Intervallfasten sehr ärgerlich.

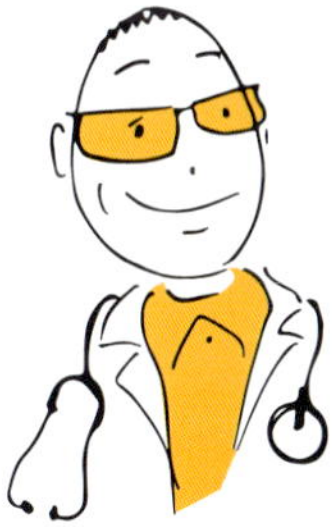

Gewicht abnehmen (bei Diabetes und Insulin)

Die Frage aller Fragen: Gibt es ein Patentrezept zum Gewichtabnehmen? Ja und nein!

Zuerst zum Nein: Alle Gewichts- und Ernährungsprogramme, auch Weight Watchers, Intervallfasten, Trennkost, Paleodiät, mediterrane Kost und wie sie alle heißen, beruhen darauf, die zugeführte Energiemenge zu reduzieren. Meist geschieht dies mit dem Schwerpunkt, die Kohlenhydrate zu vermindern. Jede einseitige Ernährung ist auf jeden Fall aus medizinischen Gründen abzulehnen. Der Mensch ist von Natur aus ein „Allesfresser“. Allerdings hat der Konsum von industriell verarbeiteten Kohlenhydraten (zum Beispiel raffinierter Zucker und Weißmehl) und Fleischprodukten überhandgenommen und hat mit gesunder Ernährung nichts mehr zu tun.

Kommen wir zum Ja: Die älteste Diät ist FdH (Friss die Hälfte). Das hat schon im Mittelalter gegen Übergewicht und Gicht geholfen. Wenn dann die Hälfte aus viel Gemüse, Salaten, magerem Fleisch, Fisch, naturbelassenen Milchprodukten, Obst, ungesättigten Fetten und Ölen sowie auch Vollkornprodukten besteht, ist das Gewichtabnehmen ganz einfach.

Beim Stoffwechsel hat sich seit unserer Zeit als Neandertaler nicht viel verändert. Das heißt, unser Körper ist primär auf eine Mangelernährung ausgelegt.
Erstens kommen wir mit viel weniger Nahrung aus, als wir denken, sodass bei vielen Menschen die Hälfte an Nahrung immer noch eine so starke Überernährung bedeutet, dass an eine Gewichtsreduktion nicht zu denken ist. Das sind meist auch die Menschen, die sich nach einer reduzierten Mahlzeit für diese Leistung mit einer Tafel Schokolade belohnen müssen. Und diese Ausnahme ist dann täglich: „Man kann ja nicht immer nur verzichten!"
Zweitens ist eine Gewichtsabnahme in der Natur nicht vorgesehen. Unser Körper strebt immer zu dem höchsten bisher erreichten Gewicht (und gern darüber hinaus). Wir wissen leider immer noch nicht genau, wie Hunger und Nahrungsaufnahme gesteuert werden. Hier spielen viele Hormone und Botenstoffe in unserem Körper mit. Eventuell mischen sich auch die ganzen kleinen Bakterien in unserem Darm (Mikrobiom) ein, da sich bei Veränderung der Nahrungszusammensetzung auch die Zusammensetzung des Mikrobioms verändert – und welches Bakterium sieht schon gerne zu, wenn ihm die Nahrungsgrundlage entzogen wird und sich andere ausbreiten.
Gewichtsabnahme ist für den Körper eine Hungerkatastrophe, die eine existenzielle Bedrohung bedeutet. Da

werden alle Waffen mobilisiert, um unter Umgehung des bewussten Willens (nämlich der Großhirnrinde) doch noch ein paar Kalorien zu erhaschen. Und wenn das erste Stück Schokolade schon im Mund ist und die Glückshormone im Gehirn ausgeschüttet werden, dann passt der Rest der Tafel auch noch.

Was als Neandertaler noch eine sinnvolle Überlebensstrategie und ein Selektionsvorteil war, ist in der heutigen Zeit ein Nachteil. Die gute Nachricht ist die Tatsache, dass, wenn die Menschheit weiter so mit ihrer Umwelt umgeht, wir diese Eigenschaften der Neandertaler wieder brauchen werden.

Aufgrund dieser Zusammenhänge ist es leider so, dass eine langfristige Gewichtsabnahme nur durch eine dauerhafte (am besten lebenslange), konsequente Umstellung der Ernährung im Sinne einer erheblichen Kalorienreduktion, am besten mit Steigerung der Bewegung, zu erreichen ist. Der Stoffwechsel muss sich umstellen, es dauert lange bis Fettzellen nicht nur kleiner werden, sondern ganz verschwinden. Der Körper bewahrt diese Lager gerne, es könnten ja wieder bessere Zeiten kommen, in denen er wieder Reserven anlegen kann.

Wie kann ich aber trotz Insulintherapie Gewicht abnehmen?

Leider erlebe ich häufig, dass Patienten (meist Patientinnen) zur Gewichtsabnahme das Insulin reduzieren, da es vermeintlich für die Gewichtszunahme verantwortlich ist, was natürlich nicht stimmt, wie wir ja gelernt haben. Der richtige Weg ist der gleiche wie bei jeder anderen Gewichtsabnahme. Erst erfolgt die Umstellung der Ernährung mit Verminderung der Kohlenhydrate. Sobald der Körper in einen abbauenden Stoffwechsel kommt, verbessert sich die In-

sulinempfindlichkeit und damit vermindert sich auch der Insulinbedarf. Jetzt sollte die Insulindosis angepasst werden, da sonst Unterzuckerungen drohen. Die Zusatz-BEs bei Hypos sind natürlich kontraproduktiv. Ich habe schon oft eine Verminderung des Insulins um 50 bis 70 % erlebt. Das hält aber nur so lange an, wie auch die Kalorien- und Kohlenhydratreduktion durchgeführt wird. Sobald wieder normal gegessen wird, steigen auch der Insulinbedarf und das Gewicht wieder an. Unser gefühlt normales Essen entspricht nicht immer dem Energiebedarf unseres Körpers.

In meinen Phasen des Abnehmens nahm ich mir jedes Mal vor, bei Erreichen meines Wunschgewichts nicht wieder über die Stränge zu schlagen, nicht wieder alles, was ich mir untersagt hatte, nachzuholen. Es funktionierte nie. Sobald ich den ersten Tag wieder mehr gegessen hatte, konnte ich nicht aufhören. Ich habe dies oft wie eine Sucht empfunden. Der Alkoholiker, der nach einem Glas Bier oder Wein wieder rückfällig wird, der Raucher, der nach Abstinenz wieder die erste Zigarette raucht und wieder abhängig wird.
Ich habe vielleicht nie richtig gelernt, mich gesund und normal zu ernähren, obwohl mir vom Kopf aus durchaus klar ist, was gesunde Ernährung bedeutet. Seit der Manifestation Diabetes musste ich mich immer an Regeln und Vorgaben halten und als diese mir mit der intensivierten Therapie weggenommen wurden, konnte ich mit der Freiheit der Essensauswahl nicht umgehen. Zeitgleich wurde ich mit Diätplänen und reduzierten Kilokalorienangaben ausgestattet, da ich abnehmen sollte. Also war ich in den Augen der Ärzte wohl zu dick. Ich glaube, dass diese Erfahrungen aus der Pubertät und Jugend mich bis heute geprägt haben und

mich beeinflussen. Ob ich jemals davon wegkomme – von diesem Auf und Ab –, weiß ich nicht.

Auch die Angewohnheit, über einen längeren Zeitraum immer das Gleiche zu essen, habe ich in meinen Abnehmphasen bis heute. Ich weiß dann, dass dieses Essen in meine Diabetestherapie und in meinen selbst auferlegten Diätplan passt. So muss ich mir um meine Ernährung auch nicht so viele Gedanken machen. Also so, wie zu Beginn meiner Diabeteserkrankung mit dreizehn Jahren. Ich gebe mir selbst nun die Regeln und Vorgaben für meine Ernährung. Übrigens koche ich für meine Familie täglich ganz normale, abwechslungsreiche, frische Mahlzeiten. Davon esse ich aber höchstens mal am Wochenende mit oder im Urlaub. Denn für mich scheinen sie immer noch zu viele Kohlenhydrate, Fett oder/und Kalorien zu haben. Ist das normal? Ich glaube nicht. Habe ich eine Essstörung? Ich glaube, ja.

Ich weiß nicht, ob ich jemals ein normales Verhältnis zum Essen haben werde.

Der Psychologe hat gemerkt, dass da was nicht stimmt. Deine Intuition, lieber Florian, dass diese Ernährungspläne oder besser meine Diätpläne etwas mit mir gemacht haben und mich bis heute beeinflussen, war vollkommen richtig.

Mein Ziel ist es, wieder mit der Familie gemeinsam zu essen, ohne dass das Suchtgefühl gleich ausgelöst wird und ich wieder viel zu viel esse. Ich weiß nicht, ob ich jemals ein normales Verhältnis zum Essen haben werde.

Zum Abschluss etwas, was mein Problem, meine ganz persönliche innere Zerrissenheit vielleicht deutlich werden lässt: Eine Zeit lang habe ich mir vorgestellt, dass eine Fee käme und ich einen Wunsch frei hätte. Ich könnte mich entscheiden, keinen Diabetes mehr zu haben oder alles essen zu können, ohne Gewicht zu zunehmen? Jeder normale

Mensch würde auf den Diabetes verzichten wollen, aber ich zweifle manchmal, ob ich nicht lieber den Diabetes behalten und dafür alles essen dürfte ohne Gewichtszunahme.

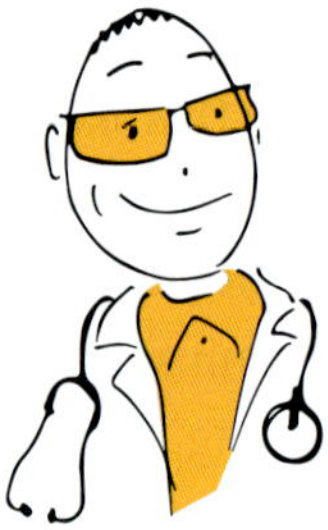

Adipositas – eine Krankheit

Dieses Kapitel zeigt, dass Wissen über die Ernährung und Motivation nicht immer ausreichen, auch dauerhaft die Ernährung umzustellen und Gewicht zu reduzieren. Wer mich kennt, weiß dass ich auch Kilos zu viel habe. Ich bilde mir aber ein, dass man mir nicht mehr viel über Ernährung beibringen kann. Das nützte mir bisher nichts. Einem Alkoholiker oder Drogensüchtigen kann ich das Suchtmittel komplett entziehen, die Ernährung kann ich aber keinem Essgestörten entziehen. Adipositas muss endlich als Krankheit anerkannt werden. Oft verwendete Aussagen wie „Die sollen mal etwas weniger fressen und sich mehr bewegen" werden dem Problem nicht gerecht. Adipositas ist ein gesellschaftliches Problem, bei dem es einerseits um eine milliardenschwere Industrie geht und andererseits um milliardenhohe Ausgaben im Gesundheitswesen. Aber wie so häufig werden die Gewinne privatisiert und die Kosten sozialisiert.

Erst seit Kurzem gibt es, nach vielen Jahren des Kampfes und erheblichen Widerständen der Industrie und Politik, die Ernährungsampel. Danke an DANK! DANK ist die Deutsche Allianz Nichtübertragbare Krankheiten. Sie wurde 2010 von der DDG, der Deutschen Diabetes Gesellschaft, gegründet, um sich für nachhaltige, bundes- und bevölkerungsweite Primärprävention in Deutschland einzusetzen. Sie ist ein Zusammenschluss von dreiundzwanzig wissenschaftlich-medizinischen Fachgesellschaften, Verbänden und Forschungseinrichtungen. Meiner Mei-

nung nach gehört das Ressort Ernährung nicht wie bisher an das Landwirtschaftsministerium, sondern an das Gesundheitsministerium gekoppelt.

Kap. 13 Weitere Erkrankungen

Schau mir in die Augen!
Auch das noch! Schulter, Hände, Knie, Rücken
Diabetes und seine möglichen Folgeerkrankungen
Folgekomplikationen: Retinopathie
Diabetes und weitere Erkrankungen

Als bei mir mit dreizehn Jahren Diabetes diagnostiziert wurde, dachte ich lange Zeit, dass das dann wohl meine Schicksalserkrankung sei. Mir war klar, dass sie chronisch ist, also nicht mehr weggehen würde, und ich mit ihr würde leben müssen. Ich nahm dieses Schicksal an und dachte irgendwann, dass es mich auch hätte schlimmer treffen können. Das Thema der Folgeerkrankungen bei Diabetes war mir bekannt und ich hatte und habe davor natürlich eine gewisse Angst, aber zum Glück blieb ich all die Jahre davon verschont.

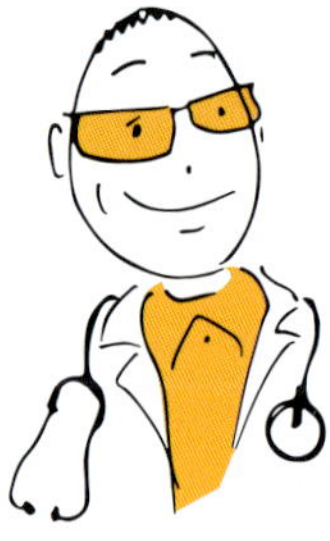

Diabetes und Folgeerkrankungen

Es gibt die klassischen diabetischen Folgeerkrankungen wie Neuropathie, Retinopathie und Nephropathie. Diese gehören zu den mikrovaskulären Folgeerkrankungen: mikro = klein, vaskulär = die Gefäße betreffend. Durch eine Funktionsstörung der kleinen Gefäße kommt es an verschiedenen Organen zu typischen Veränderungen, die in dem jeweiligen Abschnitt näher beschrieben werden. Davon abzugrenzen sind die makrovaskulären Komplikationen: makro = groß. Zu dieser Gruppe gehören die koronare Herzkrankheit, der Schlaganfall und die arterielle Verschlusskrankheit, also all dass, was wir landläufig un-

ter Arteriosklerose oder Durchblutungsstörung bis Gefäßverschluss kennen.

Den Zusammenhang mit dem Diabetes könnte man so beschreiben, dass sich der zu hohe Zucker, der im Blut, bzw. dann auch in den Blutgefäßen, verbleibt, wie die Halbstarken auf der Straße verhält: Er kommt auf dumme Gedanken und macht Unsinn. Im Fall von Zucker bedeutet das, dass er die Gefäßwand schädigt und langfristig zu Einlagerungen (auch Plaques genannt) und damit zum Gefäßverschluss führt.

Unser Körper kann viel Unsinn aushalten und repariert die Schäden sofort. Allerdings dürfen diese Reparaturmechanismen langfristig nicht überfordert werden.

Macht das jeder erhöhte Zuckerwert? Letztlich ja. Aber unser Körper kann viel Unsinn aushalten und repariert die Schäden sofort. Allerdings dürfen diese Reparaturmechanismen langfristig nicht überfordert werden. Es ist vergleichbar mit dem Rauchen. Jede Zigarette schädigt den Körper, der rund acht Stunden braucht, diesen Schaden zu reparieren. Wenn innerhalb dieser Zeit die nächste Zigarette und damit der nächste Schaden kommt, summieren sich die Schäden auf.

Warum haben manche Menschen mit Diabetes sehr früh diese Folgekomplikationen, trotz guter Einstellung, und manche trotz jahrelanger schlechter Einstellung keine? Das ist ein Rätsel dieser Welt, auf das bisher niemand eine Antwort hat. Hier spielen viele Faktoren mit, vor allem aber die Erbanlagen. Wir wissen, dass es nicht nur „den" Typ-1-Diabetiker oder „den" Typ-2-Diabetiker gibt. Hinter allen Diabetes-Typen versteckt sich eine erhebliche Anzahl an Untergruppen, die auch alle ein unterschiedliches Risiko für die Entwicklung von Folgeerkrankungen und Komplikationen haben. Wir fangen jetzt erst langsam an, diese Untergruppen anhand von Markern zu identifizieren und damit auch langfristig unterschiedlich zu behandeln. Fest steht nur, dass mit einer langfristig guten Diabeteseinstellung das Risiko für die Entwicklung von Folgekomplikationen erheblich vermindert werden kann.

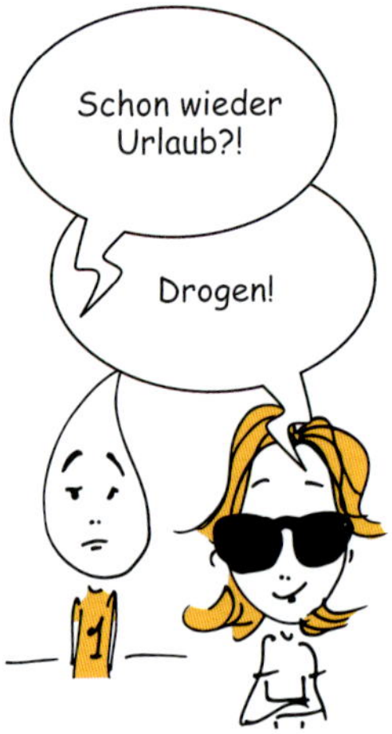

Seit nunmehr zehn Jahren liegt bei mir inzwischen eine Schädigung in den Augen vor. All die Jahre ging ich regelmäßig einmal im Jahr zum Augenarzt und seit der ersten festgestellten Veränderung lasse ich mir sogar jedes halbe Jahr die Pupillen mit ekligen Tropfen erweitern. „Mama ist wieder auf Droge!“, werde ich dann von meinen Jungs begrüßt, wenn ich für ein paar Stunden mit Sonnenbrille im Haus herumlaufe.
Zum Glück hält sich der Status „Mikroaneurysmen mit intraretinalen Blutungen und einer milden Retinopathie“ schon seit vielen Jahren. Zum Glück, und auch dank meiner Diabeteseinstellung.

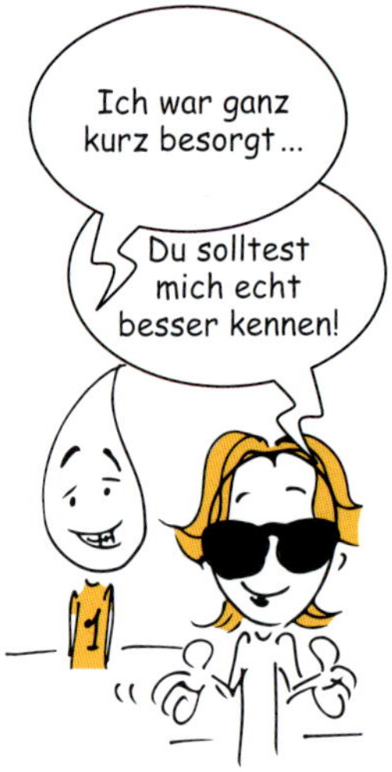

Folgekomplikationen: Retinopathie

Eine Funktionsstörung der kleinen Gefäße der Netzhaut (Retina) am Augenhintergrund hat zwei Folgen. Erstens wird die Gefäßwand dünner, weshalb sich Aussackungen an den Gefäßen bilden können, sogenannte Aneurysmen. Diese können platzen und entweder einen Bluterguss in der Netzhaut erzeugen oder es gibt eine Blutung in den Glaskörper des Auges. Zweitens bilden sich rasch neue Gefäße, um die Störung der Durchblutung und damit den Sauerstoffmangel im Gewebe auszugleichen. Aber deren Gefäßwand ist dünner und kann schnell platzen, insbesondere bei Bluthochdruck oder plötzlicher Anstrengung. Die Sehzellen werden einerseits durch die Durchblutungsstörung, andererseits durch die Blutungen geschädigt, weswegen früher viele Diabetiker erblindet sind. Insbesondere eine große Blutung in den Glaskörper war mit einer sofortigen Erblindung verbunden.

Die Entwicklung einer schweren Retinopathie braucht Jahre, weswegen die Augenarztuntersuchung nur einmal pro Jahr stattfinden muss, bei guter Einstellung und kurzer Diabetesdauer (unter zehn Jahren) reicht es auch alle zwei Jahre. Wie bei Andrea kann eine Retinopathie durch gute Einstellung zum Stillstand gebracht werden.

Häufen sich die neuen Gefäße und das Aneurysma, sodass die Gefahr einer Blutung steigt, werden die jeweiligen Stellen mit einem Laser per Hitze (Laserkoagulation) verschlossen. Wir haben Patienten, die mehr als hundert „Laserschüsse" auf ihre Netzhaut bekommen haben. Zwar werden mit jedem Laserschuss auch Sehzellen zerstört, aber das wirkt sich zumindest am Anfang kaum auf das Sehen aus. Es ist immer noch besser, ein paar Sehzellen zu verlieren, als komplett zu erblinden.

Am bestens ist es natürlich, den Zucker so gut eingestellt zu haben, dass gar keine Laserung notwendig wird.

Bis zum Frühjahr 2010 war ich ansonsten selten ernsthaft krank und litt nicht unter Schmerzen. Aber dann traf es mich mit mehreren Einschlägen. Ich war 41 Jahre alt und hatte auf der rechten Seite unglaubliche Schulter- und Armschmerzen. Ich konnte den Arm kaum anheben und an ruhiges Schlafen war nicht zu denken. Ich hatte nie wieder solche Schmerzen wie in diesen Monaten. Zur Ruhe kam ich nur mit sehr starken Schmerz- und Schlafmitteln. Ein paar Monate später, nach einigen erfolglosen Sitzungen beim Physiotherapeuten und einem MRT, stand fest, dass ich operiert werden musste. Bei diesem Eingriff sollten Kalk entfernt, Vernarbungen aufgelöst sowie Gelenkinnenhaut und ein Knochensporn entfernt werden. Alles verlief gut, wenn auch im Bericht steht: „Wegen extrem enger Gelenkverhältnisse bei Schultersteife und Schleimbeutelentzündung mit Sichtbehinderung und Blutungsneigung schwieriger Suche und Entfernung des Kalkdepots, schwierige operative Versorgung mit drei Zugängen." Einfach kann doch jeder! Die Krankengymnastik blieb mir noch einige Zeit als Zeitvertreib. Genau ein halbes Jahr später wurde ich dann auch noch an der linken Schulter operiert. Ich stehe eben nicht auf halbe Sachen! Es lagen auch exakt die gleichen Symptome und Einschränkungen vor wie auf der rechten Seite. Die Krankengymnastik ging weiter. Dank dieser Behandlung konnte ich ein paar Monate später beide Arme wieder ganz normal benutzen. Danke, Esther!

Genau ein halbes Jahr später wurde ich auch noch an der linken Schulter operiert. Ich stehe eben nicht auf halbe Sachen!

Ich sollte dich, meine Physiotherapeutin, bald schon wieder brauchen, denn ein Jahr später, im Jahr 2012, folgte ein Meniskusschaden am linken Knie. Die Gehstützen durfte ich nach drei Wochen weglegen, und das war auch gut so, denn dann stand eine Operation des Karpaltunnelsyndroms an. Wie könnte es anders sein, erst an der rechten und kurze Zeit später an der linken Hand. Diese Operationen waren nun nicht weiter dramatisch, aber der Handchirurg stellte dabei fest, dass ich noch eine weitere Erkrankung in den Händen hatte: einen Morbus Dupuytren. Hierbei handelt es sich um eine krankhafte Veränderung des Bindegewebes an der Hand. Es kommt zu einer vermehrten Bildung von knotigem und strangförmigem Bindegewebe in der Handfläche und an den Fingern. Diese Knoten und Stränge sind unter der Haut tastbar und können sich weiter verdicken und zusammenziehen. Dadurch verkrümmen sich die betroffenen Finger zur Handinnenfläche. Die Finger können dann nicht mehr uneingeschränkt bewegt werden. Es ist noch recht unklar, woher diese Erkrankung kommt. Sie kann erblich sein, tritt häufiger ab dem fünfzigsten Lebensjahr auf und vermehrt bei Menschen mit Diabetes. Na ja, ich war erst 46 Jahre alt, in der Familie hat es sonst keiner, aber der Diabetes trifft natürlich zu. So wurde ich im Herbst 2014 an der linken Hand und im Frühjahr 2015 an der rechten Hand operiert. Diese Operationen verliefen ebenfalls gut, meine Wunden heilten, die Narben sind nur leicht zu sehen und ich kann alle Finger bewegen. Lediglich der Ringfinger der linken Hand hat einen leichten Nervenschaden erlitten, sodass ich dort ein leichtes Taubheitsgefühl empfinde. Psychisch setzten mir nicht die Operation oder die Heilung zu, sondern die Tatsache, dass auch diese Krankheit unheilbar ist. Die Knoten können erneut auftreten und wachsen, was sie tatsächlich auch tun. Die nächsten Operationen hier werden bald folgen. Im Abschlussbericht des Operateurs steht: „Bei beidseitigem multilokulärem Befallsmuster und weiblichem Geschlecht sowie Diabetes mellitus ist grundsätzlich die Prognose quoad restitutionem (*Vorhersage hinsichtlich der Wiederherstellung eines Organs/ Körperteils schwierig einzuschätzen)."

Nach zwei Schulteroperationen und je zwei Operationen an den Händen fehlte nach dem linken Knie nur noch das rechte Knie, oder?

Nach zwei Schulteroperationen und je zwei Operationen an den Händen fehlte nach dem linken Knie nur noch das rechte Knie, oder? Dieses musste dann 2016 so operiert werden, dass ich fünf Wochen später mit meiner Klasse

auf Klassenfahrt gehen konnte. Das klappte auch recht gut. Bei allen Operationen hatte ich keine nennenswerten Probleme mit der Diabetestherapie. Alle fanden ambulant statt. Wenn möglich, würde ich das immer bevorzugen. Ich konnte die Insulinpumpe jeweils erst kurz vorher ablegen und meist nach ein bis zwei Stunden wieder anlegen, sodass es zu keinen extremen Ausschlägen kam. Vorher und nachher wurde der Zucker kontrolliert und ich konnte bei Bedarf schnell handeln. Etwas zu essen und auch einen Insulin-Pen hatte ich für den Notfall natürlich immer dabei. Vorsichtshalber versuchte ich vorher, meinen Blutzucker eher etwas höher zu halten, meist lag er zwischen 150 mg/dl und 180 mg/dl (8,3 mmol/l und 10,0 mmol/l). Dies war auch wegen der bevorstehenden Vollnarkose – eine andere Narkose wollte ich nicht – sehr sinnvoll, denn ich durfte ja allein schon deshalb nichts essen oder trinken. Eine Unterzuckerung musste also vermieden werden. Ein CGM-System besaß ich noch nicht. Nach diesen acht Operationen in sechs Jahren, man nannte mich schon den Narkose-Junkie, konnte sich mein Mann vor unserem Roadtrip durch die USA nicht den Kommentar verkneifen: „Dich kann ich noch nicht mal mehr als Ersatzteillager eintauschen."
Nach fünf Jahren Ruhe bekam ich 2021 starke Rückenschmerzen und an meinem Lendenwirbel wurde eine Zyste entdeckt, die auf den Spinalkanal drückte. Hierüber und über den Aufenthalt in einem Krankenhaus als Patientin mit Diabetes berichte ich ausführlicher im nächsten Kapitel.

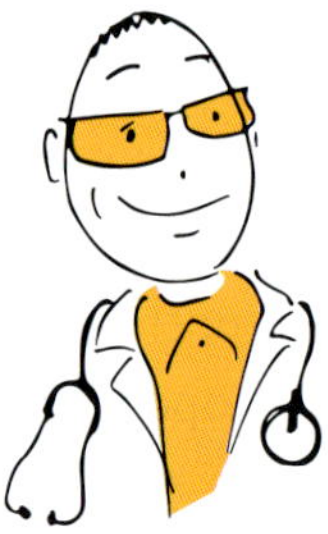

Diabetes und andere Erkrankungen

Menschen mit Diabetes sind eben auch nur Menschen und können trotz Diabetes auch alle anderen möglichen Erkrankungen bekommen. Ich höre und lese sehr oft von anderen Ärzten die Feststellung „im Rahmen des Diabetes" oder „ist doch klar, er/sie hat doch Diabetes". Es ist zwar richtig, dass einige Erkrankungen bei Menschen mit Diabetes häufiger auftreten, aber das darf nicht dazu führen, dass alles auf den Diabetes abgestellt wird und damit das Nachdenken über die Erkrankungen aufhört. Es gibt für viele Erkrankungen auch andere Ursachen als den Diabetes. Und die muss man ebenfalls untersuchen und ausschließen. Wenn dann die Therapie für alles nur noch in einer Verbesserung der Diabeteseinstellung mündet (die Empfehlung habe ich in einem Entlassungsbrief eines Patienten bei einem HbA_{1c}*-Wert von 5,8 % gelesen), machen es sich manche Ärzte etwas einfach. Das soll heißen, dass eine gute Diabeteseinstellung wichtig ist und die Therapie und die Heilung von anderen Erkrankungen unterstützt. Hier sind auch die Menschen mit Diabetes selbst gefordert.*

Kap. 14 Mit Diabetes zur OP im Krankenhaus

Ein Erfahrungsbericht

Insulinwirkung bei Unterbrechung der Pumpentherapie

Zertifikat: Klinik für Menschen mit Diabetes geeignet

Im Frühjahr 2021 spürte ich erste Schmerzen im Bereich der linken Gesäßhälfte, die sich mit der Zeit bis in die linke Wade ausdehnten und zwei Monate später schließlich mit einem Kribbeln bis in den Fuß endeten. Das war der Moment, als mich mein Mann zum MRT schickte. Sowohl der Radiologe als auch der Orthopäde entdeckten auf den Bildern dann nicht den erwarteten Bandscheibenvorfall, sondern stattdessen eine Zyste am Spinalkanal. Diese drückte auf den Nerv, weshalb ich dieses unangenehme Kribbeln hatte. Die Überweisung zum Neurochirurgen folgte.

Äh Moment, Stabilisierung? Sie sprechen von Schrauben und Platten, die in meinen Rücken gebaut werden sollen?

Er sah auf den Bildern zu allem Überfluss auch noch eine Instabilität der Gelenke im Bereich des vierten und fünften Lendenwirbels und sprach von einer möglichen Stabilisierung in diesem Bereich, die bei der Entfernung der Zyste gleich mit eingebaut werden könnte. „Äh Moment, Stabilisierung? Sie sprechen von Schrauben und Platten, die in meinen Rücken gebaut werden sollen? Ich bin dreiundfünfzig Jahre alt, wo soll das denn enden, wenn ich mit so etwas jetzt schon anfange?“, fragte ich entsetzt. Ich bekam leichte Panik. Der Chirurg sprach aber, wie der Orthopäde zuvor auch, zunächst einmal von viel Krankengymnastik, und so fuhr ich nun zweimal in der Woche zur Kran-

kengymnastik an den Geräten und einmal in der Woche zur manuellen Therapie zur Physiotherapeutin. Für die anderen Tage hatte ich mir im Schlafzimmer eine Trainingsmatte, ein Handtuch, ein Theraband und eine Faszienrolle bereitgelegt. Ich studierte Videos mit Übungen für Rücken und Bauchmuskulatur und mir war klar: Dieses Programm begleitet dich den Rest deines Lebens! War da nicht schon ein anderer ständiger Begleiter?
Ich muss dazu erwähnen, dass ich diese Diagnose kurz vor den Sommerferien gestellt bekam und nun mein Sabbatjahr folgen sollte. Dieses Jahr hatte ich mir allerdings anders vorgestellt. Andererseits hatte ich jetzt Zeit. Ich hörte auf meinen Körper, der mir vielleicht auch sagen wollte, dass ich mich um ihn kümmern muss. So begannen meine täglichen Übungen. In den folgenden Monaten hatte ich mal mehr, mal weniger Schmerzen.
Ich beschloss, mir eine Zweitmeinung einzuholen, diesmal bei einem Orthopäden, der ebenfalls im Krankenhaus solche Operationen durchführt. Ich weiß nicht, ob nur ich es so empfinde, aber sehen Orthopäden nicht immer sportlich, schlank und oftmals noch verdammt gut aus? Seine Diagnose bezog sich rein auf die Zyste, keine Äußerung zu einer vorliegenden Instabilität, und je nachdem wie schlimm meine Schmerzen seien, könne man das jederzeit operieren. Mir was das alles zu locker, zu easy. Ich machte telefonisch einen Termin für eine dritte Chefarztbesprechung aus. Wozu bin ich privat versichert und zahle wegen meiner Diagnose Diabetes einen hundertprozentigen Zuschlag? Aber das ist ein anderes Thema.
Die Drittmeinung zu meinen MRT-Bildern holte ich mir wieder bei einem Neurochirurgen ein. Diesmal hatte ich im Internet recherchiert und mich davon beeinflussen lassen, wer wie viele dieser Operationen durchführt. Diesmal erhielt ich

genau das, was ich hören wollte. Klingt zwar etwas seltsam, aber so war es. Auch dieser Neurochirurg sprach von der Zyste, aber auch von der zu sehenden Instabilität. Tatsächlich betonte er aber, dass das Entfernen der Zyste vordergründig sei. Ich sähe doch sportlich aus und mit viel Bewegung und Kräftigung der Muskulatur ließe sich eine Versteifung noch hinhalten. Diese sollte auf keinen Fall sofort durchgeführt werden. Das war mein Mann für diese Operation. Zwei Tage später machte ich einen Operationstermin aus und drei Wochen später sprach ich mit der Anästhesistin und führte mein Aufnahmegespräch.

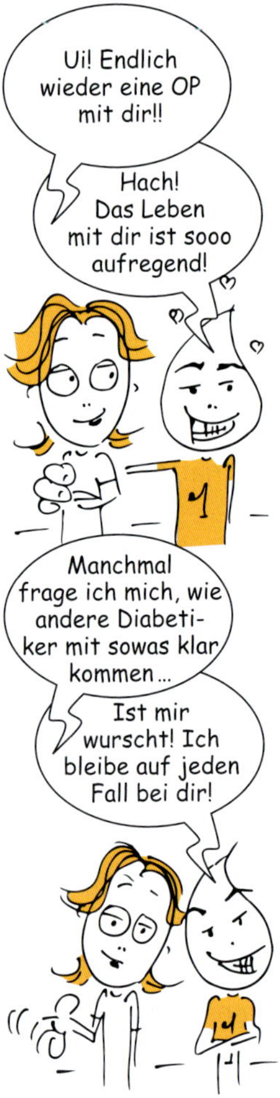

Da ich ja durch die vielen früheren Operationen mit allen Angaben, die wichtig für eine Operation sind, vertraut war, hatte ich für diese erste stationäre Operation nur noch eine Frage: Was mache ich mit meiner Pumpe und dem CGM während der Operation? In Absprache mit meinem Mann wollte ich den Transmitter am Arm behalten und die Pumpe abnehmen, aber diese mit in den Operationssaal nehmen, damit die Zuckerwerte abgelesen werden können. Das Handy wollte ich dafür nicht benutzen. In diesem Vorgespräch verblieben wir dabei, dass dies am Operationstag mit dem zuständigen Anästhesisten abgesprochen werden sollte.

Natürlich hätte ich auch hier die Pumpe einfach auf dem Zimmer lassen und später wieder anlegen können, wie bei den früheren Operationen auch. Über den Transmitter hätte ich nicht groß reden müssen, der wäre einfach am Arm geblieben. Aber zum einen fühlte ich mich mit einer ständigen Kontrolle meiner Blutzuckerwerte besser, denn seit drei Jahren war ich es gewohnt, rund

um die Uhr meine Werte ablesen zu können, und außerdem konnte ich bei dieser Operation nicht wissen, wie lange sie wirklich dauert. Zum anderen wollte ich einmal testen, wie der Umgang im Krankenhaus mit Diabetespatienten und ihrer Technik funktioniert. Ansonsten vermerkte die Anästhesistin in diesem Vorgespräch nur noch, dass ich mich um meinen Blutzucker komplett allein kümmern würde.
An einem Sonntagnachmittag zog ich in mein Krankenzimmer und es passierte nicht mehr allzu viel. So wurde ich auch am Abend kein einziges Mal auf meinen Diabetes angesprochen. Oder hatte keiner gelesen, dass ich einen Diabetes habe? Oder erkundigt man sich nicht, wenn in der Akte steht, dass man sich selbstständig darum kümmert? Ich wollte es am nächsten Tag mal erfragen.
Die Nacht vor der OP hatte ich so geschlafen, wie manch einer wahrscheinlich vor einer OP in einem fremden Krankenhausbett schläft. Unruhig! Um sieben Uhr ging das Licht an und ein freundlicher Krankenpfleger wünschte mir einen guten Morgen. Na, das werden wir ja noch sehen, ob der gut wird. Meine OP-Kleidung wurde bereitgelegt, Temperatur und Blutdruck gemessen, und Schwupps war er wieder weg. Netterweise machte er das Licht wieder aus. Ich döste weiter und keine fünf Minuten später ging das Licht wieder an. „Sie haben ja Diabetes. Könnten Sie bitte einmal den Blutzucker messen?" Da hatte ja doch jemand aufgepasst und genau gelesen. Seiner Bitte konnte ich mit einem Blick aufs Handy schnell nachkommen. Mein Blutzucker lag bei 152 mg/dl. Zum Glück hatte ich die Nacht ohne tiefe Werte überstanden. Davor habe ich bei jeder Operation immer Angst. Da ich aber bis zwei Stunden vorher noch etwas trinken durfte, war ich etwas entspannter in die Nacht gegangen. Zum Glück brauchte ich meinen mitgebrachten Saft also nicht.

Die OP war für halbzehn angesetzt und ich sollte mich gegen neun Uhr, entsprechend gekleidet, bereithalten. Ich döste also noch etwas weiter. Gegen acht Uhr kam dann der Chefarzt noch ins Zimmer und schaute, wie es mir geht. Da ich keine weiteren Fragen zur Operation hatte, hofften wir beide, dass alles gut verläuft. Ich war ziemlich angespannt und zweifelte bis zuletzt, ob es die richtige Entscheidung war, sich operieren zu lassen. Noch konnte ich ja alles machen und mich noch recht gut bewegen. Hätte ich doch abwarten sollen? Jetzt war es zu spät! Um kurz nach neun wurde ich mit meinem Bett in den OP-Trakt geschoben, die Deckenlampen begleiteten meinen Weg. Ich dachte: „Interessante Perspektive! Könnten mal geputzt werden!“ Der Patientenbegleitservice, ein netter junger Mann, schob mein Bett gekonnt um alle Ecken, ohne anzustoßen und brachte mich zu den Anästhesisten. Auch hier wurde ich von einem netten Pfleger auf einen Tisch umgebettet, mein Hemdchen wurde ausgezogen und ich wurde mit Papiertüchern bedeckt. Meine Pumpe wurde zur Kenntnis genommen und mir mitgeteilt, ich sollte sie ruhig noch angeschlossen lassen. Ich muss sagen, dass alle hier vollkommen entspannt und gut drauf waren. Meine Anspannung nahm immer mehr ab. Durch die Schleuse hindurch ging es schließlich in einen weiteren Flur mit vielen abgehenden Räumen. Einer war für mich vorgesehen und zum dritten Mal wurde heute überprüft, ob ich die bin, die ich vorgebe zu sein. Das fühlte sich wie ein Spiel an. Schon beim Wecken hielt man mir ein Bändchen entgegen und ich wurde gefragt, ob die Angaben auf dem Armband stimmen und ich es tatsächlich bin. In der Schleuse wurde vorgelesen: „Frau Mühlen, Martin-Luther-Ring …?“, und ich sollte die Hausnummer ergänzen. Nun

Ich war ziemlich angespannt und zweifelte bis zuletzt, ob es die richtige Entscheidung war, sich operieren zu lassen.

wurde ich gefragt, was denn mir bei operiert werden solle. Natürlich war das kein Spiel, sondern diente der Kontrolle, dass das Personal hier auch wirklich die Person vor sich hat, um die es bei der anstehenden Operation geht. Da jeder es anders kontrollierte, war es schon witzig und lockerte die Stimmung ebenfalls auf.

Schließlich wurde ich an viele Elektroden angeschlossen, und als die zuständigen Anästhesieärzte sich vorstellten, erklärte ich ihnen meine Pumpe und mein Anliegen. Ich hatte eine kleine Gefriertüte mit meinem Namen, Adresse und der Station im Krankenhaus beschriftet und bis hierhin mitgenommen. Ich koppelte die Pumpe im Beisein der Ärzte ab und legte sie mit dem Katheterschlauch in die Tüte. Zuvor hatte ich zwei Personen, die bei der Operation dabei sein sollten, erklärt, wie sie die Pumpe anstellen und wo sie den Blutzucker ablesen konnten. Auch auf meinen Dexcom am rechten Oberarm machte ich sie aufmerksam und sie sahen auch hier kein Problem, ihn während der Operation zu tragen. Er konnte also kleben bleiben. Natürlich ging es mir hier nur um die Gefahr einer Unterzuckerung. In diesem Fall hätte man mir dann Glukagon injizieren können. Der Fall einer Überzuckerung wäre eine andere Sache gewesen, dann hätte ich auch meinen Pen mitnehmen müssen. Aber bekannterweise ist eine Hyperglykämie zunächst nicht so lebensbedrohlich wie eine Hypoglykämie während einer Operation.

Schließlich wurde ich an viele Elektroden angeschlossen, und als die zuständigen Anästhesieärzte sich vorstellten, erklärte ich ihnen meine Pumpe und mein Anliegen.

Ich war jedenfalls erleichtert, wie offen und problemlos mein Wunsch angenommen wurde. Es gab überhaupt keine Bedenken. Mehr sogar empfand ich ein wirkliches Interesse an der Technik. Umso wichtiger finde ich es, dass man über alles spricht und dem Personal sein benötigtes Diabetesequipment erklärt. Denn auch dem gesamten Team der Anästhesie ist der Umgang mit diabetischen Patienten und der neuen Technik nicht unbedingt bekannt. Man darf generell nicht voraussetzen, dass jeder Arzt oder jeder Pfleger sich mit jeder Krankheit auskennt, auch nicht mit Diabetes. Hier kann aber jeder Mensch mit Diabetes selbst für mehr Aufklärung sorgen. Das hatte ich getan und atmete daraufhin entspannt durch meine Atemmaske.

Nach diesen Erfahrungen war ich auch nicht überrascht, dass mir nach der Operation im Aufwachraum sofort meine Pumpe zurückgegeben wurde. Ich konnte sie wieder ankoppeln und mit ihr arbeiten. Mein Blutzucker hatte vor der Narkose bei 149 mg/dl (8,3 mmol/l) gelegen. Ich hatte nichts weiter abgerufen und es war kein Restinsulin aktiv. Als ich aufwachte, waren allerdings auch nicht die geplanten sechzig Minuten vergangen, sondern ungefähr hundertfünf Minuten und mein Blutzucker lag nun bei 254 mg/dl (14,1 mmol/l). Das fand ich jetzt nicht weiter schlimm und ich rief zunächst einmal sofort den vorgeschlagenen Korrekturbolus ab. Das Insulin reagierte träge, da ich schon fast zwei Stunden ohne Insulin gewesen war. Daher stieg der Wert in der folgenden halben Stunde auch noch weiter auf 277 mg/dl (15,4 mmol/l) an und ich rief noch weitere zwei Einheiten Insulin ab. Leider stellte sich so schnell keine Besserung des Blutzuckers ein.

Bevor ich die Aufwachstation verließ, wurde ich noch vom zuständigen Arzt gefragt, wie es mir und den Zuckerwerten ginge, und er ließ mich wissen, dass das Anästhesieteam tatsächlich ein paarmal meinen Blutzucker mithilfe meiner Pumpe kontrolliert hätte.

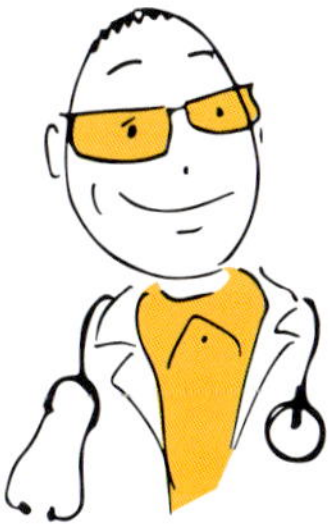

Insulinwirkung nach Unterbrechung der Pumpentherapie

Es kommt immer wieder zu Situationen, in denen die Insulinzufuhr unterbrochen wird, sei es wie hier, dass die Pumpe abgenommen werden muss oder durch einen Katheterverschluss. Da in einer Pumpe nur kurzwirksames Insulin verwendet wird, kommt der Körper innerhalb weniger Stunden in einen Insulinmangel und damit in eine Ketose. Der erhöhte Blutzucker und die Ketose bewirken einen Wirkverlust des Insulins (Insulinresistenz). Also braucht man nach Wiederaufnahme der Insulinzufuhr mehr Insulin und eine längere Zeit, um die Glukose wieder in den Zielbereich zu bekommen. Hier darf man nicht die Geduld verlieren und muss die Wirkung des Korrekturinsulins abwarten. Selbst Analoginsulin hat eine Wirkdauer von ungefähr vier Stunden. Zu häufiges Nachkorrigieren führt zu Unterzuckerungen.

Inzwischen war ich wieder auf meinem Zimmer und es ging mir schon so gut, dass ich Hunger spürte und etwas Warmes zu essen bekam. Ich entschloss mich, die Kohlenhydrate des Mittagessens mit dem Pen wegzuspritzen, da das darin enthaltene Insulin schneller wirkt als das aus der Pumpe. Natürlich hielt ich in der Situation auch keinen Spritz-Ess-Abstand ein, dann wäre das Essen kalt gewesen, und so konnte der Blutzucker auch nicht so schnell sinken. Dies nahm ich in Kauf. Nur um es noch einmal klarzustellen: Ich war gerade aus einer langen Operation erwacht und musste mit dem ersten Augenaufschlag schon wieder viele kleine Entscheidungen treffen, anstatt einfach noch zu dösen und langsam wach zu wer-

Inzwischen war ich wieder auf meinem Zimmer und es ging mir schon so gut, dass ich Hunger spürte und etwas Warmes zu essen bekam.

den. Es dauerte an diesem Operationstag auch noch einige Stunden, bis ich meine Werte wieder in einem akzeptablen Bereich hatte. Ich musste öfter nachspritzen, da durch die Medikamente bei der Operation, die Entzündung im Körper und den gesamten Stress der Blutzucker in die Höhe trieb. Unterzuckerungen konnte ich vermeiden, da ich mit Korrekturen vorsichtig war.
Die Anästhesisten fragten direkt nach der Operation nach meinen Blutzuckerwerten. Doch die Schwestern später auf der Station haben kein einziges Mal nach meinen Blutzuckerwerten gefragt. Klar, ich hatte angegeben, dass ich alles allein manage, aber kann man sich da bei jedem Patienten drauf verlassen?
Ich regte mich nicht darüber auf. Ich konnte reagieren, aber ich musste immer daran denken, wie es anderen unerfahreneren Menschen mit Diabetes in solch einer Situation ergeht.

Mein Ehemann Hajo: *„Unsere besondere Konstellation hatte den Vorteil, dass ich bei fast allen Operationen dabei war und damit auch ein Auge auf die Blutzuckerverläufe hatte, was natürlich meine Frau sehr beruhigte. Oft war das zumindest bei den Anästhesisten auch willkommen, da sie sich um die Diabetes-Technik und den Zucker nicht kümmern mussten. In diesem Fall konnte ich wegen Corona meine Frau noch nicht mal nach der Operation besuchen. Trotzdem macht es Sinn, dass ein Angehöriger sich so weit mit dem Diabetes auskennt, dass er im Falle einer OP oder eines Krankenhausaufenthaltes zumindest als Ansprechpartner für Ärzte oder Pflegepersonal dienen kann.“*

Aus diesem Grund fragte ich die Oberärztin bei der nächsten Visite, wie im Krankenhausalltag mit diabetischen Patienten umgegangen wird. Sie bestätigte mir, dass in meiner Krankenakte ausdrücklich steht, dass ich mich allein um meinen Diabetes kümmere, und ich deshalb auch nicht mehr danach gefragt wurde. Das war mir ja auch ganz recht so. „Bei anderen Patienten mit Diabetes, und inzwischen hat fast jeder zweite Patient auf den Stationen Typ-2-Diabetes, wird dreimal täglich der Blutzucker gemessen", erläuterte sie mir weiter. Wie dann auf die Werte eingegangen wird, konnte sie mir nicht wirklich beantworten, da es nicht ihr Fachgebiet sei. Mein Wunschdenken wäre es eigentlich, dass es in jedem Krankenhaus einen Diabetesberater gibt, der, ähnlich wie ein Physiotherapeut, von Station zu Station geht und bei den Menschen mit Diabetes kurz nachfragt, wie es geht und ob es Fragen oder Probleme gibt. Die Ärztin sagte, dass es einen Berater gäbe, aber der nicht zu allen diabetischen Patienten kommen könne. Aber wenn es so viele Menschen mit Diabetes im Krankenhaus gibt, müsste dann nicht auf jeder Station eine Schwester oder ein Pfleger sein, der über diese Erkrankung fortgebildet ist? Oder ist das vielleicht so? Oder vielleicht nicht überall? Ein Erkrankter mit Diabetes sollte sich bei Problemen auf jeden Fall informieren, ob es im Krankenhaus eine solche Person gibt und bei Bedarf um ein Gespräch bitten.
Letztendlich sollte man sich vor einem Krankenhausaufenthalt ausführlich von seinem Hausarzt oder noch besser von seinem Diabetologen aufklären lassen, was es bei einer Operation alles zu beachten gibt. Häufig haben die Ärzte aus den verschiedenen Fachrichtungen nicht die größte Ahnung vom Diabetes und auch die Schwestern sind tatsächlich unterschiedlich fortgebildet. Je eigenverantwortlicher ich also selbst agieren kann, umso besser für mein Diabetesmanagement.

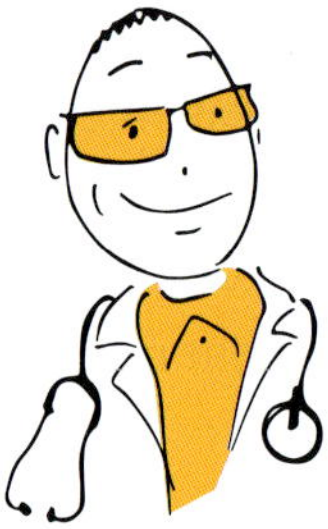

Zertifikat: Klinik für Menschen mit Diabetes geeignet

Aus diesem Grund hat die Deutsche Diabetes Gesellschaft (DDG) das Zertifikat „Krankenhaus für Menschen mit Diabetes geeignet" entwickelt. Hier geht es nicht um die Zertifizierung von speziellen Diabetesabteilungen, sondern eher um die Organisation des gesamten Krankenhauses in Bezug auf Patienten, die nicht wegen Diabetes ins Krankenhaus gehen, aber auch Diabetes haben.

Eine Voraussetzung ist hier, dass das Krankenhaus mindestens einen Diabetologen und einen Diabetesberater haben, die sich um Menschen mit Diabetes in den Abteilungen kümmern. Wir haben einen Anteil von rund 10 % Menschen mit Diabetes in der Bevölkerung und in den Krankenhäusern liegt der Anteil bei 15 bis 20 %. Und jeder Mensch mit Diabetes weiß, wie viel im Krankenhaus mit dem Diabetes schief gehen kann. Angefangen bei falschem Essen, Absetzen von Diabetesmedikamenten und Insulin, zu wenigen oder zu häufigen Blutzuckermessungen zu unsinnigen Zeiten (man hat fast den Eindruck, dass der Messzeitpunkt eher von der Organisation des Labors abhängig ist als von den medizinischen Notwendigkeiten) und endet bei der Durchführung von Operationen trotz Entgleisung des Diabetes.

Wir haben einen Anteil von rund 10 % Menschen mit Diabetes in der Bevölkerung und in den Krankenhäusern liegt der Anteil bei 15 bis 20 %.

Ich möchte betonen, dass die meisten Probleme nicht schuld des Pflegepersonals sind, sondern ein Organisationsmangel. Zudem gibt es viele Kliniken und Abteilungen, die sehr verantwortungsvoll mit dem Thema Diabetes umgehen. Seit zwanzig Jahren ist die Diabetologie ambulant geworden. Woher sollen die Kliniken das Wissen und die Erfahrung gerade mit dem riesigen Bereich der Dia-

betes-Technologie haben? Daher ist es, wie im Fall von Andrea, eher besser, dass Menschen mit Ty-1-Diabetes ihren Diabetes selbst managen, als wenn sich jemand inkompetent einmischt. Auf der anderen Seite unterstreicht es aber auch die Notwendigkeit der oben genannten Zertifizierung.

Mein Blutzucker zeigte sich am nächsten Tag wieder von seiner besseren Seite und meine Werte waren wieder im Normbereich.

Da ich vorher wusste, was es zu den Mahlzeiten ungefähr zu essen gab, rief ich entsprechend das Insulin ab, und falls dann doch mal mehr Kohlenhydrate auf dem vorbereiteten Tablett waren, konnte ich noch nachspritzen. Das funktionierte recht gut.

Trotz der vielen Jahre Diabetes heilte meine Wunde sehr gut. Es zeigte sich zum wiederholten Male, dass ein gut eingestellter Diabetes – mein Langzeitblutzuckerwert (HBA_{1C}) lag bei 6,3 – eine wichtige Voraussetzung auch für eine gute Wundheilung ist. Ich bewegte mich daher von Tag zu Tag besser und konnte schließlich schon nach vier Tagen das Krankenhaus verlassen. Alles in allem war es ein erfolgreicher Eingriff und Aufenthalt. Mal wieder Glück gehabt!

Kap. 15 Schwerbehinderung

Bin ich schwerbehindert?

Definition Schwerbehinderung

Antrag einer Schwerbehinderung

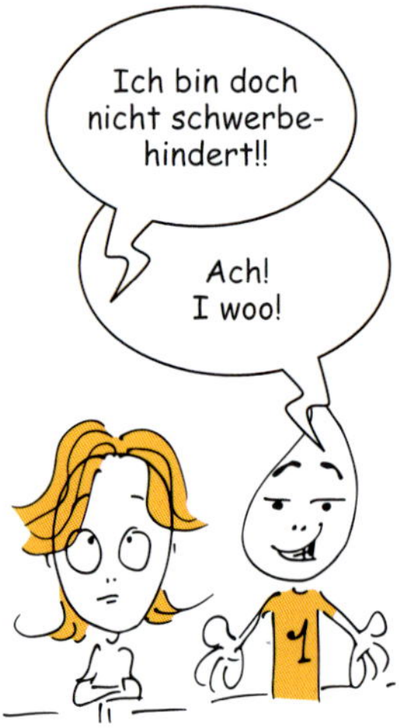

Ungefähr eineinhalb Jahre nach meiner Diagnose Diabetes, ich war gerade fünfzehn Jahre alt geworden, informierten mich meine Eltern darüber, dass ich nun einen Schwerbehindertenausweis hätte. Es würde für mich aktuell nicht so wichtig sein, aber es hätte finanzielle Vorteile. Wie jetzt? Schwerbehindert? Ich? Des Geldes wegen? Ich war nicht glücklich mit dieser Stigmatisierung, die aber zum Glück für mich nicht zum Stigma wurde. Tatsächlich berührte es mich in den folgenden Jahren nicht wirklich. Ich hatte keinen Ausweis, den ich mit mir schleppte, und ich dachte daher nur selten an diese Bezeichnung. Für mich war sie unwichtig, egal und einfach ohne Bedeutung.
Als ich achtzehn Jahre alt wurde, sollte ich einen neuen Antrag auf Schwerbehinderung stellen. Aber wollte ich das? Nein, ich wollte definitiv nicht als schwerbehindert gelten. Ich fühlte mich gleichberechtigt, vielleicht mehr belastet durch den Diabetes, aber das kannte ich ja schon nicht mehr anders. Er gehörte zu mir, war da und musste gepflegt werden, mal mehr, mal weniger. Aber ich war doch nicht behindert, geschweige denn, schwerbehindert!

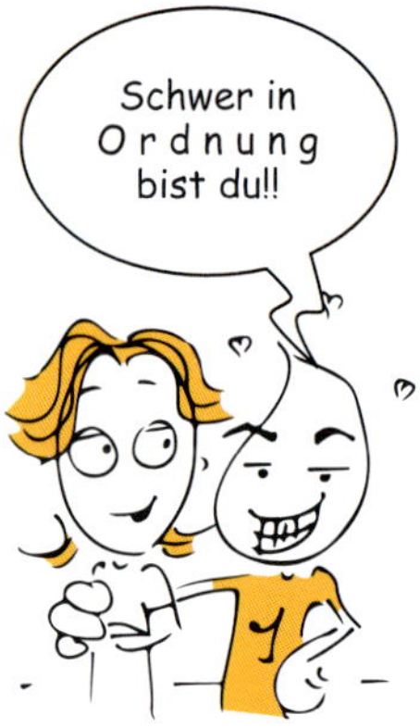

So lebte ich die folgenden Jahre als „nicht behinderter Mensch“ mit Diabetes. Mit Mitte vierzig führte ich eine intensivierte Therapie mit mehrmaligem Testen des Blutzuckers und selbst angepassten Insulingaben durch, hatte inzwischen auch eine Schilddrüsenunterfunktion und schluckte bereits Tabletten gegen meinen Bluthochdruck. Die dreißig Jahre Leben mit Diabetes waren nicht spurlos an mir vorbeigegangen und ich erinnerte mich an die Möglichkeit, eine Schwerbehinderung zu beantragen. Ja, mein Mann hatte mir das immer mal wieder vorgeschlagen und ich hatte es immer wieder von mir gewiesen. Schließlich kamen wir 2010 dann zu dem Entschluss, diesen Antrag doch zu stellen. Ich war nun in der Lage, mit dieser Bezeichnung realistisch umzugehen, und versprach mir auch den ein oder anderen Vorteil für mein Leben.

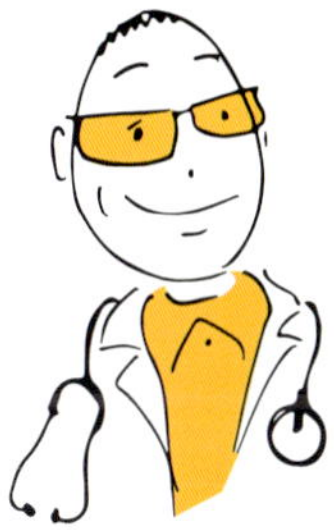

Schwerbehinderung?

„Ich bin doch kein Krüppel!", höre ich immer wieder von Patienten, wenn ich sie auf einen Antrag auf Feststellung zum Grad der Behinderung (GdB) anspreche. Ein GdB kleiner 50 % wird „nur" als Behinderung bezeichnet. Erst bei einem GdB von 50 % und mehr spricht man von einer Schwerbehinderung, die dann Nachteilsausgleiche, wie mehr Urlaubstage, verbesserten Kündigungsschutz, Steuerersparnis und einen früheren Rentenbeginn ohne Abzüge zur Folge hat. Darüber hinaus gibt es noch eine Reihe von spezifischen Zusätzen, wie Hilfebedürftigkeit (H), Gehbehinderung (G), außergewöhnliche Gehbehinderung (aG) und noch einiges mehr. Mit „Behinderung" ist keine körperliche Behinderung im eigentlichen Sinne gemeint, sondern eine Behinderung und Einschränkung bzw. der Mehraufwand bei der Bewältigung der Alltagstätigkeiten.

Und hier hat ein Typ-1-Diabetiker sicher einen erheblichen Mehraufwand gegenüber „Gesunden".

Leider ist die Beurteilung des GdB besonders beim Diabetes eher politisch als medizinisch motiviert. Früher haben Diabetiker einen GdB von 50 % nur bei schlechter

Einstellung oder erheblichen Folgekomplikationen bekommen, was dazu geführt hat, dass sich Menschen bewusst schlecht eingestellt haben, um die 50 % zu erreichen. Es wurde also eine Vernachlässigung des Diabetes „belohnt". Dann gab es eine Zeit, in der jeder Diabetiker mit einer intensivierten Insulintherapie (mehr als drei Insulininjektionen am Tag und mindestens vier Blutzuckermessungen) einen GdB von 50 % bekam. Als man merkte, dass zu viele Diabetiker einen GdB von 50 % bekamen, erfolgte wieder eine Rolle rückwärts. Derzeit muss jeder in seinem Antrag dezidiert darlegen, inwiefern sein Leben durch den Diabetes eingeschränkt ist. Auf die Spitze treiben es manche Gutachter, wenn sie für die Vergabe eines GdB von 50 % häufige Unterzuckerungen und teilweise auch schwere Unterzuckerungen als Voraussetzung ansehen. Insbesondere in Zeiten von Insulinpumpen und der großflächigen Versorgung mit CGM-Systemen, die vor drohenden Unterzuckerungen warnen ist diese Art der Begutachtung zu überdenken. Wir als Therapeuten setzen alles daran, Unter- und Überzuckerungen zu verhindern, und manche Gutachter nutzen den geleisteten Aufwand und den Erfolg der Maßnahmen als Argument, einen GdB von 50 % zu verweigern. Trotz der technischen Möglichkeiten ist im täglichen Leben der Aufwand, die Glukose im Zielbereich zu halten, immer noch sehr hoch und würde einen GdB von 50 % mehr als rechtfertigen.

Leider ist die Beurteilung des GdB besonders beim Diabetes eher politisch als medizinisch motiviert.

So gab ich in meinem Antrag alles an, was meine Gesundheit und meine Beeinträchtigung betraf, also nicht nur den Diabetes, sondern ich fügte sowohl Tagebücher über meine Diabeteseinstellung als auch Berichte meines Arztes hinzu. Diesen Antrag auf Feststellung einer Behinderung stellte ich beim zuständigen Versorgungsamt. Die Behörde prüfte die angegebenen Beeinträchtigungen und stufte jede davon auf einer Skala von null bis hundert ein. Aus diesen verschiedenen Stufen wurde dann eine Gesamtbewertung vorgenommen, die den GdB festlegte. Schließlich kam die Bestätigung, dass eine Behinderung mit einem GdB von 40 % festgestellt worden war. Das bedeutete, dass meine Behinderung zu einer dauerhaften Einbuße der körperlichen Leistungsfähigkeit geführt hat, aber nicht „schwer" genug war, als dass ich als „schwerbehindert" galt. Ich erhielt somit auch keinen Ausweis und hatte keine so großen Vorteile.

Schließlich kam die Bestätigung, dass eine Schwerbehinderung mit einem GdB von 40 % festgestellt worden war.

Im Schreiben des Amtes stand:
„Die Auswertung der jetzt vorliegenden Unterlagen unter ärztlicher Beteiligung hat ergeben, dass bei Ihnen folgende Beeinträchtigung vorliegt:
1. Insulinpflichtiger Diabetes mellitus mit Stoffwechselschwankungen und Retinopathie.
Die Auswirkungen dieser Beeinträchtigung sind mit einem GdB von 40 % angemessen bewertet.
Die Beeinträchtigung ‚Schilddrüsenleiden und Bluthochdruck' ist keine Behinderung, weil sie keinen GdB von wenigstens 10 % verursacht."
Sie wurden demnach nicht berücksichtigt. Weiter hieß es: „Ein Ausweis für schwerbehinderte Menschen steht Ihnen nicht zu, weil Ihr GdB nicht wenigstens 50 % beträgt und Sie somit nicht schwerbehindert im Sinne des Neunten Buches Sozialgesetzbuch – SGB IX – (Rehabilitation und Teilhabe behinderter Menschen) sind."

Ziemlich genau zwei Jahre später, ich hatte nach meinen ersten Operationen erneut einen Antrag auf Feststellung einer Behinderung gestellt, erhielt ich einen neuen Bescheid. Nun betrug mein GdB nach Auswertung der nun vorliegenden Unterlagen unter ärztlicher Beteiligung 50 %.

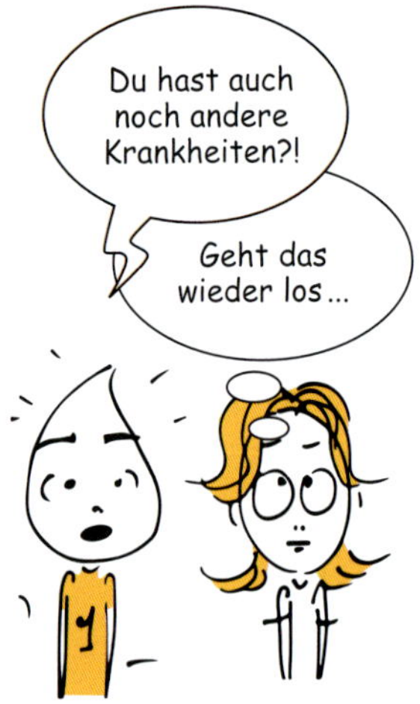

Was hatte sich geändert?

Neben meiner Beeinträchtigung

1. Insulinpflichtiger Diabetes mellitus mit Stoffwechselschwankungen und Retinopathie

waren die Erkrankungen

2. Impingementsyndrom der Schultern und operativ behandeltes Karpaltunnelsyndrom bds.

hinzugekommen und hatten eine höhere Beurteilung des Grades der Behinderung zur Folge.

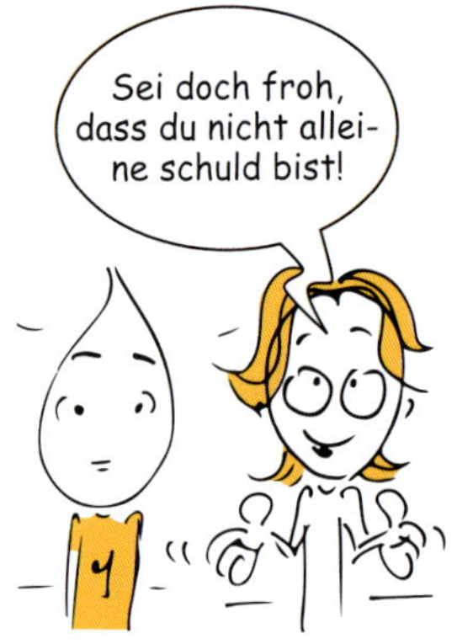

Ich erhielt nun einen entsprechenden Ausweis mit der Aufschrift „unbegrenzt gültig" und galt als „schwerbehindert", was mir tatsächlich nichts ausmachte. Für mich hatte es sich also gelohnt, auch Erkrankungen anzugeben, die auf den ersten Blick gar nicht so ausschlaggebend schienen. Hatte ich nun Vorteile durch diese Festlegung? Auf jeden Fall! Die größten Vorteile neben der Steuerersparnis ergaben sich in meinem Beruf als Lehrerin. Als Teilzeitkraft hatte ich von nun an eine Ermäßigungsstunde, in Einzelgesprächen mit der Schulleitung konnte ich bestimmte Wünsche äußern, in denen es zum Beispiel um Mehrarbeit, Klassenraum oder auch Pausenaufsichten ging, und ich durfte nicht mehr einfach an eine andere Schule abgeordnet werden, was passieren kann, wenn eine Schule unterbesetzt ist. Hinzu kam sechs Jahre später ein Vorteil, an den ich überhaupt nicht gedacht hatte. Mein jüngster Sohn wurde achtzehn Jahre alt und es bestand somit kein Grund mehr, aus familienpolitischen Gründen meine Stundenzahl zu reduzieren. Ich hatte in den letzten Jahren zwanzig Stunden unterrichtet statt der geforderten achtundzwanzig Stunden für eine volle Stelle. Bei dem vorherrschenden Lehrermangel hätte ich also auf jeden Fall alle achtundzwanzig Stunden unterrichten müssen, was ich aber nicht wollte und konnte. Dank meiner Schwerbehinderung konnte ich weiterhin bei meinen zwanzig Stunden bleiben. Und auch mein derzeitiges Sabbatjahr wäre ohne sie nicht genehmigt worden. Lehrer werden dringend gebraucht, aber ich muss sagen, dass ich nach vierzig Jahren Diabetes und fünfundzwanzig Jahren in diesem Beruf dieses Sabbatjahr auch dringend gebraucht habe. Ich habe es nie bereut, diesen Ausweis zu besitzen. Meine Kollegen wissen, welches Pensum ich immer geleistet habe und dass ich mich auf der Behinderung nicht ausruhe. Ich bin froh, dass alle Verständnis für mich haben. Natürlich bin ich auf den ersten Blick nicht schwerbehindert, mir fehlt kein Bein, kein Arm, ich bin nicht blind oder taub. Dennoch empfinde ich meine Erkrankung Diabetes und die vielen kleinen weiteren Erkrankungen als Belastung. Ich kann nicht genauso leben wie ein gesunder Mensch. Zum Glück kann das jeder Mensch mit Diabetes selbst entscheiden.

Dank meiner Schwerbehinderung konnte ich weiterhin bei meinen zwanzig Stunden bleiben, und auch mein Sabbatjahr wäre ohne sie nicht möglich gewesen.

Ich verstehe nun auch meine Eltern, die diesen Antrag ja schon einmal gestellt hatten. Über die Vorteile, die ein erhöhter Steuerfreibetrag und das damals wie auch heute für Jugendliche mitvergebene Zusatzmerkzeichen „H" (Hilflosigkeit) mit sich bringen, sollte man sich auf jeden Fall Gedanken machen.

Für mich persönlich gab es bisher keine Nachteile durch die festgestellte Schwerbehinderung. Gleichwohl sollte man sich klar darüber sein, dass es in anderen Berufen, bei Versicherungen und bei erheblichen Änderungen in der Politik und in sozialen Verhältnissen zu solchen Nachteilen kommen könnte. Hier sollte man sich gegebenenfalls auch den Rat eines Rechtsanwalts einholen.

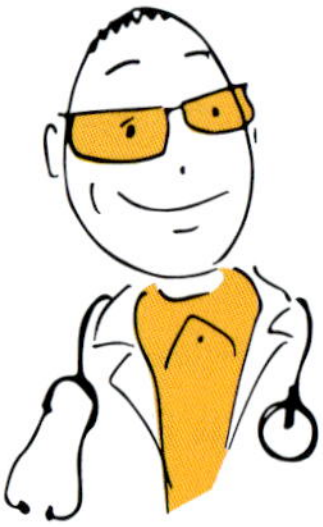

Antrag auf Schwerbehinderung. Wann?

Trotz des Ausgleichs des Mehraufwands, den eine Einstufung des GdB von 50 % bringt, sollten sich insbesondere jüngere Menschen mit Diabetes gut überlegen, wann sie den Antrag stellen. Für einzelne Arbeitgeber ist eine Schwerbehinderung durchaus ein Grund, einen Bewerber nicht einzustellen. Ein Mitarbeiter mit einem GdB von 50 % hat Anspruch auf mehr Urlaub und unterliegt vor allem einem besonderen Kündigungsschutz. Insbesondere kleinere Firmen scheuen die möglichen Probleme. So kann eine Schwerbehinderung durchaus den beruflichen Weg verbauen.

Eine Schwerbehinderung muss wie andere Erkrankungen und auch eine Schwangerschaft bei der Bewerbung nicht angegeben werden, nur auf explizite Nachfrage. Aber will man wirklich seine berufliche Karriere mit einer solchen „Täuschung" beginnen? Das Verschweigen einer Schwerbehinderung (wie auch einer chronischen Erkrankung wie Diabetes) würde mein Vertrauensverhältnis zum Mitarbeiter erheblich stören, was sicher in der Folgezeit bei Gehaltserhöhungen und Beförderungen Konsequenzen hätte. Auf der anderen Seite gibt es auch Firmen, die gerne Diabetiker mit einer Schwerbehinderung einstellen, da sie so einerseits die Quote zur Einstellung von Schwerbehinder-

ten erfüllen, anderseits aber auch die Erfahrung gemacht haben, dass insbesondere Menschen mit Diabetes oft engagierter und disziplinierter sind als andere Mitarbeiter. Daher muss jeder für sich entscheiden, wann der richtige Zeitpunkt für den Antrag ist und inwieweit man sich noch beruflich verändern möchte.
Man darf sich nur nicht von den kurzfristigen Vorteilen einer Schwerbehinderung blenden lassen.

Kap. 16 Das Letzte kommt zum Schluss

Diabetes-Technologie
Resümee
Rückblick — Zukunft
Lebenserwartung bei Diabetes — stirbt man früher?
Zukunft aus Sicht des Diabetologen

In all den Jahren musste ich mich an jede Umstellung und Neueinstellung in der Therapie erst gewöhnen. Ich musste mich von Vertrautem verabschieden und durfte Neues kennenlernen. Manchmal fand ich das belastend, aber oft war es auch spannend und es verbesserte oder erleichterte mein Leben mit dem Diabetes.
Was die Technologie betrifft, habe ich in den vierzig Jahren wirklich viele Entwicklungen mitgemacht und durfte oft neue Geräte ausprobieren. Manchmal überwogen die Probleme den Nutzen. Aber je einfacher ein Gerät zu bedienen war und je mehr ein Gerät einen Nutzen für mich hatte und Probleme gelöst hat, desto schneller habe ich mich auf die Neuerung eingelassen und in meinen Alltag integriert und umso besser war das Ergebnis.
Und wenn man sich die Liste unten anschaut, kann man sagen, dass es ganz bestimmt immer nach vorne in der Entwicklung ging, und darüber bin ich sehr froh.
Natürlich hätte es an vielen Stellen auch Alternativen gegeben, natürlich könnte ich auch heute noch andere Techniken nutzen, die es bereits gibt, aber dies ist nun mal meine Geschichte und es sind meine Erfahrungen.

Für all die, die es interessiert, hier einmal eine Auflistung meiner Diabetestherapie:

1982	Essen nach Diätplan
1983	Harnkontrolle, Insulin morgens und abends Insulatard + Velasulin (Schwein)
1988	Harn- und Blutzuckerkontrolle, Insulin morgens/abends Insulatard + Velasulin (Schwein), Pen-Injektionen
1991	Blutzuckerkontrolle, 2-malige Injektion Insulin Insulatard (Human) und 3-malige Injektion Velasulin (Human) nach Blutzuckerwert und erarbeitetem Dosierungsplan
1994	Blutzuckerkontrolle MediSense-Gerät, Insulindosierung nach Basis-Bolus-Prinzip Konzept frei nach BZ-Werten und aufgenommenen BE-Mengen, Mischung von Basal- und Normalinsulin morgens, freie Dosierung von Normalinsulin tagsüber und Basalinsulin um 22:00 Uhr
1996	Blutzuckerkontrolle, intensivierte Therapie mit Kombination aus Normalinsulin (Actrapid) und Verzögerungsinsulin (Ultratard)
1998	Insulinpumpe H-Tron V100, Blutzuckerkontrolle
2001	Pumpe H-Tronplus V100, Insulin Insuman Infusat, Katheter Disetronic Rapid, Messgerät Glucometer DEX
2002	Testgerät FreeStyle, Katheter Disetronic Tender
2004	Testgerät Ascensia DEX mit Autodisc
2006	Pumpe Accu-Chek Spirit
2009	Pumpe Accu-Chek Spirit Combo
2010	Testgerät Ascensia Breeze 2
2015	Pumpe MiniMed 640G mit Insulin Humalog, Testgerät Contour next
2016	Insulin Apidra
2017	CGM Eversense, Insulin Liprolog, Fiasp
2020	Pumpe t:slim X2 mit Basal-IQ, CGM Dexcom G6
2021	Pumpe t:slim X2 mit Control-IQ

Ich bin gespannt, wie es weiter geht.
Was man aber trotz aller Technik nicht vergessen sollte, sind die eigenen Körpersignale. In all den Jahren ohne die Technik habe ich gelernt, auf meinen Körper zu hören und in mich hineinzufühlen. Ich kann daher recht gut einschätzen, in welchem Bereich sich mein Blutzucker befindet. Wenn ich, aus welchen Gründen auch immer, ohne Technik unterwegs bin, versuche ich, dies auch weiterhin zu trainieren. Ich fühle ganz bewusst in mich hinein, deute meine Empfindungen und kontrolliere dann mittels Blutzuckermessgerät, ob ich richtig liege. Für Notsituationen kann das hilfreich sein.
Klar ist, dass ich täglich mit dem Diabetes lebe und dabei versuche, mit ihm in die gleiche Richtung nach vorne zu schauen. Immer, wenn ich mich gegen ihn stelle, rebelliere oder versuche, ihn zu ignorieren, verliere ich. Natürlich ist das Leben mit Diabetes kein Zuckerschlecken und ich will die nervenden Momente auch nicht verschweigen. Ja, ich rege mich auch nach vierzig Jahren immer noch auf, wenn die Werte, aus welchem Grund auch immer, hoch sind und ich etwas essen will. Ja, ich weiß, dass genau diese Aufregung das Gegenteil bewirkt und den Zucker eher noch höher treibt. Aber ich rege mich auf, weil es eben nervt. Für Außenstehende, auch für meinen Mann, ist diese Aufregung manchmal immer noch unverständlich. Aber ich habe es nicht im Griff, der hohe Zucker macht mich aggressiv und ich bin sauer auf ihn. Also auf den Zucker! Ab und zu auch auf meinen Mann!

Klar ist, dass ich täglich mit dem Diabetes lebe und dabei versuche, mit ihm in die gleiche Richtung nach vorne zu schauen.

Genauso sauer bin ich manchmal auf mich selbst, wenn ich es nach all den Jahren immer noch nicht schaffe, zum Beispiel einen Spritz-Ess-Abstand einzuhalten. Regelmäßig vergesse ich das rechtzeitige Abrufen von Insulin; besonders beliebt beim sonntäglichen gemeinsamen Frühstück, wenn ich deshalb erst einmal zugucken darf. Es passiert. Und ich fluche jedes Mal innerlich, aber es passiert eben! Zum Glück habe ich dann oft die genialen Eiweiß-Brötchen von Matthias Steiner (Steiner´s) im Eisschrank, die schnell aufgetaut sind und sofort gegessen werden können, da sie kaum Kohlenhydrate enthalten. In dem Fall kann ich am gemeinsamen Frühstück wieder aktiv teilnehmen. Danke Matthias!

Plötzlich steht die Kollegin mit einem Eis vor der Klassentür und ich muss dankend ablehnen, da mein Blutzucker gerade keine Erlaubnis dafür erteilt.

Spontaneität ist vielleicht noch ein Stichwort in diesem Zusammenhang, denn die ist mit Diabetes nicht immer so einfach möglich. Plötzlich steht die Kollegin mit einem Eis vor der Klassentür und ich muss dankend ablehnen, da mein Blutzucker gerade keine Erlaubnis dafür erteilt. Oder wenn zum Beispiel die Freunde am Sonntag ungeplant vor der Tür stehen und uns spontan zu einer längeren Radtour abholen wollen, muss ich erst sehen, wo sich mein Blutzucker befindet. Kann ich gleich los, weil der Zucker ansteigt und sich in einem höheren Bereich befindet oder lade ich die Freunde erst noch auf einen Kaffee ein, damit ich noch was essen kann, weil mein Blutzucker gerade auf Talfahrt ist.

Lebt man mit dem Diabetes, dann ist es eben ein Balanceakt. Entweder funktioniert etwas an der „Hardware“ nicht, wobei das klassische Beispiel ein plötzlich blockierter Katheter ist, vorzugsweise gerade im Restaurant vor dem Essen, wenn man einen Ersatz-Katheter vergessen hat und schnell überlegt: „Habe ich denn den Pen eingepackt?“ Oder man selbst ist verantwortlich für Probleme, wie sie bei falschem Spritz-Ess-Abstand, aber auch bei unüberlegter Insulintherapie auftreten können. Gleichwohl gibt es noch viele andere Faktoren, die Einfluss auf meinen Blutzucker nehmen

und die oft durch nichts zu steuern sind. Plötzlicher Stress und Aufregung, aber auch ein sich regelmäßig ändernder Hormonhaushalt können den Blutzucker verrücktspielen lassen. Ich will hier nicht alle möglichen Beeinflussungen auflisten. Es soll nur klar werden, egal wie lange man mit dem Diabetes lebt, es bleibt eine Achterbahnfahrt.
Jeder Tag ist anders und selbst wenn man an zwei Tagen das Gleiche isst und die gleiche Bewegung hat, sind die Werte unterschiedlich. Ruhig bleiben ist oftmals leicht gesagt. Wie beschreibt Matthias Steiner in einem Interview den Umgang mit der Erkrankung so richtig: „Man muss den Regeln des Diabetes folgen." Ja, anders geht es wohl nicht. Und wie man als Mensch mit Diabetes mit diesen Regeln umgeht, muss wiederum jeder für sich herausfinden.

Mein Neffe Florian: *„Mir ist aufgefallen, dass du mit deiner Gesundheit sehr verantwortungsvoll umzugehen scheinst (vielleicht gab es ja auch andere Phasen, aber jedenfalls habe ich dich so kennengelernt). Das zeigt mir, dass du auch psychisch eine gesunde Umgangsweise hiermit gefunden hast. Das ist ja vielleicht sogar fast schwieriger als der Umgang mit dem Diabetes.*
Insgesamt gehörte deine Krankheit aus meiner Sicht immer zu dir, aber ohne, dass sie dich stark charakterisiert hat. Hiermit meine ich, dass ich immer wusste, dass du Diabetes hast, du dich hierdurch aber nie übermäßig mit der Krankheit identifiziert hast. Du hast sie eher als Gepäck angesehen, mit dem es zwar schwieriger war, den Berg zu erklimmen, aber du hast es trotzdem gemacht."

Danke, Florian, für diese treffende Beschreibung. Ich denke, so habe ich mein Leben mit dem Diabetes bisher ganz gut gemeistert, und das wünsche ich allen, die dieses Schicksal mit mir teilen. Mithilfe der Technologie der letzten Jahre fällt inzwischen tatsächlich vieles leichter im Leben mit dem Diabetes.

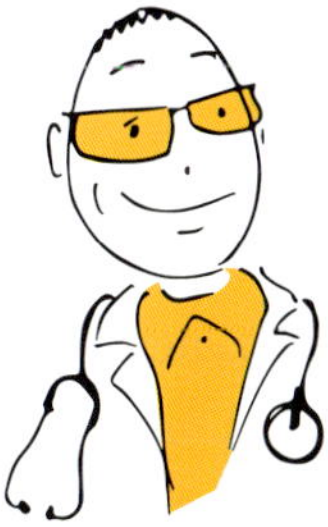

Diabetes-Technologie

Es gibt kaum ein Thema, dass ich so spannend finde, wie die Diabetes-Technologie. Wir haben schon lange die Möglichkeit, mechanische Probleme eines Menschen durch Technologie zu ersetzen (zum Beispiel Gelenkersatz). Seit zwei Jahren gibt es nun auch die Möglichkeit, einen komplizierten Regulationsmechanismus (Blutzuckerregulation) des menschlichen Körpers mithilfe von Sensoren (CGM) und Aktoren (Insulinpumpe) von außen zumindest in Grenzen zu steuern (Algorithmen).

Damit kann vielen Menschen ein erheblicher Teil an Lebensqualität und langfristig auch an Gesundheit (Verzögerung und eventuell Vermeidung von Folgekomplikationen) erhalten beziehungsweise zurückgegeben werden.

Es gibt kaum ein Thema, dass ich so spannend finde, wie die Diabetes-Technologie.

Bei aller Euphorie müssen wir uns klar machen, dass wir erst am Anfang einer Entwicklung stehen. Trotzdem ist die Technologie so ausgereift, dass wir damit auch Menschen versorgen können, die keine Technikfreaks sind. Aber es ist noch viel Luft nach oben.

Die Zulassungsbehörden und die Krankenkassen tun sich schwer mit der Einordnung dieser neuen Systeme. Wie im gesamten Bereich der Digitalisierung überholt die Entwicklung ständig die Verwaltung dieser Technologie. Hier müssten Zulassung und Versorgung komplett neu gedacht werden. Und das schnell, womit wir bei einem Problem aller Verwaltungen angekommen sind.

Wo Sonne ist, ist auch Schatten. Einige der Herausforderungen hat Andrea schon beschrieben. Zudem kann die Technologie einige Probleme nur abpuffern, aber bei Fehlern des Nutzers und bei Insulinüberdosierung sind auch die Geräte überfordert, noch. Mit diesem Kapitel könnte ich ein eigenes Buch füllen, aber das ist nicht das Thema und daher halte ich mich zurück.

Seit ungefähr zwei Jahren trage ich die Pumpe t:slim X2. Vor einem Jahr wechselte ich vom Eversense-Sensor zum Dexcom G6, um auch den Control-IQ nutzen zu können. Ich bin mit dieser Kombination sehr zufrieden.

Wie bei jedem neuen Gerät muss man sich erst einmal eine Zeit lang an das Handling gewöhnen. Dies gelang mir bei der Pumpe t:slim X2 sehr schnell, da sie im Umgang recht problemlos ist. Natürlich hat sie ihre Schwächen, das Vibrieren und das Gepiepe können nerven.

Vor Kurzem war ich zum ersten Mal in Hamburg in der Elbphilharmonie und habe mich nicht getraut, die Pumpe zu tragen, da ich Angst hatte, dass sie unerwartet einen lauten Alarm abgibt, und das nicht bei Applaus, sondern an der leisesten Stelle. Wer schon einmal dort war, weiß, dass die Akustik dort unglaublich sensibel ist und man jedes Geräusch überall hört. Im Nachhinein war es vielleicht übertrieben von mir und beim nächsten Mal würde ich sie nicht mehr ablegen, aber es ging ja mit Testgerät und Pen alles gut und ich konnte mich entspannt zurücklehnen.

Durch ihren Control-IQ für die Unterzuckerungen und Überzuckerungen verlaufen beide Extreme sehr viel gemäßigter ab. Dass ich dennoch immer mal wieder in den Hypos lande, liegt meist an mir, weil die Bewegung zu viel oder die abgerufene Insulinmenge zu hoch war.

Für die Hyperglykämien braucht die Pumpe eine gewisse Lernzeit. In den ersten Tagen merkte ich auch keine wirkliche Reduzierung bei steigenden Werten. Zwar gab die Pumpe immer kleine Mengen Insulin ab, aber sie reichten nicht. Ich wusste ja, dass die Pumpe dies erst lernen muss, aber man ist schon etwas ungeduldig, wenn man etwas erwartet, was dann doch nicht so schnell umgesetzt wird. Aber Geduld ist hierbei eben wichtig, und nach ein bis zwei Wochen merkte ich eine erste Verbesserung meiner hohen Werte. Es funktioniert wirklich.

Die Pumpe korrigiert inzwischen komplett eigenständig die ansteigenden Werte und bringt mich sicher durch die Nacht.

Ich hatte immer ein Problem mit steigenden Werten in der Nacht. Vor allem, wenn ich abends Kohlenhydrate in Form von Nudeln zu mir genommen hatte. Meine abgerufene Insulinmenge reichte dann bis zum Schlafengehen, sodass ich mich sicher fühlte. Aber in der Nacht stieg der Blutzucker immer noch einmal enorm an. So musste ich aus der Erfahrung vor dem Schlafen vorsichtshalber noch mal etwas Insulin abrufen. Dies war immer riskant, da ich nicht genau ahnen konnte, wie viele Einheiten ausreichen würden. Oder aber die Pumpe meldete nachts einen hohen Zucker und ich musste korrigieren, was auch nicht zielführend war. Dank des neuen Control-IQ habe ich diese Situation nicht mehr. Ich muss weder vor dem Schlafen Insulin abrufen, noch werde ich durch hohe Werte geweckt. Die Pumpe korrigiert inzwischen komplett eigenständig die ansteigenden Werte und bringt mich sicher durch die Nacht. Das ist genial. Sie hat inzwischen gelernt, wie viele Einheiten sie für meinen Körper, wann abrufen muss, und das ist wirklich ein Gewinn an Lebensqualität.

Oft schaue ich auf meine Werte und denke: „Upps, da müsstest du mal korrigieren!“ Aber das ist dann gar nicht nötig, denn ich sehe an der Bolusanzeige, dass meine Pumpe dies schon von ganz allein gemacht hat. Viel, viel seltener muss ich aktiv eingreifen. Das bedeutet zudem, dass ich viel seltener auf die Werte schaue oder seltener Alarme ertönen und ich den Blutzucker auch mal vergessen kann. Es kommt immer häufiger vor, dass die Pumpe mich nach zwölf Stunden warnt, da ich sie so lange nicht mehr betätigt habe. Dies ist der richtige Weg und ich bin sehr froh, ihn dank dieser Technik gehen zu können.

Auch hier für die, die es interessiert, die momentane Basalrate meiner Pumpe:

Uhrzeit	Basalrate
0:00 Uhr	0,2 E
6:00 Uhr	0,7 E
10:00 Uhr	1,0 E
12:00 Uhr	1,4 E
14:00 Uhr	0,5 E
17:00 Uhr	0,9 E
20:00 Uhr	0,2 E

(Programmiert ist dabei ein Ziel-BZ von 110 mg/dl (6,1 mmol/l), mein Korrekturbolus liegt bei 1:30, d. h. 1 E Insulin für 30 mg/dl (1,7 mmol/l), und mein KH-Verhältnis liegt bei 1 E zu 10 g.)

Das Leben mit Diabetes kann durch die heutige Technik wirklich leichter gelebt werden und führt zu einer insgesamt besseren Diabeteseinstellung.

Mein Sohn Lars: *„Seit einem prägenden Erlebnis konnte ich bei Mama Hypos im wahrsten Sinne des Wortes an der Nasenspitze ansehen. Oft schon, bevor sie es selbst merkte.*

Nicht selten kam sie vom Spazierengehen mit dem Hund zurück und hatte ihre typischen Schweißperlen auf der Oberlippe. Meist reichte es, sie dann aufzufordern ihren Blutzucker zu messen, damit sie selbst sah, dass der Zucker niedrig war. Manchmal musste ich sie aber auch dazu drängen oder ihr gleich den Orangensaft vorsetzen.
Ich habe die Erfahrung gemacht, je mehr sie sich sträubte, desto dringender war es, dass sie den Zucker kontrollierte. Meine Mutter ist eine sehr familien- und pflichtbewusste Person. Daher verfiel sie oft in einen gewissen Wahn, wenn die Unterzuckerung begann, es aber noch etwas zu tun gab. ‚Nein, ich mach jetzt noch eben die Wäsche.' ‚Ich koche noch eben, dann gucke ich nach.' Es war nicht leicht, zu lernen, sich über die eigene Mutter hinwegzusetzen, und sie zu drängen, etwas zu tun, was sie in einem etwas benebelten Zustand nicht wollte. Es wurde alles sehr viel leichter, als ihr Diabetes technisierter wurde. Sie musste sich nicht mehr stechen, um zu messen. Mittlerweile bimmelt einfach ihr Handy und meldet den Zucker. Dann sieht sie selbst, was los ist."

Es war nicht leicht, zu lernen, sich über die eigene Mutter hinwegzusetzen, und sie zu drängen, etwas zu tun, was sie in einem etwas benebelten Zustand nicht wollte.

Ja, in den vierzig vergangenen Jahren ist viel passiert. Wer heute mit der Diagnose „Diabetes" konfrontiert wird, hat ganz andere Möglichkeiten, damit umzugehen, als ich sie bei meiner Manifestation hatte.
Ich habe die Diagnose damals schnell akzeptiert und angenommen. Vielleicht auch, weil ich merkte, dass meine Eltern damit überfordert waren und sich die Schuld dafür gaben. So musste ich selbstständig und erwachsen werden. Viele Informationen über die Erkrankung erhielt ich nicht. Ich hatte keinen Austausch mit anderen Jugendlichen mit

Diabetes und konnte nicht im Internet an Informationen oder Kontakte kommen. Vielleicht war damals das Diabetes-Forschungsinstitut auch das falsche Krankenhaus für eine Dreizehnjährige, denn sie behandelten damals nur Erwachsene. Ich erfuhr dort nichts zu Ferienfreizeiten mit Gleichaltrigen und lernte dort erst recht keine kennen. Alles machte ich mit mir alleine aus, denn leider haben wir in der Familie auch nie tiefgehend über mich und meine Gefühle mit der Erkrankung gesprochen. Warum das so war, ist heute schwer nachzuvollziehen. Meine Eltern leben seit vielen Jahren nicht mehr, sie kann ich nicht mehr fragen. Meine Schwester bestätigt mir aber, dass wir nicht darüber gesprochen haben.

Meine Schwester Uschi: *„Ich habe damals schon daran gedacht, mit dir über die Erkrankung und deine Gedanken zu sprechen, aber ich habe mich nicht getraut. Ich hatte immer die Sorge, dass du dann noch mehr darüber nachdenkst und ich dich damit eher belaste.*
Ich glaube, dass man damals zu einigen Erkrankungen eher geschwiegen hat. Ich bin mir ziemlich sicher, dass in der heutigen Zeit deutlich mehr psychologische Unterstützung angeboten und auch angenommen wird, weil dies inzwischen bei Kindern und Erwachsenen im Fall chronischer Erkrankungen jedweder Art viel selbstverständlicher geworden ist."

Ich wusste wahrscheinlich auch nicht, wie ich mich äußern sollte, und da niemand auf mich zukam, habe ich geschwiegen und alle Gefühle mit mir allein ausgemacht. Das mache ich leider bis heute so. Ich spreche nicht über tiefer gehende Gefühle. Eine Erkenntnis, die ich erst durch das Schreiben herausgefunden habe und über die ich nun viel nachdenke. Jetzt liegt es an mir, wie ich damit umgehe und was ich daraus mache. Ich mache niemandem einen Vorwurf. Es war eine andere Zeit und nicht jeder hatte damals schon das Talent zur „Küchenpsychologie", so wie es heute eher vorzufinden ist. Ich kann aber heute entscheiden, ob ich etwas ändern möchte.

Als junge Erwachsene während meines Studiums, in einer eigenen Wohnung wohnend, fühlte ich mich freier, verhielt mich aber nicht immer erwachsener. Und trotz aller Freude am studentischen Leben habe ich zwar an manchen Tagen bezüglich meines Diabetes rücksichtslos gelebt, aber nie so, dass es für mich gefährlich wurde. Aber auch diese Tage, an denen meine Blutzuckerwerte sicher über Wochen, wenn nicht Monate jenseits von 200 mg/dl (11,1 mmol/l) lagen, möchte ich nicht missen und bereue sie nicht. Und wenn ich deshalb ein paar Wochen oder Monate früher sterben sollte, dann ist es so und niemand kann bestätigen, dass es daran lag.

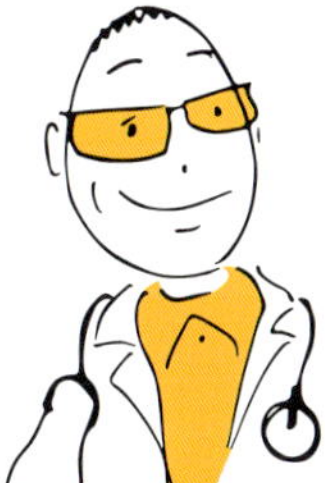

Stirbt man früher am Diabetes? Über den Umgang mit Statistiken

Ja, statistisch gesehen stirbt man früher am Diabetes. Ich könnte Unmengen von Studien zu diesem Thema zitieren. Hilft das einem Einzelnen? Sicher nicht!

Wer wurde wie lange mit welchen Erkrankungen und welcher Therapie in welchem Land untersucht und mit welcher anderen Gruppe verglichen? Die W-Fragen könnten wir noch über ein paar Zeilen weiterführen. Diese Fragen muss man stellen, um auch nur ansatzweise beurteilen zu können, ob die jeweilige Studie für mich persönlich eine Relevanz hat. Gerne werden die Studienergebnisse einer kleinen ausgewählten Gruppe auf die Gesamtheit bezogen.

Das ist genau so, als ob man in England und Australien eine Studie über die Anbringung der Lenkräder macht. In dieser Gruppe lag der Anteil an Rechtslenkern bei 98,7 % (ist von mir jetzt nur geschätzt). Die Medien, die bei solchen Fragestellungen in der Regel nicht hilfreich sind, machen daraus: „Studie beweist: Fast 100 % der Autos sind Rechtslenker!" Dann sitze ich in meinem Linkslenker und frage mich, was bei mir falsch gelaufen ist. Die Studie muss ja stimmen. Das ist Wissenschaft, die Studie ist evaluiert und in der Presse publiziert, sie muss also wahr sein. Der Fehler liegt einfach nur darin, dass ein Studienergebnis verallgemeinert wurde. Eine Studie hat nur Relevanz für die untersuchte Gruppe. Wie der Rheinländer sagt: „Jeder Jeck is anders." Und so habe ich in unserer Praxis auch nicht den typischen Diabetiker, sondern nur viele verschiedene Menschen, die auch noch Diabetes haben. Meine Aufgabe ist es, aus meiner Erfahrung (ich lerne täglich dazu) und den mir bekannten Studienergebnissen (auch hier lerne ich täglich dazu) für den jeweiligen individuellen Menschen die beste Therapie und Behandlung zu finden. Und das ist die Aufgabe jedes Arztes!

Gerne werden die Studienergebnisse einer kleinen ausgewählten Gruppe auf die Gesamtheit bezogen.

Man kann nur Entscheidungen für die jeweilige konkrete Situation treffen und Lösungen für das jeweilige konkrete Problem. Was heute richtig ist, kann morgen schon wieder falsch sein. Jeder Mensch sollte immer das jeweils für ihn und seine Mitmenschen Beste aus einer Situation machen. Daher sind solche Fragestellungen wie „Sterbe ich mit Diabetes früher?" eigentlich unerheblich und für das tägliche Leben eher schädlich.

Ob ich mich vielleicht schon früher auf eine Pumpe hätte einlassen sollen? Ja, im Rückblick wäre das sicher auch schon für meine erste Schwangerschaft sinnvoll gewesen und ich kann jeder Schwangeren und jedem Menschen mit Typ-1-Diabetes dazu raten, gerade bei der heutigen Technik.

Viel wichtiger ist jedoch die Erkenntnis, dass ich schon viel früher mit meinem Diabetes offener gegenüber meinen Mitmenschen hätte umgehen sollen. Ich habe mit den engsten Menschen um mich herum immer über die absolut wichtigsten Bereiche meiner Erkrankung und die möglichen Auswirkungen gesprochen. Jedes Mal habe ich viel Verständnis für die Probleme bekommen und im Notfall hätten sie helfen können. Stets signalisierte ich aber wohl auch, dass ich nicht weiter darüber sprechen wollte und alles im Griff hatte. Diese Gespräche sind inzwischen intensiver geworden und ich werde viel mehr im Detail gefragt, und das gibt allen Beteiligten ein besseres Gefühl. Um für die Erkrankung Diabetes mehr Öffentlichkeit zu erzeugen und um Erfahrungen auszutauschen, um so mir und anderen im Umgang mit dem Diabetes zu helfen, schreibe ich jetzt in aller Offenheit über mein Leben, denn es ist nie zu spät, mit etwas anzufangen.

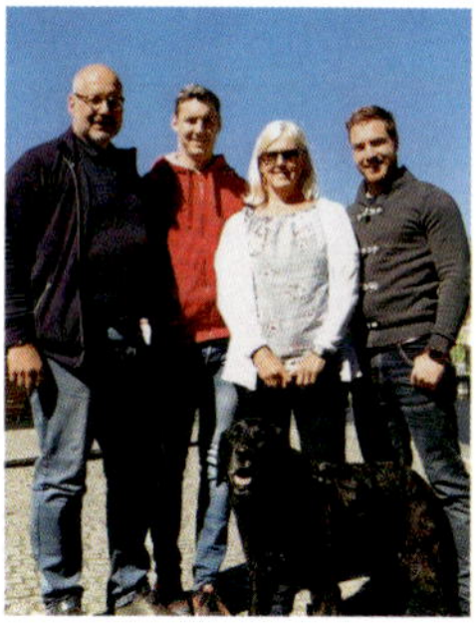

Meine Familie Ostern 2019 am Fleesensee.

Ich habe all die Jahre ein sehr glückliches und erlebnisreiches Leben mit dem Diabetes gehabt und lebe heute mit Mitte fünfzig genau so, wie ich es mir als junger Mensch gewünscht habe. Schon sehr früh hatte ich den Wunsch, mit einer eigenen Familie in einem schönen Haus zu leben. Tatsächlich fand ich in Aufzeichnungen von mir aus dem Jahr 1984 (fünfzehn Jahre alt) folgenden letzten und zusammenfassenden Eintrag, den ich hier wortwörtlich wiedergeben möchte:

„Ich lebe mit meinem Diabetes und da ich weiß, damit umzugehen, lebe ich gut mit ihm. Meine Freunde und Bekannten behandeln mich gleichwertig und lassen mich nicht spüren, dass ich Diabetikerin bin. Außerdem weiß ich, dass ich nicht die Einzige bin, die Diabetes hat. Viele teilen mein Schicksal, aber leider wissen zahlreiche Menschen mit Diabetes nicht, wie sie damit zurechtkommen sollen. Ich wünsche mir, dass sich dies bald ändert. Für die Zukunft hoffe ich, neben diesem Wunsch und dem wohl allgemeinen Wunsch nach Freiheit und Gesundheit (ich bin ja nur relativ krank) einen zufriedenen Beruf und eine Familie mit gesunden Kindern."

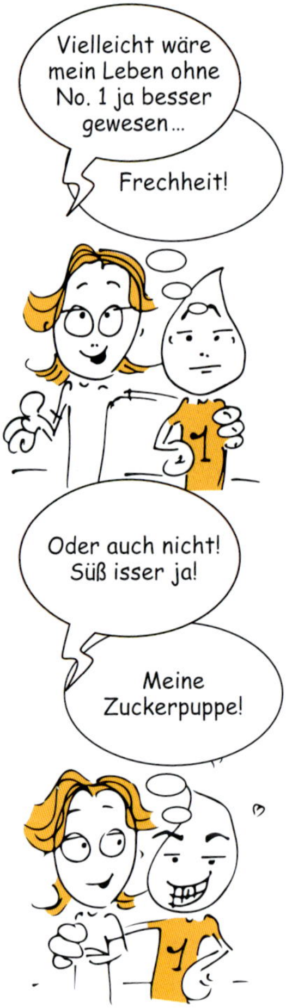

Diesen Kindheitstraum lebe ich heute. Sogar mit einem Hund, den ich als Kind nie haben durfte, denn kurz vor meinem vierzigsten Geburtstag zog unser Labrador Marlow bei uns ein und seit April 2021 lebt nun Merlin bei uns, denn nach dem Tod von Marlow ging es für mich nicht mehr ohne Hund. Somit ist mein Traum von einem glücklichen Leben mit süßem Hund, großartigen Söhnen und einem liebenswerten Ehemann wahr geworden (*Man beachte die Reihenfolge! Anm. des Ehemannes*).

Und genau dieser Ehemann ist für vieles in meinem glücklichen Leben mitverantwortlich. Ohne meinen Diabetes hätten wir uns wohl nie kennengelernt. Ich hätte ein komplett anderes Leben geführt und wahrscheinlich hätten auch meine Erkrankung und mein gesamtes Diabetesmanagement hier und da einen anderen Verlauf genommen. Tatsächlich kann ich daher auf meinen Typ No. 1 nicht wirklich böse sein. Ich kann nicht sagen, ob mein Leben ohne den Diabetes besser oder schlechter verlaufen wäre. Ich weiß aber, dass ich mich in meinem Leben mit ihm wohlfühle, und so gehört Typ No. 1 ohne Groll dazu.

Natürlich würde ich einer lieben Fee als Wunsch nennen: „Lass meine Langerhans-Inseln wieder Insulin produzieren!" und hoffen, dass sie weiß, welche Inseln ich meine. Aber mein Typ No. 1 wird sich wohl in keine Fee verwandeln und so werde ich weiter mit meinem klebrigsüßen Tropfen leben. Und es geht mir gut damit. Ich kann mit der Diagnose Diabetes ein recht normales und unkompliziertes Leben führen. Wirklich verzichten muss ich auf weniges. Und ich bin der festen Überzeugung, dass ich dies auch ohne den Diabetologen als Ehemann geschafft hätte. Jeder muss sich um sich kümmern und der Mensch mit Diabetes eben etwas mehr, aber es ist zu schaffen. Das, was ich ausprobieren wollte, habe ich ausprobiert und habe mich nicht von Typ No. 1 davon abhalten lassen. Ja, manchmal musste ich etwas mehr planen und überlegen als ein gesunder Mensch, aber so viele Dinge sind möglich, wenn man es will.

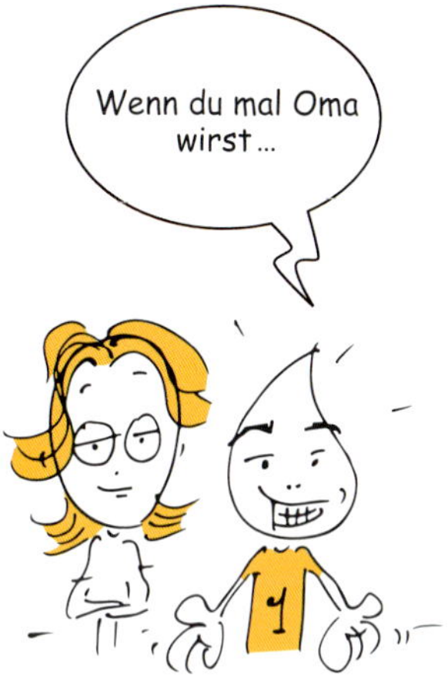

Was mag die Zukunft noch bringen?

Als Grundschullehrerin erhält man hin und wieder Freundschaftsbücher. Hier werden verschiedene Themen abgefragt und eine Frage ist oft: „Was möchtest du in der Zukunft mal werden?“ Darauf habe ich gerne mit einem Wort geantwortet: „Oma!“ Das stimmt tatsächlich, aber leider habe ich da keinen Einfluss drauf. Aber falls es so weit ist, werde ich auf jeden Fall meinen Enkelkindern ihrem Alter entsprechend von mir und meinem Diabetes erzählen. Ich bin ja lernfähig.

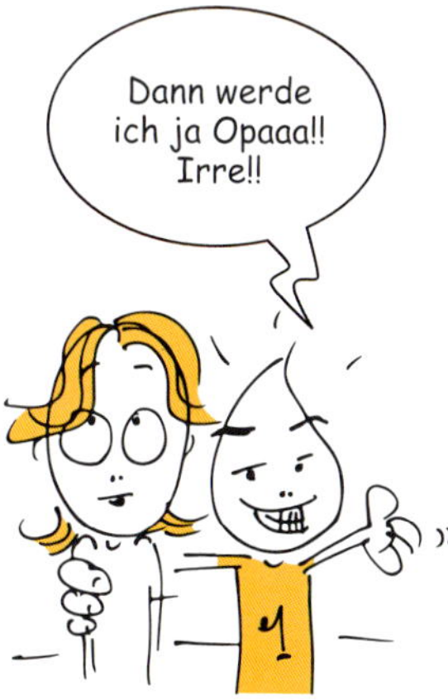

Ich möchte aber nicht nur Oma werden, sondern ich möchte noch vieles erleben, auch ohne Enkel. Zum Beispiel würde ich sehr gerne noch viele spannende Reisen unternehmen und ich hoffe, noch einiges von der Welt zu sehen. Aus meinen Erfahrungen weiß ich ja, dass dies mit Diabetes möglich ist, wenn ich es gründlich pla-

ne und mich darauf vorbereite. Ob ich zu diesem Mehraufwand immer noch Lust habe, entscheide ich dann.
Auch wenn ich nach vierzig Jahren eigentlich keine diabetischen Folgeerkrankungen habe, die leichte Retinopathie ist seit Jahren stabil und die habe ich im wahrsten Sinne des Wortes im Blick, glaube ich, dass ich psychisch manchmal nicht mehr so belastbar bin und ich heute manchmal schneller ermüde als früher. Daher hoffe ich für die Zukunft, dass ich mich von den schlechten Tagen weiterhin schnell erhole und nach vorne blicke. Denn natürlich habe ich immer neue Ideen und Pläne und vielleicht schaffe ich es tatsächlich, nach Fertigstellung des Buchs zum Beispiel meinen jungen Hund auch noch als „Hypo-Warnhund" auszubilden.

Für mein Leben mit dem Diabetes wäre ich froh, wenn die Diabetes-Industrie das weiterentwickelt, was in den letzten Jahren begonnen wurde.

Für mein Leben mit dem Diabetes wäre ich froh, wenn die Diabetes-Industrie das weiterentwickelt, was in den letzten Jahren begonnen wurde. Kleinere Pumpen, kleinere und länger arbeitende Sensoren, schneller wirkende Insuline und die Kommunikation von Pumpe/Sensor/Handy sind nur einige Stichworte. Ich wünsche mir ganz konkret eine Pumpe, die ich komplett über das Handy, das doch heute eh immer dabei ist, bedienen kann. In manchen Situationen frage ich mich: „Wie machen es andere Frauen mit ihrer Pumpe, wenn sie ein Kleid tragen?" Denn entweder greift man sich in den Ausschnitt oder unter den Rock, wenn die Pumpe bestätigt werden muss. In manchen Situationen mag dies ja möglich sein, aber bei offiziellen Auftritten? Trägt man dann entweder kein Kleid oder keine Pumpe? Oder nur ein Kleid mit Taschen, in denen ich durch eine Öffnung an die Pumpe gelange? Oder bin ich nur noch nicht auf eine andere Lösung gekommen? Ich weiß, dass die Technik für eine Steuerung der Pumpe komplett über das Handy möglich ist, aber hierfür Änderungen von Zulassungen notwendig sind. Ich hoffe sehr, dass diese angegangen werden und die Zulassungsbehörden auch mal an die Menschen denken, anstatt nur Probleme heraufzubeschwören. Damit könnten neue Möglichkeiten für Pumpenträger geschaffen werden. Generell wünsche ich mir, dass die Erkrankung Diabetes noch mehr in den Fokus der Gesellschaft tritt. Zu viele Menschen sind inzwischen daran erkrankt, und vor allem gibt es eine große Dunkelziffer. Viele Menschen wissen noch gar nicht, dass auch sie Diabetes haben, in welcher Form auch immer. Unwissend mit dieser Krankheit zu leben kann sehr gefährlich werden. Wer möchte schon gerne ins Koma fallen oder seinen Partner oder seine Partnerin im Koma vorfinden? Es gibt schlimmere Vorsorgeuntersuchungen als die für Diabetes. Außerdem erhielte man eine größere Datenerfassung von Menschen mit Diabetes.

Generell wünsche ich mir, dass die Erkrankung Diabetes noch mehr in den Fokus der Gesellschaft tritt.

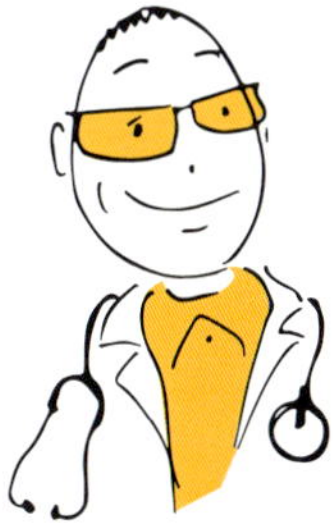

Zukunft aus Sicht des Diabetologen

Leider gibt es in Deutschland weder ein Diabetesregister noch eine Versorgungsforschung, in dem alle Diabetiker mit ihren Daten erfasst werden, um diese unterschiedlichen Gruppen langfristig (das heißt über Jahrzehnte) zu beobachten und die sinnvollste Behandlung zu identifizieren. Die meisten Diabetiker nehmen am Disease-Management-Programm Diabetes (DMP) teil. Dieses Programm besteht seit 2003 und hätte eins der weltweit größten und besten Versorgungsforschungsprojekte werden können, da hier automatisch Daten der Patienten erfasst und teilweise ausgewertet werden. Leider sind die erfassten Daten nicht so, dass eine Aussage bezüglich der Untergrup-

pen und deren Behandlung getroffen werden kann. Bisher war es weder von der Politik noch den Krankenkassen erwünscht, die Datenerhebung entsprechend anzupassen, damit solche Auswertungen erfolgen können. Hier wurde wieder mal eine große Chance für die Medizin vertan und mit viel Zeit und Geld ein Datenfriedhof erzeugt. Der Föderalismus und die über hundert Krankenkassen sind für das System nicht immer von Vorteil.

Erstaunlich ist, dass allein die Werbung für Sensoren das Bewusstsein für Diabetes geweckt hat. Seitdem diese nahezu täglich im Fernsehen zu sehen ist, habe ich schon öfter beim Betrachten meines Sensors den Satz gehört: „Ach, wie im Fernsehen! Haben Sie auch Zucker?“ Dabei sieht mein Sensor etwas anders aus, aber man nimmt es wahr und setzt es in eine Beziehung. So sollte es weitergehen. Aufklärung und Augen auf! So möchte ich auch mit diesem Buch und vielleicht zukünftig auch noch auf anderen Wegen aufklären, Mut machen und gerade auch in meinem Beruf für Kinder und Eltern eine ehrliche Ansprechpartnerin sein.
Ich hoffe, auch weiterhin von schlimmen Folgeschäden verschont zu bleiben. Dafür bin ich selbst verantwortlich und die neue Technologie wird mir dabei helfen.
Mein honigsüßer Typ No. 1 und ich werden weiterhin versuchen, in die gleiche Richtung zu schauen. Ich will neugierig bleiben und ausprobieren, was noch alles mit ihm möglich ist.

Die Autorin

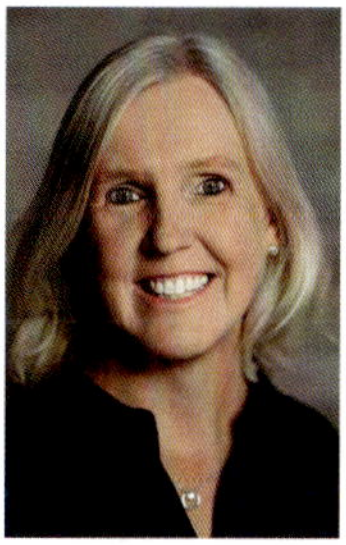

Andrea Mühlen

Nach ihrem Lehramtsstudium in Münster absolvierte Andrea Mühlen ihr Referendariat in Solingen und lernte während dieser Zeit ihren heutigen Ehemann und Diabetologen Dr. Hansjörg Mühlen kennen. Gemeinsam zogen sie nach Moers an den Niederrhein. An einer Grundschule in Alpen bekam sie ihre erste Stelle. Nach der Geburt ihrer Söhne und einer längeren Erziehungspause wechselte sie an eine Grundschule in Moers, wo sie auch heute noch am liebsten Deutsch und Musik unterrichtet. Schon immer hat sie gerne geschrieben und viele Tagebücher gefüllt. Seit ihrem 13. Lebensjahr ist sie an Diabetes mellitus Typ 1 erkrankt und hat in den folgenden vierzig Jahren unterschiedliche Erfahrungen mit ihm machen müssen und viele Entwicklungen im Diabetesmanagement und in der Diabetes-Technologie erlebt. In ihrer Freizeit liest sie gerne, spielt Querflöte, geht mit ihrem Hund auf lange Spaziergänge oder Radtouren und plant Urlaubsreisen am liebsten für die ganze Familie.

Der Arzt

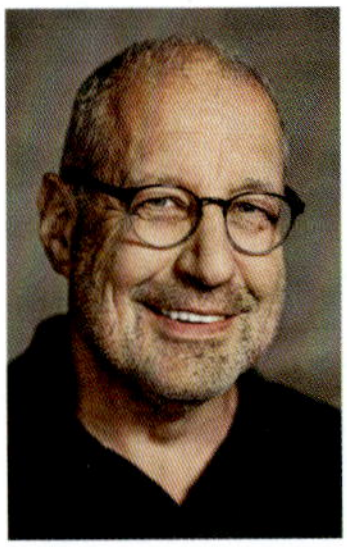

Dr. Hansjörg Mühlen

Nach der Ausbildung zum Internisten im klinischen Bereich des Diabetes-Forschungsinstituts Düsseldorf (heute: Deutsches Diabetes-Zentrum) und in der Medizinischen Klinik des St. Barbara-Hospitals in Duisburg erfolgte 1998 die Niederlassung in Duisburg, Promotion, Diabetologe DDG und später Diabetologe LÄkNo. Zulassung als Diabetologische Schwerpunktpraxis (DSP) als eine der ersten Praxen bundesweit, kontinuierliche Erweiterung des diabetologischen Spektrums, 2007 Verlegung ins Medical Center Ruhrort. Im jetzigen „Diabetologikum Duisburg" wird das gesamte Spektrum der Diabetologie angeboten, besonderer Schwerpunkt im Bereich der Folgeerkrankungen und dem Einsatz der Diabetes-Technologie. Dr. Hansjörg Mühlen war und ist unter anderem Mitglied der Diabetes-Kommission der Kassenärztlichen Vereinigung Nordrhein, Vorstandsmitglied des Bundesverbands Niedergelassener Diabetologen (BVND) und Vorsitzender des Berufsverbands der diabetologischen Schwerpunktpraxen in Nordrhein (BdSN), Beratungstätigkeit in diversen Advisory-Boards und Kommissionen, umfangreiche Vortragstätigkeit mit den Themen Diabetes, Adipositas, Kommunikation, Digitalisierung, Gesundheitspolitik.

Die Cartoonistin

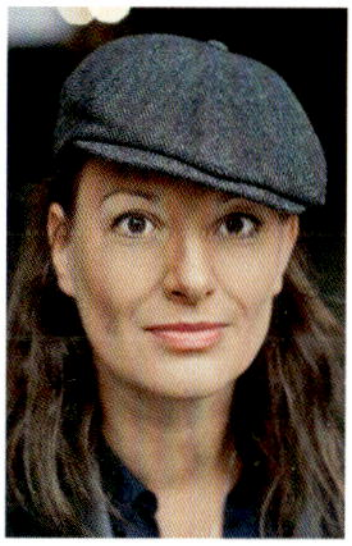

Sonja Kling

Eigentlich ist Sonja Kling ja Schauspielerin und Kabarettistin (sechs Jahre im Ensemble der „Münchner Lach und Schießgesellschaft“, seit fünf Jahren gern gesehener Gast in „DIE ANSTALT“ im ZDF), zudem Autorin und Produzentin diverser Bühnenprogramme. Und Impro-Comedian ist sie. Und dann zeichnet sie auch noch Cartoons. Warum auch nicht? Schließlich hat sie mal Kunstgeschichte studiert. Regelmäßige Veröffentlichungen hatte sie bisher in einem Magazin über Buddhismus, einer Fußballzeitschrift und bei einem Schulbuch-Verlag. Jetzt wurde es mal Zeit für was Medizinisches ...
www.sonja-kling.de